临床常见急危重症护理研究

董桂银　卢唤鸽◎著

中国纺织出版社有限公司

图书在版编目（CIP）数据

临床常见急危重症护理研究 / 董桂银，卢唤鸽著
. --北京：中国纺织出版社有限公司，2021.7
　ISBN 978-7-5180-8509-5

　Ⅰ.①临… Ⅱ.①董… ②卢… Ⅲ.①常见病—急性
病—护理—研究②常见病—险症—护理—研究 Ⅳ.
①R472.2

中国版本图书馆CIP数据核字（2021）第077043号

责任编辑：范红梅　　责任校对：高　涵　　责任印制：王艳丽

中国纺织出版社有限公司出版发行
地址：北京市朝阳区百子湾东里A407号楼　邮政编码：100124
销售电话：010—67004422　传真：010—87155801
http://www.c-textilep.com
中国纺织出版社天猫旗舰店
官方微博 http://weibo.com/2119887771
三河市宏盛印务有限公司印刷　各地新华书店经销
2021年7月第1版第1次印刷
开本：787×1092　1/16　印张：14.5
字数：339千字　定价：68.00元

前　言

危重症护理学是融合多学科护理知识与技术于一体的具有高度协作性的护理学科，也是当代护理领域中专业性、技术性较强的护理学科。随着现代医学的发展，危重症护理越来越受到重视，新理论、新技术、先进抢救设备的不断问世，使危重症护理取得了很大的进步。这就要求护理人员必须具备全面的急救知识、技能，能及时做出正确的病情评估，掌握急救仪器的使用并实施救护，全面提高急救水平。

本书从急诊急救护理发展的需求出发，规范急诊急救护理程序，帮助护理人员掌握急诊急救知识和技能，并将其应用于急诊急救护理的实践中。本书内容全面、文字简练、重点突出、易于掌握、可操作性强，是急诊临床护理人员规范操作、解决专科疾病护理问题的规范性工具书。

由于编写水平及时间有限，书中难免有疏漏或不妥之处，敬请读者和同仁批评指正。

编　者

2021 年 1 月

目　录

第一章　绪论

第一节　急救医学概念

一、急救医学的概念和特点

随着社会的不断发展和进步,人类各种疾病和灾难的发生也越来越多,急救医学涵盖的内容越来越广,急救医学界也承载着越来越重的任务和责任。急救医学的特点是"急",其实质是指患者发病急、需求急,医务人员抢救处置急。目前尤其重视发病后 1 h 内急救,即"生命黄金1 小时"。急救医疗应包括院前急救、医院急诊科(室)和重症(强化)监护室(ICU)三部分。具体地说,院前急救负责现场和途中救护;急诊科(室)和 ICU 负责院内救护。

二、急救医学的现状

在了解急救医学现状时,首先有必要将急诊医学、急救医学与急症的定义及相互关系加以理解、认识与统一,以利于学科的发展。"急救"的含义表示抢救生命,改善病况和预防并发症时采取的紧急医疗救护措施;而"急诊"则是紧急或急速地为急性患者或伤病员诊查、察看和诊断其病与伤及应急的处理。从英语角度看,急救为 first-aid,急诊为 emergency call,而两者均可称为 emergency treatment。从广义来看,急诊医学作为一个新的专用名词,包含了更多的内容,特别是目前国际已广泛推行组织"急诊医疗体系",它把院前急救、医院急诊科急救和各监护 ICU 三个部门有机联系起来,为了一个目的——让危重急症得到快捷而最有效的救治,提高抢救的成功率和危重患者生存的质量,降低病死率和致残率。因此急诊医学包括了急救医学等几种专业。

急救医学的对象是危重急症,受到世界各国的普遍关注,在许多经济发达国家更为重视发展急救医学。据美国统计,在第一、第二次世界大战中伤死率分别高达 8.8％和 4.5％,朝鲜战争中伤死率为 2.5％,由于重视急救医学研究,发展了急救器材和运输工具,训练了一支快速反应、技术优良的急救队伍,使得越南战争中(1965～1971 年)伤死率下降至 2％以下。1972 年正式承认急救医学是医学领域中一门新学科,1973 年出版了专门的急救医学杂志——《急救医学月刊》。日本的急救中心还通过电子计算机、无线电通讯与警察署、消防署、二级和三级医疗机构、中心血库等密切联系。英国有 140 多个专门的急症机构,全国统一呼救电话号码为 999。

20 世纪 50 年代中期,我国大中城市开始建立急救站,重点是院外急救。卫生部于 1980年颁布《加强城市急救工作》的文件;1983 年又颁布了《城市医院急诊室(科)建立方案》,明确提出城市综合性医院要成立急诊科;1986 年 11 月通过了《中华人民共和国急救医疗法》(草案第二稿)。20 世纪 90 年代卫生部组织的等级医院评审中将急诊科列为重要评审指标。1987年成立了中华急诊医学分会,设有若干专业组如院前急救组、危重病急救组、小儿急救组、创伤灾害组、急性中毒急救组等。全国还成立了中国中西医结合急救医学会,急诊、急救医学期刊不断出现,如《中国急救医学》《中国危重病急救杂志》《中国中西医结合急救杂志》《急诊医学》等。

各医科院校相继设立了急诊医学临床课教学,急救医学专业著作、手册不断问世。国内急救模式不断出现,如上海、北京、广州、重庆等地各具有特色的急救模式,为人民健康做出了积极的贡献。

各大医院的急诊科、急救科均在由原来的支援型向自主型转化。"120"已成为市民的"生命之星"。相信我国的急救医学必然会在不太长的时间内赶上国际先进水平。但是,目前我国的急救工作无论是管理水平、急救医疗服务体系,还是急救人员的专业化(一专多能)素质都还较薄弱,这些都有待我们去努力奋斗,加强急救医疗服务管理,积极探索抢救垂危生命的难点,如心、肺、脑复苏,多器官功能失常与衰竭的救治,急性中毒救治和群体伤的救治组织指挥等。

第二节　危重病情判断及急救工作方法

一、急救的主要病种

(一)心跳、呼吸骤停

及时、正确和有效的现场心肺复苏是复苏成功的关键。快捷有效地进一步生命支持和后续救治可提高复苏成功率,减少死亡率和致残率。

(二)休克

休克患者的早期诊断,尤其是休克病因的早期确定是纠正休克的关键,及时有效地纠正休克可降低死亡率。

(三)多发创伤

及时发现多发创伤的致命伤并进行有效的急救处理,可防止发生休克、感染和严重的并发症。

(四)心血管急症

心血管急症如急性心肌梗死、急性心律失常、急性心功能不全、高血压危象等,若能及时诊断和有效地处理,对患者预后的改善十分重要。

(五)呼吸系统急症

呼吸系统急症如哮喘持续状态、大咯血、成人呼吸窘迫综合征、气胸是急救中必须充分认识和正确处理的。

(六)神经系统急症

脑血管意外是急救中死亡率最高的危象急症,在急救的早期及时认识脑水肿并给予及时有效的处理是降低死亡率的关键之一。

(七)消化系统急症

消化道大出血、急性腹痛,尤其是出血坏死性胰腺炎和以腹痛为主诉的青年女性宫外孕破裂出血等,诊断要及时。

（八）内分泌系统急症

内分泌系统急症如糖尿病、酮症酸中毒、各种危象等，要及时救治，尤其是需警惕糖尿病患者的低血糖。

昏迷是一个需多科参加鉴别诊断的急危重症，要重视急性中毒、脑血管急症所致昏迷的快速诊断与救治。

二、急救处理原则

急救医学是一门综合性学科，处处存在灵活性，需要急诊医师在病情危急、环境又差的条件下进行处理，应根据实际病情做出去伪存真的分析，施行最有效的急救处理，其原则如下。

（一）首先判断患者是否有危及生命的情况

急救学，强调预测和识别危及生命的情况，不重于确定诊断，而重于注意其潜在的病理生理改变，以及疾病动态发展的后果，考虑如何预防"不良后果"的发生及对策。

（二）立即稳定危及生命的情况

对危及生命的情况，必须立即进行直接干预和处理，以使病情稳定，对预期可能会演变为危及生命的情况也必须干预。急救学十分重视严密监测危重病的病情变化，并随时采取有效的急救处理。

（三）优先处理患者

当前最为严重的急救问题是强调时效观念，更强调首先处理危及生命的情况。

（四）去伪存真，全面分析

急救时急诊医师应从危重患者的主诉、阳性及阴性体征和辅助检查结果中，找出产生危重病症的主要矛盾，但切记不应被假的现象和检查的误差所迷惑，头脑应清醒，要进行全面分析。

（五）选择辅助检查

要有针对性和时限性。

（六）病情的估计

对病情的估计要实事求是，向患者或家属交代病情应留有余地。

（七）急救工作应与其他科室医师充分合作

急救中加强科与科、医师与医师之间的合作，有关问题进行必要的紧急会诊，有利于解决急救中疑难问题。

（八）重视急救中的医疗护理文书工作

急救的医疗、护理文书具有法律效力，因此记录时间要准确，内容要实事求是。

（九）急救工作中加强请示报告

急救工作涉及面广，政策性强，社会舆论对此比较敏感，加强急救工作请示报告可避免失误和有利于急救管理。

三、危重患者抢救制度

(1)对危重伤病员的急救，必须分工，紧密配合，积极救治，严密观察，详细记录。抢救结束还要认真总结经验。

(2)建立健全抢救组织，大批患者的抢救由院领导主持，医务部(处)组织实施。如超出本院的救治能力，应由院医疗值班人员立即与有关卫生部门或兄弟单位联系，共同开展抢救工作。

（3）各科内危重伤病员的抢救,由科主任、正（副）主任医师或主治医师组织实施。急诊当班医师接诊危重伤病员抢救时,应积极主动、及时有效地采用急救措施。有困难时及时向院医疗值班人员和科主任报告,同时速请相关科室会诊。

（4）对危重患者应先行抢救,后办理手续。

（5）各科室的急救室或监护室的药品、器材应定位放置,专人保管,定期检查,保持完好状态。

（6）急救室或监护室内应有常见急危重病的抢救预案,医护人员应熟练掌握常用抢救技术和仪器的使用。

（7）遇到院外抢救,要准确弄清情况（时间、地点、单位、伤病情况和人数等）,立即报告院领导或医务部（处）,由医院迅速组织力量,尽快赶到现场抢救。对重大灾害事故的医疗救援,应立即报告上级卫生行政部门。

第三节　院前医疗急救专业概述

一、院前急救的特点

包括:①病种广泛而复杂。有关资料分析表明,院前急救以心脑血管急症和创伤患者为最多,春季以心脑血管疾病为多,冬季以呼吸道急症为多,交通事故的创伤以夜间为多,昏迷为院前急救常见急症。②院前急救的现场情况复杂多变,可发生在工厂、机关、学校、山区、农村、家庭等。③院前急救的时间无规律,急危重症的发生无时间规律,故担任院前急救的医务、勤杂人员应处于 24 h 坚守岗位的待命状态。

二、院前急救的原则

包括:①只救命,不治病。它是处理疾病或创伤的急性阶段,而不是治疗疾病的全过程。②处理成批伤病员时或在灾害性事故中,首先要做准确的检伤分类,并按照患者的轻重缓急,给予相应急救处理。

三、院前急救管理

（一）现场急救管理

现场急救是院前急救的首要环节,是整个急救医疗体系的第一关,其管理质量的高低直接影响着伤病员的生存率和致残率。主要工作如下:①维持呼吸系统功能:吸氧,清除口腔分泌物和吸痰,应用呼吸兴奋药和人工呼吸。②维持循环系统功能:包括高血压急症、急性心力衰竭、急性心肌梗死和各种休克的急救处理,危重的心律失常的急救处理,心搏骤停的心肺复苏术等。③维持中枢神经系统功能:心肺脑复苏的脑功能保护,脑血管急诊和颅脑外伤的脑水肿,降低颅内压,防止脑疝。④急性中毒的毒物清除和生命支持及对症处理。⑤多发创伤的止血、包扎、固定、搬运。⑥急救中的对症处理,如止痉、止痛、止吐、止喘、止血等。

（二）急救转运管理

院前急救应该重视合理的转运技术:①搬运管理:搬运的常用工具是担架,要根据患者的病情使用合适的担架,搬运时要注意平稳,防止患者跌落,骨科患者应该固定后搬运,遇有颈、腰椎伤的患者必须 3 人以上同时搬运。②运输管理:危重伤病员经现场急救处理后,如何进行转运是院前急救成败的关键之一。下列几点要特别重视:防颠簸、防窒息、防出血、防继发伤,加强监护及有效的对症处理。

四、急救中要注意的问题

(1)一切以有利于抢救患者为根本原则。急诊工作比较复杂,条文规章不可能把千变万化的情况完全包括进去。因此,在急诊工作中,既要按制度办事,又要机动灵活。总之,要把一切有利于抢救患者作为根本原则,确保急救、急诊通道畅通。

(2)分清轻重缓急,做到急症急治。任何时候都要把急、重、危患者的抢救放在首位,克服麻痹和懈怠思想,不得以任何理由延误抢救时机。

(3)切忌诊断与治疗脱节,坚持边检查边抢救。对一般情况较差、生命指征不稳定的危重疑难患者,在诊断未明的情况下,应及时采取抗休克、补液、吸氧等应急对症处理措施,不能消极地等待化验及检查报告而丧失抢救时机。

(4)对病情的估计要实事求是,留有余地。因为急救、急诊病情复杂、变化快,有时难以预料。所以在向患者或家属交代病情时,不能轻易下"没问题""没危险""不要紧""不会死"的结论,以免病情突变,家属毫无思想准备而出现不必要的误解和纠纷。

(5)重视患者及其家属的主诉,切忌主观、武断、先入为主、自以为是。一般来说,对于患者的病情,本人和家属最清楚。因此,在诊疗过程中应该注意倾听患者和家属的陈述,及时前去查看,仔细检查病情的变化。决不能不耐烦甚至训斥患者和家属,要有爱心,要耐心、细心。

(6)不准在患者或患者家属面前讲病情和议论同行及外院诊疗失误情况。疾病有一个发生、发展和演变的过程,疾病的治疗也有一个过程。对疾病的诊治,医务人员之间有不同意见也是正常的,但是在患者或家属面前讲,有时就会引起不必要的麻烦、误解甚至纠纷。更不得为抬高自己而当着患者和家属的面指责同行和外院。

(7)从事急救、急诊工作的医护人员要认真学习,虚心求教,遇到不懂的问题,不会处理或处理没有把握时,一定要及时请示上级医师,切忌不懂装懂,以致误诊、误治、贻误病情,造成难以挽救的后果。

(8)当前各医疗单位要加强对配合急诊科(室)工作的相关科室的急诊意识的教育,如挂号、收费、药房、检验、放射、特检等科室,为急诊患者提供快捷、优质的服务。各医疗单位都要制订这些相关科室的服务规范,对外公布,接受监督。

(9)遇有急诊患者携款不足或遭受突发灾害时,要做到"三先一后",即先检查、先诊断、先治疗抢救、后补办手续交纳钱款;当遇到急诊患者病情危重又无人陪护时,要派专人代办手续,及时诊断、治疗、抢救,对需要手术的患者,院负责人代为签字,敢于负责。

(10)稳定急救队伍,各级卫生部门和各医院的领导要关心爱护从事急救、急诊工作的医护员工。要提高待遇,帮助解决生活中的困难,解除后顾之忧,优先安排外出学习和进修。加强安全保卫工作,要有相应的防范措施,避免他们在从事急救、急诊时受到意外伤害。并对在急救、急诊工作中做出突出成绩的医护员工给予表彰和奖励。

第二章 急危重症的监护

第一节 关于急危重症监护地位的争议

一、急危重症监护的地位

在危重病抢救期间,急危重症监护(简称监护)实际上就是利用仪器、设备和技术方法,更加频繁进行快速有效的生命、器官检查或者连续监测,以及必要的功能支持、加强的照料护理。其目的是迅速掌握患者病情及其变化情况,挽救患者生命和器官肢体功能。

以前,由于监测设备均贵重且难以掌握,危重患者病情复杂变化大,而且危重患者数量相对较少,因此大多数医院采用设立专门的重症监护室(intensive care unit,ICU),将危重患者、先进设备、掌握设备和技术的优秀医务人员同时集中于一体。充分发挥有经验和专业知识的医务人员的能力,也充分利用有限的高级贵重设备,保证完成监护、各种生命支持、危重抢救功能,挽救更多的危重患者。英国专家 Gary Smith 提出"重症监护是为有康复希望的严重患者提供比在普通病房或者特护区更为细致的观察和进行有创的治疗"。

近年来,由于医疗设备降价,社会和医院高速发展,贵重的监测设备也向二级甚至三级学科普及。重症监护的概念已经明显扩大,除了建立医院级综合性重症监护室外,很多学科已经建立了各自专业的监护室。设立在急诊的 ICU 即所谓的急诊重症监护室(emergency intensive care unit,EICU)。当然,如果需要,医院还可能设有心内科冠心病监护病房(CCU)、呼吸监护病房(RICU)、新生儿监护病房(SICU)等。目前看来,随着社会不断发展、设备的普及和不断提高,未来重症监护的概念还可能进一步扩大。可以预料的是,传统的专用监护仪、呼吸机等设备未来可能会成为医院每一个床单位的基本设施和装备。在今天的美国,监护型床位已经占到医院总病床位的 20% 以上。

值得注意的是,急诊医学虽然是以处理急性病症为己任,以"抢救生命、稳定病情、缓解症状"为核心的医学专科。但是,并非所有急症患者都是需要施以急救术的危急或者严重患者,其中只有为数不多的人是危重急症。因此"急诊监护"不宜滥用,否则将导致医疗资源的巨大浪费。

无论是国外还是国内,EICU 的定位和发展前景的确存在较大争议和困惑。美国和英国的急诊体系通常是以设备齐全的抢救分区来完成抢救和监护作用的,该区域内每一床单位都具备完善的监护、生命支持、危重抢救功能。在中国,通常是设立专门的急诊重症监护室,这与美国、英国的急诊抢救室并无重大区别,虽然名称有所不同,完成的却是相同任务。从目前情况看,让众多中国医院急诊科(特别是基层医院的急诊科)建立起标准 ICU 恐怕也是难以实现,特别是对 ICU 的环境要求如消毒隔离、空气洁净等。当急危重症抢救中各种软硬件往往难以满足 ICU 的质量要求,实际形成了 EICU 半开放的医疗环境。应广义地理解急诊危重病监护的概念,而非局限于某种标准病房形式。将急诊医学的发展理念融洽地结合在急危重症救治的实践中,对实现我国完整急诊医疗体系的建设会有所借鉴。

可见,作为一种急危重病的救治理念和体系,加强监护、脏器和功能支持是值得提倡的,但是急诊是否一定需要建立符合一定标准和要求的所谓规范化危重监护病房值得商榷,急诊与ICU的本质、联系与关系也是现在的研究人员、未来的学科领导者值得深思的问题。

二、与"危重医学"学科间关系的思考

所有医学学科都涉及各种危重病症救治问题,"危重医学"是否符合和具有学科专门性一直存在各种看法和争议。近年来,"危重医学"相关事业发展迅速,其学术地位也逐渐受到重视。虽然现在"危重医学"还不是医学的专门学科,但中华医学会已经设置"危重医学分会"。

急诊医学与危重病救治有难以割裂的关系,各种医院就诊的急性病症中 5% ~15% 是危重病症。从另外一个角度来看,"急诊监护化"的趋势越来越明显,重症监护医学与急诊医学的交叉性会越来越大。"急诊监护化"并不等于急诊必须以"全程医疗"为己任。以欧美的急诊体系为例,急诊科都设有监护室,但是这些急诊室并不是以"治疗"为主要任务,而是以短期诊断、监护和必要的基础治疗为重点,后续流程中迅速转移患者是重点。目前中国的急诊科成立监护室,改弦更张,自行全程治疗重症患者,将其短期医疗行为扩展延长到"长期医疗"的范畴尚需商榷。

作者认为,急诊医学与"危重医学"不是谁管理谁、谁依附于谁的关系,而是一种你中有我、我中有你的相辅相成的关系。

三、对于不同级别医院 EICU 设置的建议

ICU 应该说是一个为了节省资源,加强患者管理而出现的一个区域。它起始并非一个科室,而是一个单位(unit)。在这个区域需要有集中监护设备,需要有监护人员等。急诊 ICU 的提出是因为在急诊有很多需要抢救的患者,病情急、重、危,但是由于急诊是开放的,这些患者可能随时到来,不会等 ICU 有床位或者符合收治标准时才到达医院。有学者提出了不甚准确的概述:ICU 是为已经住院的危重患者服务的,而 EICU 是为来急诊的危重患者服务的,在技术、理念、结构等方面两者并没有本质差别。关于院级、综合性 ICU 的设置和要求不是本章讨论的内容,可以参看相关文献。与综合性 ICU 相比,急诊医学相关的危重监护刚刚起步。

EICU 目前只在中国一些大城市医院急诊科设立,而且大多比较简陋和原始,其组成形式多种多样;临床治疗的策略取决于当地医院的需要、设备和医务人员的情况。目前存在的问题尚多,例如 EICU 的建立没有统一标准和规范;全职人员不多并缺乏急诊医学相关危重监护的规范性系统培训;EICU 的管理也只是在现有科室管理系统下的一种原始、简单的管理方式,涉及不同临床专业的技术治疗时,多专业学科医护人员及时参与 ICU 诊断与治疗的工作效率不高;甚至对急诊危重病监护的概念和监护模式没有统一认识,缺乏明确的目标和主动的策略,现代 ICU 在救治危重患者所能发挥的重大作用不能发挥等。因此,我国急诊医师面对的挑战就会比综合性 ICU 的要严重得多,重症监护资源的不足在近期内将影响政策的制定。

EICU 也不同于急诊抢救室。虽然国内对 EICU 的功能及收治范围缺乏统一标准,但是EICU 通常承担着急诊重症治疗、监护和观察等重要任务,所以大型医院设立 EICU 的选址、硬件和软件设施配备都有相当的讲究。

（一）EICU 的位置和基本设置要求

EICU 应该位于急诊的抢救区附近，与急诊抢救区直接相通连，而且要相对安静和独立。EICU 内部环境的设计和布局应该兼顾患者和工作人员的需要，常常将一个封闭的大房间划分为病床监护区、护士站、治疗室和工作室，留置一定空间放置备用的抢救、监护设备和设施。

（二）EICU 的主要设备

可分为监测设备和治疗设备两种。常用的监测设备有各种监护仪、心电图机、心脏血流动力学监测设备以及血糖仪、快速血气和生化分析仪等。常用治疗设备有输液泵、注射泵、无创和有创呼吸机、除颤器、抢救车、抢救药品和各种护理用具等。一般采用可以升降和四轮制动的病床，便于医护人员抢救和推送。床与床之间以透气移动隔帘隔开，床位之间留有足够间距，以便于床位移动和抢救操作。

国外的 EICU 通常不是以建立一个"设施配备完善，监护齐全"的病区为代表，而是以建立一个互相独立但衔接流畅的体系为准则或目的，为不同病情的患者提供层次不同而又互相连贯的有机治疗体系。在此准则下，各单元按照既定原则配备相应设备和物资，并且保证这些配备能够满足任何状况下，甚至极端状况的需要。同时也可以看出，在统一领导下避免了各自为政、资源分散、互相扯皮的可能，这也是其 EICU 优越性的表现。

（三）EICU 的收治对象

这是一个难以界定的问题，EICU 通常主要收治急性中毒、急性危重病、严重慢性病急性发作、严重创伤以及未确诊但有高危因素的患者等几大类。由于大型医院就诊量大，有时 EICU 还会接受部分不能马上入院的危重患者先进行抢救和部分专科治疗，当然也难以推辞临终患者和晚期肿瘤患者。

（四）危重患者的转运

对于需要机械通气、循环支持、肾脏支持或专科治疗而在基层医院内无法实施的患者，通常需要转院。而对于重症患者一般不要轻易转院，因为转院过程需要很大的工作量，且需要特殊的装备，并应由有经验的医务人员实施。

（五）EICU 的管理要求

由于 EICU 属于封闭式病房，不需家属陪伴，每日定时探视，所以护理工作任务很重，这是与其他急诊区域的区别之处。EICU 的工作人员包括医师、护士、护工以及其他辅助工作人员。EICU 医师与急诊其他区域的单纯倒班制不同，应该建立三级查房制度，每日至少查房 2 次，定期进行病案和死亡讨论。由于工作繁忙、强度大，最好使用 12 h 或 8 h 值班制度。EICU 患者病情变化快，随时有生命危险，EICU 护士常常是病情变化的最先接触者，所以对 EICU 要严格筛选和训练出一批技术全面、应变工作能力强的优秀护士。同时应保证 24 h 有数名值班护工，可随时对患者进行生活护理、转送患者、取药送标本等工作，以加快抢救工作效率。

由于 EICU 中患者病情危重，可能在短时间内发生急剧的病情变化，EICU 的医护人员应充分学习各种危重症的抢救治疗指南，并尽可能形成以国际国内指南为基础的、与循证医疗实践和本 EICU 实际情况紧密结合的救治方案和流程，以提高医护人员对危重症和病情陡变患者的应急处理能力，增加患者在 EICU 救治过程中的安全性，确保 EICU 标准化和规范化的治疗水准，从技术层面规避医疗风险。当然，这样的方案和流程并不是一成不变、不可突破的，它需要在医疗知识、技术和实践的进步和变革中不断修正和更新,也需要根据患者的实际情况对治疗进行合理的调整。

另一方面,如前所述 EICU 往往在探视制度的规定上与综合 ICU 相同,但患者的收治范围却有较大差异,因此清醒患者占的比例可能相对较大。如何帮助患者克服独自面对陌生环境和医疗器械的恐惧,战胜没有亲人陪伴、一个人战斗的孤单感,如何帮助患者和家属树立对医护人员和治疗决策的信心,充分配合抢救治疗和各项制度的实施,也是 EICU 的医师、护士乃至护工工作中的一个不可或缺的部分。这对医务人员在心理治疗与护理方面的要求比综合 ICU 和一般病房更高,需要在提供抢救生命、稳定病情的高质量医疗技术服务的同时,在更多的层面上体现人文关怀,体现对患者、家属的充分尊重。

在急诊医学的理念中"救人治病"突出以抢救生命为第一目标。EICU 的设立在急诊医学这个新兴二级医学学科的成熟和发展中扮演了一个相当重要的角色,不仅可在医疗上提高急危重症抢救治疗的成功率,而且可能为急诊的教学和科研任务提供一个良好的平台,成为急诊医疗"生力军"。如何提高 ICU 使用价值一直是医学界研究重点,Knau 等总结了美国 13 家医院中病死率最低 ICU 的经验,有 4 点是关键:)①必须采用规范的治疗流程。②有一个具有相当权威、可以处理各种政策和协调各个医务人员工作的有能力领导者。③护士要有相当高的专业水平并掌握重症监护技术和熟悉各种医疗设备的使用。④医师和护士有十分精强的协调关系。总之,急危重症监护已成为急诊中不可缺少的治疗单位。"监护"是精髓,可集中处理危重患者,挽救更多危重患者的生命。

四、急诊合理使用监护和支持技术的建议

随着医疗事业和科学技术的发展,医疗设备和技术能力不断提高,重症监护的概念已渗入各级医院,包括大小医院的急症医疗部门。但 ICU 的高精尖科技,医务人员的专业化和大量资源消耗,更需要重视的是合理使用监护手段使之对患者有所帮助,避免它对某一患者的负面影响相当重要。

如果有条件可以使用设备和器材、技术来实现检测,但是急危重症监护并非一定需要这些物质的条件,利用简单的血压计、心率与心律听诊、体温计、体检同样可以完成必要的急危重症监护。

(一)认识和避免监护设备存在的负面问题

现实中常常很难将监护的理论原理和目标转化为现实,其原因有很大程度是由于设备固有障碍和对负面问题认识不足。①医务人员想通过特殊的监护仪了解与患者状况等有关的更多的信息,高精尖的设备和高度 IT 化也使急诊医师有可能监护、存储和显示比人脑的处理能力多得多的信息。虽然信息复杂、深入、多样,但是由于技术上的限制,监护数据常常仅是机器监护到的,而不是医疗、抢救真正需要的。②设备与人的正确配合是 EICU 工作的关键,任何一种数据测量都存在准确度、精确度和可重复性问题。有些测量需要人来判断,一些测量需要患者合作,这是一些潜在的出错源。即使假设监护仪产生的结果是准确的、精确的和可重复的,不同的临床医师对结果会有不同的解释。③临床医师常常过分依靠监护仪器,机器故障、人为和虚假的监护结果给急危重症监护带来额外困难。

监护对患者同样也有众多的负面影响。气管插管、强迫性体位,甚至机体损伤而导致疼

痛、警报声和机器工作声等使 ICU 患者感到不适、不安和恐惧,影响患者睡眠。EICU 除使用大量设备费钱和费人工外,还增加了一些额外的检查和会诊、数据储存,其巨额的医疗和非医疗费用常常使患者支付巨额的费用。同时,虽然监护仪、呼吸机等高精尖设备是为最终改善患者的预后而开发的,但设备本身也能导致严重的疾病,甚至造成死亡,因此监护对预后也有一定影响。例如,有证据证明肺动脉导管不仅不能改善患者的预后,实际上反而有较高的病死率、较长的住院时间和较高的费用。

监护可能转移护理人员对患者的注意力。重症监护可以获得和使用大量的生理学测试及其他数据,这使得临床医师的注意力远离监护患者和他们的疾病。在医院中主要构成各种 ICU 日常工作的关心点常常是患者的监护数据,而不是床上的患者,常常难得有人真正地去和患者说话或是接触患者。

(二)合理掌握监护的指征和使用设备

我们希望急诊医师们能够认识到,下面各节所说的"监护"只有很少一部分功能是所有的 ICU 患者都需要监护的。当一个特殊的监护设备或技术能探测与患者状况相关的异常或变化时,当它能帮助指导治疗时,就有了临床使用设备的指征。决定监护一个患者应针对这个特定的患者选择相关的设备,多余的设备也是无用的,反而增加工作量和费用。在 ICU 中大多数患者仅仅需要的是"日常的、主要的、非侵入性的"项目,最常用的仅仅包括温度、动脉压、心电监护、呼吸监护、血氧饱和度等非侵入性测量。

"患者要求""医师担心""保证患者安全"是采用监护的一个常见原因。但是如果没有监护指征,尽管有各种要求,也需要对进入 EICU 的指征进行严格把关。同样的,害怕医患纠纷决不应该成为一个使用监护的理由;收集监护数据又不把它们用于患者的治疗也是没有价值的。

第二节 危重症的生命与器官功能监护策略

一、循环系统功能监护

ICU 常用的循环功能监测方法,按照监测途径的不同分为有创监测和无创监测。急诊重症监护常用的循环与血流动力学监测指标包括心率、血压、中心静脉压、心排血量、肺动脉压(PAP)、肺动脉楔压(PCWP)和肺循环阻力(PVR)、尿量和肢体温度检测等。

(一)心电参数监护

临床上使用的心电监护仪都具有连续监测患者心电图变化的功能。心电监护仪可以显示多通道心电图,也可选择显示各个导联。除了显示心率以外,还可以分析心律失常和 ST 段改变。但是,心电参数监护并不能完全取代十二导联心电图。

(二)血压监护

血压是重要的人体生理参数,对于了解患者的循环情况和血流动力学状态十分必要。正常的血压指标包括:收缩压、舒张压、脉压和平均压。可以分为无创血压监护和有创血压监护,无创血压监护可以使用血压计测量,临床上也使用心电监护仪进行连续性测量。现在许多心电监护仪具有监测有创脉压功能,而且可与心电图同步显示动脉压曲线,两者联合分析可以评估心脏的电活动和机械功能状况以及外周循环状态。测量胸腔内大静脉压力的中心静脉压是一种评估循环血容量和心肌功能的简便方法,早前广泛应用于重症监护中(表2-1)。目前由于其他监测手段推广,使用范围已经缩小。

表 2-1　中心静脉压与血压之间的关系

中心静脉压	血压	提示意义
降低	降低	有效血容量不足
升高	降低	心功能不全
升高	正常	严重负荷过重
进行性升高	进行性降低	严重心功能不全或心脏压塞
正常	降低	心功能不全或血容量不足,可予补液试验

(三)血氧饱和度

脉搏血氧饱和度(SpO_2)是由脉搏 SpO_2 指套所测得,因具有非侵袭性及连续监测的优点,现几乎已成重症监护的必要配备。脉搏 SpO_2 不仅可以反映呼吸功能,也能在一定程度上反映循环功能。影响 SpO_2 的因素很多,如肢端血液循环情况、外来光线、血红蛋白量、肤色差异、肢端位置变化或脉搏不正常等。混合静脉血氧饱和度(SvO_2)是组织氧摄取情况的指标,可用以评估心排血量、动脉血氧饱和度、血红蛋白和机体氧耗的变化。SvO_2 和心脏指数、每搏指数及左心室每搏指数之间有很高的相关性,通过测定混合 SvO_2 来计算动静脉血氧含量差,能较准确反映心排血量。动脉血氧饱和度和耗氧量正常时 SvO_2 下降,则提示心排血量降低。SvO_2 低于 60％时,通常提示组织耗氧增加或心肺功能不佳。

(四)肺动脉插管及压力监测

通过肺动脉插管可以监测 PCWP。肺动脉插管是指带有漂浮球囊的导管(Swan-Ganz导管)经上或下腔静脉、右心房室进入肺动脉。通过该导管可以直接监测右心房压力(RAP)、PAP、PCWP、心排血量(CO)等指标。通过公式计算所获得肺循环阻力(PVR)、体循环阻力(SVR)、每搏功(SW)、左心室每搏功(LVSW)、右心室每搏功(RVSW)、心脏指数(CI)等间接指标。此外还可通过导管采取混合静脉血标本,测定静脉血氧分压(PvO_2),间接了解换气功能。PCWP 是左心室前负荷与左心功能状态的指标,它是左心房压高低的反映,有助于了解左心室充盈。PCWP升高提示左心室功能不良。临床适应证包括心肌梗死、心力衰竭、心血管手术;肺栓塞、呼吸功能衰竭;严重创伤、各种类型休克;嗜铬细胞瘤及其他内外科危重患者。

(五)心排血量监测

心排血量是循环的根本,其影响因素包括静脉回流多少、心包压高低、心率快慢、小动脉舒缩状态及心肌收缩力大小等。在这5个影响因素中,静脉回流及心肌收缩力最关键。支持或改善循环功能,首先是应确保足够循环容量。无创技术监测心排血量是近年来才广泛应用于临床的监护技术,包括生物阻抗、多普勒超声、部分二氧化碳重复吸入等。虽然无创心排血量监测方法有操作简单、快捷、无创伤及费用较低等优点,但是由于相关技术的限制以及外界影响因素等,在测量准确度方面与有创监测存在一定差异。

(六)组织灌注的评估

通过对皮肤、温度、尿量、酸中毒、胃黏膜内 pH 的改变等进行监测。临床评价皮肤颜色和温度、毛细血管再充盈、每搏容量以及出汗情况。患者四肢温暖,皮肤干燥,轻压指甲或口唇红润,表明组织灌注好;四肢冰凉、皮肤苍白表明组织灌注差。中心－外周温度梯度差增加通常提示低血容量。尿量是衡量心功能和心排血量的简便而重要标志之一,肾灌注明显下降可引起尿少,单位时间内的尿量可评价循环功能。

代谢性酸中毒伴有血乳酸浓度增加可提示组织灌注已明显减少,引起细胞内缺氧,无氧酵解,从而产生乳酸。但是需要注意,在很多危重患者,尤其是严重感染导致的代谢性乳酸性酸中毒通常与组织缺氧关系不大。对低血容量或低心排血量的最早代偿,以及复苏后的最终转归是内脏血管收缩。肠黏膜缺血可以由于微循环血流障碍及需氧量的增加而加剧。因此,黏膜酸中毒是休克患者代偿早期的征象,黏膜内 pH 或二氧化碳分压的变化可能是提示血灌注恢复的指标。

二、呼吸系统功能监护

急诊患者呼吸功能的监护十分重要,气道阻塞和呼吸停止是危及生命的最紧急情况,不仅要及时发现还需立即予以解除来抢救;呼吸功能评价和检测也是了解危重病症的基本生命情况状态。临床上呼吸功能监测主要包括以下几个方面:临床症状、体征与呼吸功能基本参数;血气分析;胸部影像学检查。

(一)临床症状、体征与呼吸功能基本参数监测

1.呼吸相关临床症状、体征

心累、气紧、胸闷、发绀等往往是呼吸功能障碍的线索和表现。其他一些征象也表明机体可能存在呼吸窘迫,例如呼吸急促,呼吸困难;大汗;心动过速,洪脉;焦虑不安,躁动,神志不清,不能安静平卧;使用辅助呼吸肌,肋间肌疲劳;腹部矛盾运动(吸气时腹部向内收缩);胸腹式呼吸运动交替出现(先胸部运动,后腹部运动);发绀或苍白。

2.呼吸频率和深度

为肺通气功能的重要参数。通过望、触、叩、听可了解肺通气、肺舒张情况,也可以使用监护仪。

3.呼吸力学监测

包括气道压力、气道阻力、肺顺应性、最大吸气压和最大呼气压、跨膈压的监测等。胸肺顺应性监测反映静态肺顺应性,即反映肺组织弹性,动态顺应性除反映肺组织弹性外,还反映气道阻力。肺充血、肺水肿和肺泡表面活性物质减少,肺顺应性下降。

4.呼吸波形及呼吸功监测

常用的有流速－时间波形、压力－时间波形、容积－时间波形、压力－容积环、流速－容积环。监测和分析这些波形,有利于临床医师判断患者的呼吸功能,及时调整呼吸参数。根据压力－容积环能够辅助了解呼吸机做功、患者呼吸功、机械附加功、生理呼吸功及进行呼吸功监测,指导和调整呼吸支持参数,为成功脱机提供帮助。

5.肺功能监测

肺功能的监测主要指肺容量、通气功能、换气功能的监测,主要的监测指标正常值及临床意义见表2-2。

其中血流比值(VA/Q)是每分肺泡通气量与每分肺血流量之比,该比值影响气体交换。

当比值增大时,表明生理无效腔增大,未能充分利用肺通气;当比值减小时,表明发生了功能性短路,未能充分利用肺血流(表 2-2)。

表 2-2　肺功能监护主要指标的正常值及临床意义

项目	正常值	临床意义
潮气量(VT)	5~7 mL/kg	<5 mL/kg 是进行人工通气的指征之一
肺活量(VC)	30~70 mL/kg	<15 mL/kg 是进行人工通气的指征;>15 mL/kg 为撤机指标之一
每分通气量(VE)	男 6.6 L/min 女 4.2 L/min	>10 L 提示过度通气 <3 L 提示通气不足
每分肺泡通气量(VA)	70 mL/s	VA 不足为低氧血症、高碳酸血症的主要原因
功能残气量(FRC)	20%~30%	V/Q 比例失调,肺内流量增加,导致低氧血症发生,如不及时纠正,可发生肺不张
通气/血流比值(V/Q)	0.8	V/Q>0.8 表示肺灌注不足 V/Q<0.8 表示通气不足

6.弥散功能监测

实质上也是肺功能监测之一。肺弥散功能监测方法很多,临床上多用一氧化碳进行弥散功能监测,但对危重患者较难进行。

7.呼气末二氧化碳分压(PETCO$_2$)

监测 PETCO$_2$ 能够反映患者通气功能及循环和肺血流情况,还能帮助确定气管插管位置、及时发现呼吸机故障、帮助调整呼吸机参数及指导撤机、了解肺泡无效腔和肺血流情况、评价患者循环情况等。当 V/Q 比例正常时,PACO$_2$ 接近 PaCO$_2$。在正常人,呼气末二氧化碳浓度与 PaCO$_2$ 分压值大致相等;而对伴有严重的通气/血流比例失调的危重患者,两者相差较大,因此可用 PETCO$_2$ 替代 PaCO$_2$ 了解肺通气功能情况。在神经系统的重症监护中,当需要判断危重患者是否适宜转运及是否需行气管插管时,PETCO$_2$ 浓度的监测有一定帮助。

(二)血气分析

血气分析是监测呼吸功能的重要手段,此外还能够判断酸碱失衡类型,指导治疗以及判断预后。血气分析主要参数正常值及临床意义见表 2-3。

表 2-3　血气分析主要参数临床意义及正常值

项目	正常值	临床意义
pH	7.35~7.45	pH<7.35:失代偿性酸中毒(失代偿性代谢性酸中毒或失代偿性呼吸性酸中毒) pH>7.35:失代偿性碱中毒(失代偿性代谢性碱中毒或失代偿性呼吸性碱中毒) pH 正常:无酸碱失衡或代偿范围内的酸碱紊乱 人体能耐受的 pH 为 6.90~7.70
PaCO$_2$	35~45 mmHg	判断肺泡通气量、判断呼吸性酸碱失衡 判断代谢性酸碱失衡有否代偿及复合性酸碱失衡

项目	正常值	临床意义
PaO_2	90～100 mmHg	轻度缺氧:90～60 mmHg
		中度缺氧:60～40 mmHg
		重度缺氧:40～20 mmHg
SaO_2	96%～100%	与 PaO_2 高低、血红蛋白与氧的亲和力有关,与血红蛋白的多少无关
AB(实际 HCO_3^-)	25±3 mmol/L	AB受代谢和呼吸的双重影响
		AB升高为代谢性碱中毒或代偿性呼吸性酸中毒
		AB降低为代谢性酸中毒或代偿性呼吸性碱中毒
		AB正常,不一定无酸碱失衡
SB(标准 HCO_3^-)	25±3 mmol/L	仅受代谢影响
		SB升高为代谢性碱中毒,SB下降为代谢性酸中毒
		正常情况下,AB=SB,AB−SB=呼吸因素
BE(碱剩余)	−3～+3 mmol/L	BE正值增大,为代谢性碱中毒
		BE负值增大,为代谢性酸中毒
BB(缓冲碱总量或碱储备)	45～55 mmol/L	BB升高为代谢性碱中毒或呼吸性酸中毒代偿
		BB下降为代谢性酸中毒或呼吸性碱中毒代偿
AG(阴离子间隙)	7～16 mmol/L	大多数情况下AG升高提示代谢性酸中毒,可用于复合性酸碱失衡的鉴别诊断

动脉血气分析综合反映呼吸功能情况,对间接了解循环功能有益。

1. SpO_2

SpO_2 是监测氧合功能的重要指标,它与 PaO_2 有良好的相关性($r=0.84～0.99$)。在 PaO_2 低于99 mmHg时,SpO_2 可以灵敏地反映 PaO_2 的变化。

2. PaO_2

PaO_2 是反映机体氧合功能的重要指标,当肺通气、肺血流量、吸氧浓度、心排血量等低下时,PaO_2 便低于正常(正常 80～100 mmHg)。

3. 氧合指数(PaO_2/FiO_2)

PaO_2/FiO_2 是监测肺换气功能的主要指标,当 $PaO_2/FiO_2<300$ mmHg 时,为急性呼吸衰竭。

4. $PaCO_2$

$PaCO_2$ 是反映肺通气功能的重要指标,每分通气量降低50%或增加50%,$PaCO_2$ 增加2倍或降低2倍。

（三）胸部影像学检查

1.胸部 X 线检查

胸部 X 线检查能直接获得肺部病变的性状,连续对比能反映病变和临床处理后的变化。床旁胸部X线检查操作方便,无须搬动患者,可以很快获得检查结果,以便了解人工气道位置、肺内有无感染、肺不张和气胸等病变,及时采取相应的治疗措施。

2.超声检查

床旁便携式 B 超机操作简单,通过简单培训可由急诊科医师掌握操作方法,这样可以随时在床旁进行胸腔探查和心脏功能判定,还可以在超声引导下进行胸腔穿刺等有创操作。

3.胸部 CT 检查

胸部 CT 使用范围和适应证已经逐渐扩大。

三、肾功能监护

肾脏是调节人体体液平衡的重要器官。在创伤、严重感染、休克等急危重症情况下,肾脏出现功能性或器质性变化,临床上出现尿量减少、水电解质代谢紊乱、酸中毒等肾衰竭表现。肾脏功能监测不仅可以有效预防肾衰竭,而且可以观察治疗效果和反应。

急诊重症监护常用的肾脏功能监测包括:尿量、尿液常规检查、生化检查。

(一)尿量检测

尿量是肾滤过率的直接反映,是监测肾功能最基本、直接的指标,通常记录每小时及 24 h 尿量,但是仅用尿量判断肾功能变化的可靠性是有限的,检测某种物质肾小球滤过率可以反映肾小球滤过率明显下降。

(二)尿液常规检查

尿液常规检查有时可提供重要信息。临床上常见的尿液颜色异常,主要包括血尿、血红蛋白尿、脓尿、乳糜尿和胆红素尿几类。血尿和蛋白尿不是急性肾损伤的特征,而更多见于尿路损伤或肾小球疾患。相反,肾前性肾衰竭镜下常无重要发现;而所谓"肾衰竭管型"是肾小管坏死和确立肾性肾衰竭诊断的有力依据。

浓缩尿液是肾脏最重要的功能之一,尿比重测量的诊断价值也较大。无论尿量多或少,尿比重大于1.020的高比重尿提示肾灌注不足,但肾脏尚好,是为肾前性肾衰竭;反之,比重小于1.010 的低比重尿则为肾性肾衰竭。

(三)血、尿肾脏生化学监测

血、尿生化检查是监测和评价肾功能的主要方法。尿素氮和肌酐主要都是由肾脏排泄的废弃物,虽然受到大量蛋白摄入、出血、分解代谢增加等因素影响,但其血中浓度升高可提示肾小球滤过减少或肾小管重吸收增加。

评价肾小球滤过功能比较精确的方法是观察某一种能全部由肾小球滤过,而不会被肾小管重吸收物质(菊粉、肌酐等)的排泄情况,通常用单位时间内净化含该物质的血浆毫升数表示(表 2-4)。

表 2-4　鉴别少尿是肾脏低灌注或急性肾衰竭的指标

指标	肾脏低灌注	急性肾衰竭
泌钠分数(%)	<1	>4
尿钠(mmol/L)	<20	>40
尿/血浆尿素氮比值	>20	<10
尿/血浆肌酐比值	>40	<10
尿/血浆渗透压比值	>2	<1.2

但菊粉清除率试验(Cin)测量较复杂而不便临床使用,肌酐清除率(Ccr)为目前临床最常用评价肾滤过功能较好的方法。根据 Ccr 降低程度,肾滤过率下降可分为轻、中、重三度,其数值分别为 50～70 mL/ min、30～50 mL/ min 和 30 mL/ min 以下。

评价肾小管重吸收功能的方法主要是尿钠浓度和钠排泄分数[FENa＝(尿钠/血钠)/(尿肌酐/血肌酐)×100％]测定。目前普遍认为,在FENa正常时,尿液的浓缩有赖于肾髓质的高渗环境和集合管的功能,肾性肾衰竭可以破坏这些部位的浓缩功能从而导致低渗性尿排出,反之,肾前性肾衰竭时,肾脏可最大限度地浓缩尿液保存水分而排出高渗尿。自由水清除率(CH_2O)需要同时考虑血渗透压对尿渗透压的影响,因此较单纯的尿渗透压测量准确。所谓"自由水",是指所排尿液中除等渗部分外不含溶质的部分。正常人尿应不含自由水,CH_2O为负值。但在肾性肾衰竭时,CH_2O趋于0,甚至为正值。CH_2O测定只在少尿时才有意义,否则结果不可靠。

正常人的尿蛋白含量为40～80 mg/d,尿常规检查为阴性。如果大于150 mg/d即为尿蛋白阳性,称为蛋白尿。小于1.0 g/d为轻度蛋白尿,1.0～3.5 g/d为中度,大于3.5 g/d为重度。蛋白尿可分为肾小管性蛋白尿、肾小球性蛋白尿、溢出性蛋白尿和分泌性蛋白尿等几类。

正常人尿液中虽然含有微量葡萄糖,但定性检查应为阴性。当血糖水平升高超过肾小管的重吸收能力(300 mg/min),葡萄糖定性试验为阳性。糖尿分为血糖升高性糖尿、血糖正常性糖尿和暂时性糖尿。

尿/血渗透压比值是反映肾小管浓缩功能的重要指标。功能性肾衰竭时,尿渗透压＞正常。急性肾衰竭时,尿渗透压接近血浆渗透压,两者比值小于1.1∶1。尿/血渗透压比值的正常范围为尿渗透压600～1 000 mmol/L(600～1 000 mOsm/L),血渗透压280～310 mmol/L(280～310 mOsm/L),尿/血渗透压比值为2.50±0.8。

需要注意,对于肾功能生化检测结果解释,无论是血清学的还是尿液的,都有必要同时考虑所测物质的产生和排泄变化。

四、肝功能监护

肝脏具有多项复杂生理功能,是供能物质代谢、有毒物质解毒、主要凝血因子生成的重要场所。损伤因素通过减少肝脏血流量、损害肝细胞、干扰胆红素及能量代谢而致肝功能不全。肝脏功能不全可直接影响肾脏功能、中枢神经系统功能、凝血功能和物质代谢。

肝功能监测的指标很多,但多数指标的特异性和敏感性不强。同时,由于肝脏具有巨大的储备能力,寥寥几个检测项目可能难以反映肝脏功能全貌;在肝功能检测试验异常之前很可能已存在一定程度的肝功能损害;某些非肝脏疾病也可引起肝脏异常反应。因此对所采用的肝功能监测指标及其所获结果,应根据患者病情进行具体分析,以便能正确评估肝功能状况。肝功能监测的主要指标有如下几个。

(一)血清胆红素

评估肝脏排泄功能。总胆红素、结合胆红素的升高和皮肤、巩膜黄染的出现,提示肝功能障碍较严重。

(二)血清清蛋白

评估肝脏合成功能。肝功能受损时,清蛋白产生减少,其降低程度与肝功能损害的严重程度相平行。

(三)丙氨酸氨基转移酶(ALT)和天冬氨酸氨基转移酶(AST)

评估肝实质细胞是否损伤。转氨酶升高可反映肝细胞损害程度和范围,ALT比AST更敏感。

(四)凝血酶原时间(PT)

评估肝脏合成功能。凝血酶原时间和凝血因子Ⅰ、Ⅴ、Ⅶ和Ⅹ有关,而这些因子也均在肝脏合成。特别是Ⅶ因子,是肝脏合成的半衰期短的凝血因子,半衰期4～6 h,是肝功能受损时最早减少的凝血因子。

五、胃肠道功能的监护

胃肠道可能是多器官功能衰竭的起动因子;EICU中的严重创伤患者,对能量需求较高,营养状况的好坏直接关系到患者的免疫功能和创伤的修复。

危重患者出现消化道应激性溃疡的比例较高,导致病情加重甚至死亡。应注意胃液引流情况,早期放置胃管,监测胃内压力,并定期送胃液和粪便做隐血试验,以便及时发现和处理消化道出血,还有助于早期肠内营养的使用。

在临床观察中应该注意反复评估以下要点:有无恶心、呕吐、呕血,呕吐量;大便的性状和量;有无黄疸和出血倾向;腹部症状和体征;肝、脾有无肿大和腹水与肠鸣音的变化情况。如抽出胃液为血性或咖啡色,或出现腹胀、柏油便或血便时应考虑消化道出血,应立即采取相应措施控制出血。

胃肠黏膜内pHi监测方法目前常用胃肠黏膜二氧化碳张力计,测定PCO_2、HCO_3^-含量,通过计算得出胃肠黏膜内pH,从而动态监测胃肠道组织氧合情况。pHi的正常范围为7.35～7.45,7.32为低限。

不能进食者,除给予全肠道外营养外,尽早予肠道内营养。置鼻饲管每2 h灌流质一次,从首次100 mL逐渐增加到300 mL,对预防应激性溃疡的发生,恢复胃肠功能,增加免疫功能及防止细菌移位有所帮助。

六、脑功能的监护

继发性脑损害的程度及持续时间可影响预后,特别是低血压、低脑灌注压、低氧血症、高温与不良预后有关。重症监护治疗的目的是通过保证正常的动脉血氧含量及维持脑灌注压在70 mmHg以上,以免产生继发性损害,并使大脑获得最佳的氧合。使用颅内压监护仪监测颅内压的变化,随着颈静脉球部氧饱和度水平的波动,脑灌注压可有所变化。颅内压一般应低于25 mmHg,如发现颅内压增高、降低均应密切观察,根据颅内压及时进行药物治疗。

无论是什么原因造成的急性脑损伤患者,都存在相似的监护治疗问题。严密观察意识、反应能力、瞳孔大小、对光反应及眼球活动情况,根据Glasgow昏迷评分标准判定意识水平,并定期重新评估。

近年来科技发展迅速,已经开发出若干使用特殊的监测技术探测脑供氧的监测仪。

(一)颅内压监测

目前可以使用脑实质内压监测仪。通常钻一个小洞将它植入右侧大脑半球(非优势半球)额叶。虽然颅内压很重要(正常值10～25 mmHg),但脑灌注压更重要。脑灌注压由平均动脉压减去颅内压而得,脑灌注压是脑血流的基本决定因素。

(二)颈静脉球部氧饱和度、脑组织氧合压监测

床旁测定脑血流是困难的,但颈静脉球部氧饱和度(SjO_2)可反映与脑代谢需氧有关的脑血流。监测 SjO_2 可评估治疗对脑灌注的影响。SjO_2 的正常范围是 $50\%\sim75\%$。SjO_2 降低表明氧摄取增加,可能由于脑灌注压低或过度通气引起;增高表明脑充血。将小型 Clark 电极植入脑组织,可估计局部氧分压,即脑组织氧合压($PBrO_2$),已证明此与预后相关。

(三)脑多普勒超声

通过颞骨测量脑基底动脉的血流速度。如能测量颅外的颈内动脉血流速度则可显示脑灌注压的高低和有无脑血管狭窄。

(四)脑电图

脑电图是通过脑电图记录仪将脑部产生的自发性生物电流放大后获得相应的图形,记录后分析脑电活动的频率、振幅、波形变化,从而了解大脑的功能和状态。以前脑电图技术主要用于癫痫的诊断,近年来逐渐用于昏迷患者、麻醉监测,复苏后脑功能的恢复和预后判断,"脑死亡"判断方面。但是脑电图结果受到物理、生理和药物等诸多因素影响,其结果判断需要结合患者症状、体征及其他辅助检查结果。全脑电图常规应用于重症监护则太复杂,现在有许多不同的脑电图监测方法(例如持续脑电图监测)可用来评价脑电活动、探测癫痫发作及监测静脉点滴巴比妥酸盐或其他麻醉剂治疗。

七、凝血功能的监护

在休克、大面积烧伤、恶性肿瘤、病理产科、严重挤压综合征和革兰阴性杆菌性脓毒症导致的凝血功能障碍中,弥散性血管内凝血(DIC)并不少见。对临床上出现:严重或多发性出血倾向;不易用原发病解释的微循环衰竭或休克;多发性微循环栓塞的症状和体征,如广泛性皮肤、黏膜栓塞、灶性缺血性坏死、脱落及溃疡形成或伴有早期的不明原因的肺、肾、脑等脏器功能不全;抗凝治疗有效等情况,要注意是否有 DIC 的可能。其常有下列表现:①血小板进行性下降,小于 $100\times10^9/L$(肝病、白血病 $50\times10^9/L$);或有两项以上血小板活化分子标志物血浆水平升高:β-TG,PF_4,血栓烷 B_2(TXB_2),P-选择素。②血浆 FIB 含量小于 $1.5\ g/L$(肝病小于 $1.0\ g/L$,白血病小于 $1.8\ g/L$)或大于 $4.0\ g/L$,或呈进行性下降。③3P 试验阳性,或血浆 FDP>20 mg/L(肝病大于 60 mg/L),或血浆 D-D 水平较正常增高 4 倍以上(阳性)。④PT 延长或缩短 3 秒以上(肝病大于 5 秒),APTT 自然延长或缩短 10 秒以上。⑤AT-Ⅲ:A<60%(不适用于肝病)或蛋白 C(PC)活性降低。⑥血浆纤溶酶原抗原(PGL:Ag)<200 mg/L。⑦因子Ⅷ:C 活性小于 50%(肝病必备)。⑧血浆内皮素-1(ET-1)水平大于 80 pg/mL 或凝血酶调节蛋白(TM)较正常增高 2 倍以上。综合分析上述监测结果,辅以其他实验室检查(如凝血因子的测定、外周血涂片破碎红细胞、纤维蛋白生成与转换测定等)有助于确诊 DIC 的发生。

八、营养状态的评估与监护

对危重症患者进行正确、合理的营养评估是极其关键的。这种评估可了解患者营养不良的严重程度及持续发展的危险性。在临床上确定患者是否需要营养支持的 3 个常用的指标是:机体成分的组成、半饥饿(semi starvation)状态的持续时间和系统性炎症反应的程度。其反映机体的营养状态、食物摄入不足的时间长短和疾病造成损害的严重程度,但至今还没有一种评价患者营养状态的方法是被全然接受或是无可替代的,其中临床医师个人对评估方式的取向起到了重要的作用。

传统上血清的蛋白含量常被用于估计患者营养状态。在大多数伴有营养不良的危重症患者中，血清的清蛋白、前清蛋白、转铁球蛋白、胰岛素样生长因子-1（IGF-1）及视黄醇结合蛋白均会有一定程度的下降；但它们的下降往往是由于疾病本身引起的，而并不一定同营养不良有关。在急性创伤或低水平但慢性的炎症状态下，血清白蛋白的急剧下降可能反映了 4 种病理机制：①由于血管通透性的增高，清蛋白从血液移向血管外的其他组织，以形成血管壁内外新的平衡。②某些细胞因子的增加，如白细胞介素 1、肿瘤坏死因子及白细胞介素 6 的增加，抑制了肝脏清蛋白的制造。③增加了的清蛋白分解代谢率。④由于进食蛋白不足，一定程度上降低了清蛋白的合成率。由于疾病中的厌食因素对肝脏清蛋白的合成仅有轻微的影响，在纯消耗情况下，清蛋白的含量往往不会低于 3 g/L。重要的是，在一些潜在的伴有蛋白丢失的肠道疾患中，如局限性回肠炎和口炎性腹泻，肠道蛋白的丢失通常不是低清蛋白血症的主要原因，主要原因是清蛋白对创伤的反应。由于低清蛋白血症是患者预后不佳的一个重要指标，它反映了全身性炎症反应的程度，因此对那些血清清蛋白水平低下而又不能进食的患者须给予早期的营养支持疗法。另一些血清蛋白水平（转铁球蛋白、前清蛋白、视黄醇结合蛋白）往往同清蛋白水平一同下降，但由于它们较短的生命周期和不同的分布量，这种下降的比率各自不同。由于类似的原因，清蛋白或其他蛋白的量不能作为一个养分补给足量与否的指标。因为这些蛋白水平即使是在给予充足的营养支持的情况下还可能维持在低位上，直到创伤因素改善。一旦疾病创伤得到有效的治疗，这些血清蛋白就开始恢复正常，而这些变化却与营养支持无直接关系。

第三节　生命及脏器功能支持与管理的策略

一、生命支持

生命支持就是通常概念的紧急救命术，包括基本生命支持（basic life support，BLS）和高级生命支持（advanced life support，ALS）。

广义的基本生命支持包含了初步心肺复苏术、基本儿童生命支持、基本创伤救命术（basic traumatic life support，BTLS）和气道异物梗阻处理等技术。高级生命支持包含了进一步的生命支持、进一步的创伤生命支持和高级儿童生命支持等，是对生命存在的最基本元素的急救，必须分秒必争地予以准确抢救，目的是立即排除危及生命的紧急情况，及时抢救优先于做出明确诊断。

二、循环与心脏功能支持

循环支持重点是维持和稳定心脏和循环功能。不仅用于低血压或休克的患者，也用于防止器官衰竭患者的并发症。

对于所有的循环功能不全的患者，治疗的目的是在纠正基础病的同时（如外科止血或消除感染），尽早恢复向组织输送氧。心血管支持必须达到并保持适当的心排血量，保持生命器官灌注的体循环压力，以恢复组织的血流。因此，循环支持包括心排血量的几个决定因素：前负荷、心肌收缩力、后负荷以及心率。其措施包括呼吸支持、心脏负荷控制、血容量补充或控制、血管活性药物及正性肌力药物、心排血量管理(如主动脉内球囊反搏术)等。

组织灌注受损可由心源性、梗阻性、低血容量性或血液分布异常而引起。这些因素通常是混合性的,例如,在感染中毒症和过敏时,血管舒张及静脉血容量的异常增加,导致相对性低血容量,它与由于微血管通透性增加所致的液体丢失所形成的真正低血容量同时存在。如果组织灌注异常持续存在,生命器官的功能将受损害,随后的再灌注将加剧器官的功能失调,且在严重病例,可导致多器官功能衰竭。因此,对组织灌注受损的早期认识并立即给予有效循环支持非常必要。

适当的前负荷是增加心排血量的最有效方法,也是一个恢复组织灌注的先决条件。胶体液或晶体液的使用,何者为佳仍存在争议。对于低血容量者,循环血容量必须迅速恢复,因为心排血量和组织灌注压的快速恢复可以减少脏器严重受损的机会,特别是减少急性肾衰竭的发生。对由于心源性、再分布性和梗阻性原因造成组织灌注受损的患者,适度补充循环血容量也非常重要。

尽管血容量已经恢复,生命器官的灌注仍在受损,这时可给予正性肌力药物或其他血管活性药物以改善心排血量和血压。正性肌力药物和血管活性药物是稳定和恢复循环功能的重要工具。以往认为,60 mmHg 的平均动脉压(或收缩压 80 mmHg)已经足够,但是一些证据表明,80 mmHg 的平均动脉压可能更合适。在应用药物恢复心排血量和灌注压之前,应尽可能纠正可能损害心脏功能或血管反应性的异常情况,如低氧血症、高碳酸血症及某些药物(如 β 受体阻断剂、血管紧张素转化酶抑制剂、抗心律失常药及镇静药)的作用。用药的效果存在个体差异,所以必须监测药物反应。应当针对病因治疗组织缺氧引起的代谢性酸中毒。

循环支持的目的通常是达到正常的血流动力学水平,但许多重症患者的存活还与增加心排血量、氧输送和氧耗有关。

三、呼吸功能支持与气道管理

多数需要重症监护治疗的患者存在低氧血症和(或)呼吸衰竭,因而需要某种类型的呼吸支持。呼吸支持使呼吸衰竭的患者得以生存。随着对急性肺损伤机制认识的逐渐深入和诊治水平的不断改进,生存率还可进一步提高。正确、及时地纠正重症患者的低氧状态,可明显改善预后。

呼吸支持的程度和类型不同,包括气道管理、氧气疗法、人工辅助呼吸(无创与有创性机械通气)和呼吸治疗。

(一)气道管理

气道管理包括开放和畅通呼吸道、祛除气道分泌物和异物、气道湿化等。气管插管是最常用的有效建立人工气道的方法,其他高级气道技术也层出不穷。指征通常包括:保护气道,如面部创伤或烧伤、昏迷的患者;治疗严重的低氧血症(如肺炎、心源性肺水肿、急性呼吸窘迫综合征);开胸手术及其他重症复杂手术后治疗;清除气道分泌物;解除呼吸肌疲劳(如重症哮喘);避免或治疗高碳酸血症,如急性脑损伤、肝性脑病、慢性阻塞性肺疾病等。气管插管可能导致血压降低、内源性交感神经驱动作用减弱、心排血量减少、胃内容物反流和误吸、插管移位等问题。呼吸衰竭的危重患者常伴有心力衰竭,行气管插管是危险医疗行为,有必要对其持续监测,尤其应注意心率和血压的变化。

气管切开患者较经口气管插管患者感觉舒适,也适宜于长期支持治疗。如需长期保留气管插管(一般超过 14 d),则应考虑选择。与经口气管插管相比,可减少镇静剂的用量,加速撤机过程,缩短在重症监护病房的住院时间。气管微切术可帮助痰液分泌旺盛和咳嗽无力的患者祛除气道分泌物。

气道湿化:若吸入的气体湿化不充分,可破坏上呼吸道内衬的纤毛上皮细胞,导致痰液分泌不畅,增加感染机会。由于管道输送的医用氧气和空气都很干燥,特别是在使用气管插管后气流不经过大部分上呼吸道,使气体的温湿化大为减弱。因而,在呼吸机治疗时,对吸入气体进行人工湿化是非常必要的。

(二)氧气疗法

低氧血症是氧气疗法的指征。所有进入 EICU 的危重患者原则上都应该给予吸氧,使 PaO_2 保持在≥8 kPa 或者血氧饱和度≥90%。治疗初期患者可吸入高浓度氧,然后根据 SpO_2 和动脉血气分析进行调整。临床上可以采用鼻导管吸氧、面罩法给氧,调节吸入氧浓度于 0.24~0.60。

(三)无创呼吸支持

患者在吸入高流量氧(10 L/min)后仍存在低氧血症,则是应用持续正压气道通气(CPAP)的指征。无创通气是指不需气管插管的通气支持,对于尚无严重低氧血症但仍需一定通气支持的患者,无创通气可作为首选。CPAP 可使通气不良的肺泡复张,改善氧合,因而最适用于临床上急需肺泡复张的患者,如急性肺水肿和手术后肺不张的患者,也可用于有免疫缺陷的肺炎患者。对一些慢性通气功能衰竭患者,则需要长期无创通气支持,无创通气也可用于有创通气撤机后的过渡性治疗。持续正压气道通气需要密闭性良好的面罩、合适的呼吸阀及其他装置。无创呼吸虽然避免了气管插管,降低了发生院内获得性肺炎的危险性,但是有些患者会在使用 CPAP 面罩时产生不适感,有时也发生胃肠胀气。因而,患者必须配合。要求患者有一定的自主呼吸能力,并能有效地咳嗽。

(四)机械通气支持

对呼吸衰竭患者,在应用无创通气疗效不理想时可采用气管插管行机械通气。通常在下列情况下则需行紧急气管插管机械通气:在积极的氧气疗法前提下,仍存在低氧血症($PaO_2<$ 8 kPa 或 $SaO_2<90\%$)、高碳酸血症,甚至意识不清,由于神经肌肉疾患导致肺活量下降等。

1.通气模式

何种通气方式为优尚无定论。在容量控制通气方式下,呼吸机向患者输送预定的潮气量,吸气压力取决于呼吸系统的阻力和顺应性。压力控制通气方式下,预先设定压力,潮气量随呼吸系统的阻力和顺应性而变化。目前较为重视肺保护性通气策略,主要目的是通过运用肺扩张技术和呼气末正压来维持最大限度的肺泡容积,限制潮气量和(或)气道压力以避免肺泡过度膨胀。作为肺保护通气策略的一部分,压力控制通气越来越多地运用于急性呼吸窘迫综合征的治疗,它既可限制气道峰压,又可改善肺内气体分布。应用压力控制通气时,常需较长的吸气相(类似反比通气),以保证肺泡充分扩张。高频通气将气体经呼吸机震荡或喷射后进入气道,虽潮气量较小,但仍可进行有效气体交换。但是高频通气技术在呼吸支持领域的地位尚待确立。

目前普遍认为,理想的通气方式应能最大限度地允许患者自主呼吸。现代呼吸机有敏感的触发和流速方式以适应患者的需要,因而可减少患者的呼吸功耗。在同步间歇强制通气(SIMV)方式时,患者可在强制呼吸的间隔时间内进行自主呼吸。SIMV 常与压力支持通气(PSV)方式一起用于呼吸机的撤离。压力支持通气是指在每一次自主呼吸中,通过预先设置的压力支持水平,使呼吸机能增加自主呼吸量。双相气道正压通气(BIPAP)与 CPAP 相近,区别在于前者需要设定两个压力水平,呼吸机通过在两个压力水平之间的转换来增加肺泡通气。

2.通气策略

通气方式及参数诸如潮气量、呼吸频率、呼气末正压、吸呼气时间比的设置取决于患者的病情。例如,延长呼气时间有利于哮喘患者肺泡气体排出;而呼气末正压及延长吸气相使肺泡复张,则适用于存在肺不张或其他类型的肺容积减少的患者。机械通气可加重肺脏的损伤,推测可能与肺泡的过度膨胀以及远端气道的反复扩张和闭合有关。有证据表明,运用肺保护性通气策略对患者有利,诸如呼气末正压或延长吸气时间以保证肺泡容积,以及限制潮气量和气道峰压,但可能导致 $PaCO_2$ 升高(允许性高碳酸血症)。肺顺应性反映肺的扩张能力,可通过气道压和潮气量对其进行监测,以明确肺泡有无存在过度扩张的危险。

3.机械通气治疗时的监测

机械通气时需要持续监测 SpO_2 和呼气末二氧化碳浓度,以了解氧合和通气状况。通气效果一般可通过动脉血气分析来了解,也可应用简单的评估表对通气的耐受程度进行评估。

4.呼吸支持时药物辅助治疗

一氧化氮(NO)对通气良好的肺血管区有扩张作用,临床上已应用一氧化氮吸入来改善患者氧合,尤其对改善急性呼吸窘迫综合征患者的动脉血氧分压有效,但还没有证据表明它可以提高生存率,其作用尚待得到公认。

除了治疗哮喘等基本疾病外,皮质激素在应用机械通气患者中的使用指征有限。然而,有报道皮质激素对急性呼吸窘迫综合征晚期纤维增殖阶段的患者,可减轻肺组织纤维化而改善肺功能。

患者常需借助镇静剂以耐受气管插管和机械通气,镇静可使其感到舒适。过去,只有当患者高度镇静甚至处于麻醉状态时才可行机械通气。止痛和镇静的目的因人而异。现代高档呼吸机不需要患者过度镇静,但为了减轻痛觉或减少患者焦虑及窘迫,仍需用止痛剂。语言精神安慰可使患者感到舒适,但还不能完全替代镇静药物。镇静药物都有不同程度的不良反应。由于危重症患者常不能表达自己的不适、焦虑甚至疼痛,此时,医师可以借助各种评分量表,根据患者对不同刺激的反应来判断病情。

目前并不提倡应用肌肉松弛剂。肌肉松弛剂的使用指征:保证气管插管及其他操作的进行;当呼吸驱动很强时进行控制通气,如需要允许性高碳酸血症时;治疗某些疾病,如破伤风;氧合不良时降低氧耗;控制 CO_2 分压水平,防止颅压升高。

5.机械通气的撤离

撤机技术有多种,但撤机的成功与否取决于患者的病情,而患者临床情况的评估是确定何时撤机的最重要因素。撤机前需确保气道清洁、通畅,氧合良好,无 CO_2 潴留。撤机的指征包括:患者氧合良好,在吸氧浓度小于 0.6 的情况下,$PaO_2 > 8$ kPa;能维持 CO_2 分压在正常范围内;可满足断开呼吸机后的呼吸功耗;意识清楚,反应良好。撤机方法包括在严密监护患者病情下,逐渐增加患者自主呼吸的时间或逐渐降低通气支持的水平。

6.其他呼吸支持方法

行气管插管的患者多意识模糊、咳嗽无力及感觉不适,故不能有效地清除气道分泌物。物理治疗有助于机械通气患者排痰,定期的胸部理疗和及时的吸痰是必要的。

在 ICU,患者采取合理的体位十分重要。将患者置于俯卧位,有利于改善持续性低氧血症。研究表明,对持续性低氧血症的患者使用俯卧位通气可改善氧合,推测与患者胸膜腔压力梯度的改变有关。定期给患者翻身可避免压疮形成,同时也有利于清除气道分泌物。病情较重、不能定期翻身的患者可使用翻身活动床。

四、其他脏器功能支持与管理

(一)肾脏支持

危重症患者经常发生少尿和肾功能不全。大多数病例是在原发疾病过程中发生继发性肾脏损害。急性肾衰竭患者通常有多器官功能障碍,多需呼吸或循环支持。

在危重症患者中,急性肾衰竭是一些因素联合作用的结果,如低血容量(绝对或相对)、肾脏灌注不足(低灌注压、低心排血量)、感染毒血症、药物(包括放射显影增强剂)、肝功能异常、集合管阻塞(部分或全部)、血管闭塞(大血管或小血管)或原发性肾脏疾病。某种或多种致病因素起作用与发生急性肾衰竭之间存在一个时机窗,有必要快速鉴别和纠正这些致病因素,并避免进一步的潜在致病因素。出现急性肾衰竭后,患者对任何心肺功能不全、尿道阻塞和感染毒血症的治疗措施均缺乏相应的反应,尿素氮、肌酐的浓度持续增高。

对已发生肾功能不全或存在潜在肾脏功能不全危险的重症监护患者,其紧急处理方案为:评估和纠正呼吸或循环障碍;处理肾脏功能不全引起的任何威胁生命的情况(高钾血症,水、钠潴留,严重尿毒症,严重酸中毒);排除尿道梗阻;确定病因和明确肾功能不全的原因,并立即开始治疗;了解用药史,适当更改医嘱;有适应证的患者应及早使用肾脏替代疗法。

肾脏替代疗法的适应证包括:无法控制的高血钾;对利尿剂无反应的严重水钠潴留;严重的尿毒症;严重酸中毒。根据血浆尿素氮浓度和患者的具体条件开始采用适宜的肾脏替代疗法,通常以尿素氮浓度大于 30 mmol/L 为限。肾脏替代疗法主要有血液滤过、血液透析、腹膜透析等多种方法。目前,对大多数危重症患者建议采用半持续性血液滤过,带有或不带有透析,这种方法对患者的生化指标和心功能影响较小。治疗慢性肾功能不全的短程血液透析、腹膜透析在 ICU 使用得越来越少。

(二)神经系统支持

脑外伤、中毒、脑卒中、神经系统感染、心搏及呼吸骤停或者代谢性脑病等都可能引起神经系统衰竭;在重症监护治疗中需要治疗多种神经系统疾病。神经系统支持是综合治疗的一部分,主要是根据患者神经系统监护结果及具体情况给予相关处理,包括机械通气、控制颅内压和脑灌注压以及抗惊厥治疗等。

神经系统疾病重症监护治疗的基本原则:应保护气道通畅,常用的措施是气管内插管或气管切开;必要时用机械通气维持正常的气体交换。特别是在严重脑供氧下降的情况下,例如,急性脑损伤时,PaO_2 应保持在 12 kPa 以上,$PaCO_2$ 保持在正常低限水平(4.0～4.5 kPa);保持足够的脑灌注压对维持脑的氧输送是很重要的;特殊的监测技术如监测颅内压有助于治疗。行气管插管患者需要镇静,以免颅内压升高。脑损伤患者由于上呼吸道反射受到损害,易于早期并发院内肺部感染,建议用广谱抗生素进行预防。

癫痫是 ICU 常见危重症,传统的地西泮药物无效时,应该使用二线药物硫喷妥钠或者丙泊酚。

(三)危重症的营养支持

近年来,虽然医学科学有了长足的进步,但重症患者营养不良的发生率却未见下降。因此,临床营养支持作为重症患者综合治疗的重要组成部分,应该得到足够的重视。因为营养支持尤其是全胃肠外营养,不但价格昂贵而且会由于应用不当而造成损害。不推荐不加选择地进行营养支持,应先进行营养状态评价,筛选出那些可能从营养支持中获益的患者。

早期的临床营养支持多侧重于对热量和多种基本营养素的补充;现代临床营养支持已经超越了以往提供能量,恢复"正氮平衡"的范畴;而通过代谢调理和免疫功能调节,从结构支持向功能支持发展,发挥着"药理学营养"的重要作用,成为现代危重病治疗的重要组成部分。例如不同蛋白质(氨基酸)对于细胞生长与修复、多种酶系统活性、核酸代谢、细胞因子产生、免疫系统功能影响各异;而不同脂质的代谢则对于细胞膜的功能和稳定,各种皮质激素与性激素水平,以及众多炎性介质和凝血过程有着不同的作用。碳水化合物在不同疾病状态和疾病不同时期的代谢也不一致。而一些维生素与微量元素除了作为多种辅酶起作用之外,还具有清除氧自由基的功能。

危重症患者营养支持目的在于供给细胞代谢所需要的能量与营养底物,维持组织器官结构与功能;通过营养素的药理作用调理代谢紊乱,调节免疫功能,增强机体抗病能力,从而影响疾病的发展与转归,这是实现重症患者营养支持的总目标。营养支持开始的时间取决于对患者营养状态的评估。对于摄入不足的患者,尽可能在他们潜在的营养不良期就给予营养支持。一般来讲,营养状态低下的患者:体重丢失大于 15%～20%,中臂肌肉周径(MAMC,无脂肉质的指标)小于标准值 5%,如果不能进食,应该在早期即给予营养支持;对营养不良的外伤患者应该尽早给予营养支持;对营养状态良好的患者,因为轻到中度的全身性炎症反应而不能进食,营养支持可以在发病后第 5 d 开始。如能进食,在 10 d 后可以开始进食营养物质,在这种情况下,患者完全可以承受短时间内的营养摄取不足,而不发生器官功能的衰退。

根据营养素补充途径,临床营养支持分为肠外营养支持(parenteral nutrition,PN)与肠内营养支持(enteral nutrition,EN)两种方法。随着临床营养支持的发展,营养支持方式已由通过外周或中心静脉途径的 PN 为主要的营养供给方式,转变为通过鼻胃导管/鼻空肠导管或胃/肠造口途径为主的肠内营养支持。有关营养支持时机的临床研究也显示,早期 EN 使感染性并发症的发生率降低,住院时间缩短等。但重症患者肠内营养不耐受的发生率高于普通患者,对于合并肠功能障碍的重症患者,肠外营养支持是其综合治疗的重要组成部分。

合理的热量供给是实现重症患者有效的营养支持的保障。有关应激后能量消耗测定的临床研究表明:合并全身感染患者,能量消耗(REE/MEE)第 1 周为 105 kJ/(kg·d),第 2 周可增加至 167 kJ/(kg·d)。创伤患者第 1 周为 126 kJ/(kg·d),某些患者第 2 周可高达 230 kJ/(kg·d)。大手术后能量消耗为基础能量需要（BMR）的 1.25～1.46 倍。但这并非是急性应激状态的重症患者的能量供给目标。不同疾病状态、时期以及不同个体,其能量需求亦是不同的。应激早期,合并有全身炎症反应的急危重症患者,能量供给在84～105 kJ/(kg·d),被认为是大多数重症患者能够接受并可实现的能量供给目标。即所谓"允许性"低热量喂养。其目的在于:避免营养支持相关的并发症,如高血糖、高碳酸血症、淤胆与脂肪沉积等。值得注意的是,对 EICU 患者来说,营养供给时应考虑到危重机体的器官功能、代谢状态及其对补充营养底物的代谢、利用能力。在肝肾功能受损情况下,营养底物的代谢与排泄均受到限制,供给量超过机体代谢负荷,将加重代谢紊乱与脏器功能损害。肥胖的重症患者应根据其理想体重计算所需能量。对于病程较长、合并感染和创伤的重症患者,病情稳定后的能量补充需要适当的增加,目标喂养可达 126～146 kJ/(kg·d),否则将难以纠正患者的低蛋白血症。

由于重症患者肠内营养不耐受的发生率增高,常影响肠内营养支持的有效实施而导致喂养不足(underfeeding),并使获得性血源性感染的发生率增高。近年来多中心研究证明,营养治疗管理方案,有助于使更多的患者达到目标能量供给、提高肠内营养所占的比例以及保证 EN 的有效实施。

第三章　急危重症患者家属的护理

　　家属作为急危重症患者支持系统中的重要组成部分,能增强患者的弹性防御线,提高患者对个体压力的应对能力,对患者的生理及心理康复起着至关重要的作用。因此,护士不仅要协助医师完成疾病的治疗和患者的护理工作,还应重视对患者家属的护理,提高家属的危机应对能力,促进患者的康复。

第一节　概述

一、概念

　　家属在广义上与"亲属"通用,是指基于婚姻、血缘和收养等形成的一种较为亲密的社会关系,是法律上具有特定权利和义务的人;也可指那些对于患者而言非常重要或与患者有重要关联的人。狭义上讲,家属通常指具有血缘关系的第一代亲属和配偶。根据关系形成原因,可分为三类:①配偶关系。指因结婚而产生的亲属关系,婚姻存续,配偶关系存续。②血亲关系。指有血缘关系的亲属,如亲子关系等。③姻亲关系。指以婚姻为中心形成的亲属关系,即配偶一方与对方亲属之间形成的关系,如公婆儿媳关系、妯娌关系等。

　　急危重症患者因病情危重到急诊就诊并入住重症监护室或抢救室,使整个家庭陷入危机状态,其家属产生许多负性身心状况,并伴随相应的需求。

二、影响患者家属心理变化的因素

　　影响急危重症患者家属心理变化的因素有很多,主要包括以下方面。

(一)疾病相关因素

　　包括病种、病情的轻重和疾病发生的快慢等。

(二)信息相关因素

　　如家属医疗知识的缺乏、与患者家属的沟通交流不充分等。

(三)医院环境因素

　　监护室内特殊的声光环境、患者呻吟声、抢救时医护人员之间及与家属简短而快速的沟通等,都是造成患者家属心理压力的重要环境因素。

(四)医护人员因素

　　医护人员因工作繁重所产生的情绪变化,可潜移默化地影响家属心理状态。

(五)患者家属的社会人口学特征

1.性别因素

女性在遇到心理应激时更易出现心理障碍。

2.文化程度因素

不同文化层次的家属面对应激源刺激时其心理健康问题有所不同。

3.年龄因素

患者家属越年轻,应激反应导致的心理健康问题的程度越严重。

4.经济因素

家属有无经济负担及经济支付能力直接影响其心理反应。

不同原因来院的急危重症患者家属其心理感受和需求存在差异,护士应通过科学有效的方法进行准确的评估,明确家属的心理不适及需求,为家属实施针对性、个性化的护理干预措施。干预时要充分考虑家属的性别、年龄、教育程度等因素,对不同的家属从多环节、多角度、多模式入手积极进行干预,在促进患者康复的同时,减少急危重症患者家属自身的健康损害。

第二节　急诊患者家属的护理

急诊科是抢救急危重症患者的场所,患者发病急、病情重、病情变化快,患者及其家属对突如其来的改变缺乏心理准备,容易发生心理障碍。在治疗抢救过程中,患者家属常被隔离在急救室外,其生理、心理的需求易被忽视,导致护士、患者及其家属三者之间缺乏有效协调与沟通。然而患者家属能够影响患者的治疗与康复,及时与患者家属沟通并取得其信任,有助于稳定患者情绪,保证医疗护理的顺利进行。因此,急诊护士在救治急诊患者的过程中,应重视对患者家属的照护,把握患者家属的需求,预防和缓解患者家属不良心理状态,使其更好地配合救治工作。

一、急诊患者家属的需求

（一）功能需求

功能需求是对急诊诊疗最基本的要求。急诊科的基本功能是满足患者在疾病急性发作、创伤甚至生命处于危险状态时的急诊急救诊疗需求。患者家属对急诊服务的核心功能要求是急诊急救的效果,包括诊疗过程是否便利及快捷;诊治与护理是否正确、合理、及时和有效等。

（二）形式需求

形式需求是指患者家属对急诊服务方式、就医环境等方面的需求。由于医疗服务的特殊性,即使是同一患者的家属对医院、诊疗、护理等方面的认知和选择也存在差别。这就要求护士对不同的患者家属进行"个性化"的护理,尽量满足其对形式方面的合理需求。

（三）外延需求

外延需求是指急诊患者家属对急诊急救服务的附加要求,如在急诊诊疗过程中护士对其需求的关注,在尊重、热情、诚信、负责和心理支持等方面予以关注。

（四）价格需求

价格需求是指急诊患者家属将急诊医疗服务质量与价值进行比较后对价格的要求。价格需求应该从质量与价格之比两方面进行分析:①在给定价格时患者及其家属对急诊医疗服务质量水平的需求。②在给定医疗服务质量时患者及其家属对价格水平的要求。在我国,患者家属通常希望医院能充分考虑患者的经济条件,从而提供适宜的治疗技术。

二、急诊患者家属常见的心理问题

当患者突然患病且病情危急或病情突然加重,患者家属往往在短时间内不能接受现实,情感遭受打击,有时可能表现为焦虑、忧虑或烦躁等状态。

（一）焦虑

焦虑是急诊患者家属最显著、最主要的心理问题。焦虑是一种不愉快的情绪体验,并伴有自主神经系统的功能亢进。焦虑一般为短暂性的,可因适当刺激而出现或转移。由于急诊患者家属对突发的威胁生命的事件缺乏心理准备,对医院环境、工作人员、就诊和治疗程序陌生,对患者病情缺乏全面认识,加之抢救过程中与患者相互隔离,抢救过程紧张忙碌,抢救结果不可预知,使患者家属出现焦虑,可表现为精神紧张、手足无措。

（二）忧虑

患者在家庭中担当重要角色,突发疾病或发生意外伤害会使患者家属担心失去收入来源和家庭依靠。当医护人员告知病情后,患者家属对患者的病情发展、预后或生命担心,可能不能控制自己的情绪,表现为过度哀伤、心理拒绝、自责和抱怨他人等。

（三）烦躁

当患者家属对急诊抢救工作缺乏了解,对护士的技术、救治过程存在疑虑,焦虑、悲伤或心理需求得不到关注时,加之文化程度和性格类型等因素的影响,可能就会难以控制情绪,表现为言行过激等。

三、护理措施

（一）执行专业的护理行为

在抢救工作中,护士要表现沉着、有序,操作技能娴熟、专业知识扎实,冷静果断地处置突发事件。医疗器械及药品处于备用状态。在救治过程中,对患者病情发展、救治措施等及时向家属做出解释,缓解患者家属的紧张情绪,抢救完毕告知患者家属下一步诊治流程。让患者家属及时、动态、全面客观地了解患者病情,减少不必要的疑虑和担心。

（二）加强与家属的沟通

急诊护士应善于应用各种沟通技巧,加强与患者及其患者家属的沟通。首先,护士要态度和蔼、仪表端庄、大方得体、语言亲切,给患者及其家属留下良好的印象。其次,护士尽量采用患者家属能够理解的语言与其进行沟通,理解同情其感受,及时、耐心解答患者家属所担心的问题,讲解必要的抢救知识以及可能出现的各种情况,让患者家属做好必要的心理准备。

（三）营造良好的环境氛围

良好的医疗环境可给患者及其家属带来安全感,使患者家属在患者接受救治时保持良好的心理状态,积极参与患者的治疗和护理。注意保持就医环境安静、整洁。在条件允许的情况下,让患者家属有休息的场所并提供必备设施,减轻其疲劳、不安,给予更多的人文关怀。

及时向患者家属介绍急诊科的环境及将采取的治疗措施,使其尽快熟悉周围环境,稳定情绪。应在醒目处悬挂大的布局平面图,让患者家属对急诊科环境一目了然;设立急诊导医服务台,随时回答其问题,减少不必要的时间与体力消耗。

（四）消除患者家属的不良心理反应,满足患者家属的合理要求

护士或辅助人员要为患者家属尽量提供帮助,如指引缴费、协助检查等。对合理但由于条

件限制难以满足的要求,应向患者家属做好解释工作,得到对方谅解;对无法满足的要求,要耐心说服,不可急躁或置之不理,应以平等的态度交换意见。护士要学会容忍患者家属适当宣泄,缓解心理压力,使其配合医师与护士积极应对应激事件。

家属是患者社会支持的最重要来源,家属的配合可直接影响急诊患者的心理,甚至影响患者的抢救及康复治疗。急诊患者家属具有更为复杂多样的需求,及时了解和准确把握其需求,有针对性地进行护理干预,将有助于帮助患者家属为患者提供更好的社会支持,使患者在最佳的生理、心理状态下接受救治和护理,促进其康复。

第三节 危重症患者家属的护理

危重症患者常因病情多变、死亡威胁及预后的不确定性等对其家属的心理造成破坏性的影响,甚至持续数年。危重症患者家属也是急性应激障碍(ASD)和创伤后应激障碍(PTSD)的高危人群。因此,2010 年美国危重症医学会提出了"家属－重症监护后综合征(postintensive care syndrome-family)"的概念,即患者家属应对患者接受重症监护时所产生的一系列不良心理症候群。护士被认为是满足危重症患者家属需求的主要人员,重视患者家属的心理健康问题,满足其合理需求,充分发挥患者家属对患者的支持作用,将有利于危重症患者康复。

一、危重症患者家属的需求

危重症患者家属的需求是指在患者患危重症疾病期间,患者家属对患者健康及自体身心支持等相关方面的总体需求。主要表现在病情保障、获取信息、接近患者、获得支持和自身舒适五个方面,且患者家属认为"病情保障、获取信息"最为重要,而后依次是"接近患者、获得支持、自身舒适"。

(一)病情保障

患者家属最关注的问题是患者能否得到有效救治,保障患者安全是患者家属的首要需求。

(二)获取信息

绝大多数患者家属迫切想得知患者的病情或病情变化与预后情况,并渴望了解患者的治疗计划及检查结果。

(三)接近患者

接近患者包括能探视患者及能经常和医护人员保持联系等方面,所有 ICU 患者家属对探视患者的需求都非常强烈。

(四)获得支持

获得支持包括表达情感、得到经济和家庭问题的帮助、获得实际的指导以及被关怀等方面。患者家属的亲友是提供情感支持和物质支持的主要来源,其次是医护人员。所以,应鼓励患者家属的亲友倾听患者家属心声,协助其建立并启动有效的社会支持系统。

（五）自身舒适

自身舒适包括希望有方便的卫生设施、休息室、可口食物以及被接受的态度等方面。

二、危重症患者家属常见的心理问题

（一）焦虑和抑郁

患者因病情危重，会对患者家属产生强烈的情感冲击。患者家属均存在不同程度的焦虑，主要表现为经常感觉疲劳和睡眠差，如难以入睡、多噩梦、夜惊等。

（二）急性应激障碍和创伤后应激障碍

危重症患者家属容易发生急性应激障碍（ASD），具体可表现为情感麻木、茫然，对周围认识能力降低，出现现实解体、人格解体、离散失忆症等，一般病程不超过 1 个月。若患者家属在经历家人死亡后，可有延迟出现和持续存在的精神障碍急性应激障碍的症状存在，时间如超过4 周且影响日常生活，可考虑发生了急性创伤后应激障碍（PTSD）。病期在 3 个月以上的称为慢性创伤后应激障碍。

（三）恐惧和紧张

危重症患者意味着生命随时面临死亡，同时 ICU 的环境也让患者家属感到陌生，因此容易产生恐惧心理。由于病情的危重性和探视制度，限制了患者家属与危重症患者的有效接触与情感交流，使患者家属与患者不能充分沟通，易产生紧张情绪。

（四）否认和愤怒

当被告知患者病情严重或下病危通知单时，部分患者家属常常否认疾病的严重性或心存侥幸心理。患者家属把 ICU 当成挽救危重症患者生命和治愈疾病的主要场所，寄予了过高的期望，但是当治疗效果与其期望不相符时，常表现为不理解，甚至愤怒而言行过激。

三、护理措施

（一）患者家属需求与情绪障碍评估

当患者处于危重状态时，护士应及时发现并正确评估患者家属可能产生的情绪障碍和心理需求，发现有不良心理倾向的人员，应给予相关的护理干预措施和社会支持，减轻其心理压力，防止进一步的心理损害。

目前常用访谈法及量表法对患者家属的心理需求进行客观提取和评估。访谈法以咨询者提问与被访谈者讨论的方式，获取所需信息，对患者家属的各种症状给出准确的反应并能正确有效判断。量表法也可对患者家属情绪障碍的出现频率和严重程度给予量化评定。

（二）良好的沟通

有超过 1/3 的患者家属存在抑郁症状，症状的出现与其心理应激障碍发生有很强的相关性，尤其是获取信息、病情保证等心理需求不能被满足时。在与危重症患者家属接触时，应使用通俗易懂的语言尽量及时详细地向其介绍诊治相关情况，确保患者家属获取信息的渠道畅通，帮助患者家属正确认识患者疾病的严重性及诊治效果，避免其出现不良心理情绪。

（三）家庭参与

ICU 的环境相对封闭，限制陪护及探视，患者及其患者家属易产生焦虑及紧张情绪，导致患者与患者家属情感需求更加强烈。因此,应创造条件鼓励患者家属共同参与患者的治疗和康复过程,提升患者家属自身的价值感,减少不良情绪的产生。但在患者家属参与患者的临床决策时,应注意其复杂性和个体化,避免决策、选择给患者家属带来的心理压力。

(四)服务管理制度人性化

患者家属对 ICU 环境陌生,容易产生恐惧心理,因此在制订 ICU 管理制度时应注意考虑将患者家属的心理风险降到最低程度。常用措施包括:①定时安排患者家属与医师、护士的谈话交流。②设立专门的、安静温馨的谈话环境。③创造整洁的家属休息区域。④在特殊情况下,灵活安排探视时间。

第四章　急诊分诊

医院急诊科是救治急危重症患者的重要场所,急诊的特点是来诊人数没有计划性,患者的病情没有预见性。当同一时间内几名乃至几十名不同急症患者同时到急诊科就诊,而急诊科又处于"拥挤"或"过度拥挤"状态时,急诊科有限的医疗资源(人力、物力和时间等)与患者就医供需之间就将处于失衡状态,出现急诊就诊顺序或"等候"的问题。随着急诊医学的发展,急诊分诊制度应运而生。

第一节　概述

急诊分诊是急诊患者救治过程中的第一个重要环节。为保证病情危急、需要立即抢救的危重症患者能够获得及时有效的救治,同时使等待治疗的患者需求得到关注,需要由有经验的急诊科护士根据分诊原则及程序,迅速对所有来诊患者按疾病危险程度进行分诊,对可能有生命危险的患者立即实施抢救。急诊分诊直接关系到急诊服务的质量、急诊患者的救治速度及患者与患者家属对医院服务的满意程度。

一、急诊分诊概念

急诊分诊(emergency department triage)是指急诊患者到达急诊科后,由分诊护士快速、准确地评估其病情严重程度,判别分诊级别,根据不同等级安排就诊先后秩序及就诊区域,科学合理地分配急诊医疗资源的过程。从临床狭义的角度上看,急诊分诊是急诊护士根据患者的主诉及主要症状与体征,对疾病的轻重缓急及隶属专科进行初步判断,安排救治顺序与分配专科就诊的一项技术。从广义上说,急诊分诊是在综合各种因素的基础之上,最大限度地合理利用医疗资源,使最大数量的患者获得及时有效救治的决策过程。

分诊"triage"源自法语动词"trier",是"分类(sort)或挑选(choose)"的意思。分诊最早起源于战争中。第一次世界大战时,检伤分类是分诊最早的雏形。第二次世界大战时,分诊用以分辨哪些伤员可以重返战地,哪些需要送到战地医院。在战场上使用分诊的主要目的是尽可能让更多的士兵重新投入战斗。因此,最先救治的可能是那些需要简单处理伤势的伤员。随着医学的发展,分诊理念在急诊医学中得到延伸。在 20 世纪 50 年代后期和 20 世纪 60 年代早期,美国最先将分诊理念引入急诊医学界,主要用以区分需立即救治和可以等待的患者并保持急诊良好的就诊秩序。20 世纪 80 年代起急诊分诊成为医院质量认证必须具备的服务内容。时至今日,包括美国、加拿大、英国、法国在内的世界各地急诊医疗机构已普遍实行急诊分诊。

二、急诊分诊作用

(一)安排就诊顺序

分诊可帮助护士在日益拥挤的急诊科快速识别需要立即救治的患者。简单而言,急诊分诊就是分辨"重病"和"轻病"的求诊者,优先使那些最严重的患者能够获得最及时的治疗,保证患者的安全,提高工作效率。当资源严重短缺时,如灾害急救,分诊(现场检伤分类)的原则就是根据国际标准,使用黑、红、黄、绿统一标记快速进行检伤分类,决定是否给予优先救治和转运,以救治更多的伤员。

(二)患者登记

登记的内容包括患者的基本信息,如姓名、年龄、住址、联系电话、医疗保险情况等,以及患者医疗信息包括到达急诊的时间和情形,如生命体征、意识状态等。

(三)紧急处置

这里的"处置"指的是两种情况:一是指急诊分诊护士对患者初步评估后,发现病情危重、危及生命的患者而采取的必要的初步急救措施;二是指患者病情暂无生命危险但对随后的治疗有帮助的简单处置,如外伤出血部位给予无菌纱布覆盖、压迫止血等。急诊分诊护士也可根据所在医疗机构的规定或分诊预案(triage protocol)启动实验室、X线以及心电图描记检查,缩短患者急诊就诊等待时间。

(四)建立公共关系

急诊分诊护士通过快速、准确、有效的分诊,使危重患者的医疗需求立即得到关注,并通过健康教育或适时的安慰,与急诊科其他人员有效沟通,迅速与患者建立和谐的护患关系,增加患者满意度。

(五)统计资料的收集与分析

应用计算机预检分诊系统对急诊患者的信息进行录入、保存,通过对信息的整理、统计和分析,为急诊科管理、科研和教学提供基础数据和决策依据。

三、急诊分诊处设置

为保障患者获得便捷的急救服务,保证急诊科救治连续与畅通,并能与院前急救有效衔接,分诊处的地理位置、物品配备与人员设置对做好分诊工作是非常重要的。

(一)地理位置

分诊处需设置在明显的位置,一般设在急诊科的最外端,急诊科入口处,有可直达救护车的通道,方便接收或转送求诊者。分诊处应具有明显的标志,使患者一进入急诊科就能立刻看到分诊处,急诊分诊护士也能够首先清楚地看到每一位前来就诊的急诊患者,根据患者需要主动提供服务。

(二)物品设置

一般配备下列物品:①基本评估用物。如体温计(耳温仪)、血压计(多功能监护仪)、听诊器、体重计、手电筒、压舌板等。②办公用品。如计算机、电话、病历和记录表格等。③患者转运工具。如轮椅、平车。④简单伤口处理用品。如无菌敷料、包扎用品、固定骨折用品等。

⑤其他。配备一次性手套、口罩、洗手液以及纸杯、手纸、呕吐袋等简单便民物品；必要时也可备用快速血糖检测仪、心电图机等。

（三）人员设置

可设置下列人员：①急诊分诊护士。分诊区至少应设置一名急诊分诊护士，负责收集医疗护理相关信息，如患者就诊时的主诉、血压、脉搏、呼吸、体温、病情危重程度的判断等级等。急诊量大、分诊工作任务多的医院，可适当增加分诊人员的数量。②其他人员。如可设置职员负责提供急诊就诊病历，收集患者的基本信息情况、保险情况或挂号收费等；配备护理辅助人员，陪同患者检查、入院等；保安人员协助维持工作秩序，保障医护人员与患者安全。

第二节　急诊分诊程序

一、常用急诊分诊系统

随着社会的发展，人民生活水平的提高及就医需求的增长，使得急诊科拥挤现象越来越严重，急诊患者由于病情急、重，对医疗服务的时限性和有效性要求更加迫切。国外发达国家预检分诊标准化建设已经相对成熟，尽管各标准内容有一定的差异，但综合来看，均按照病情危重程度进行分类。国内近年来积极吸取国外先进的预检分级标准发展中的经验，于 2011 年发布了更符合我国国情的《急诊患者病情分级试点指导原则（征求意见稿）》，提出结合国际分类标准以及我国大中城市综合医院急诊医学科现状，拟根据患者病情危重程度和患者所需医疗资源的情况，将急诊患者病情分为 4 级。2012 年 9 月国家卫健委（时称卫计委）发布了《医院急诊科规范化流程》（WS/T390-2012）（以下简称《流程》），2013 年 2 月 1 日起正式实施，《流程》根据患者病情严重程度及患者占用的医疗资源数目将患者分为 4 级，确保危重患者得到优先救治，最大限度利用有限的急诊医疗资源，保障患者安全。

2015 年参照国外预检的分诊标准具体指标，遵循国内《流程》的基本原则，经专家咨询论证后进行分诊标准的修订和制定，如《急诊预检分诊标准流程》。

二、急诊分诊流程

分诊程序应及时而简洁，当患者一步入急诊就诊，急诊分诊护士就应立即启动分诊程序，一般要求在 3～5 min 内完成。如果是 120 或其他交通工具送来的患者，需要急诊分诊护士到门口去协助转入。在传染病或特殊疾病流行期间，还应先做必要的筛查，如患者须先测体温，再做急诊分诊，根据部门具体规定，安排疑似或传染病患者到隔离区域候诊或转诊，减少传染的机会。

（一）分诊问诊

问诊的重点应简短且有针对性，"主诉"是患者到急诊就诊的主要原因。要围绕主诉系统地询问患者相关问题，以免漏掉有意义的资料。意识模糊的患者可由患者的患者家属、朋友、警察、救护人员或协助转送人员提供有关资料，以便做出正确的判断。可应用以下模式进行问诊。

1.OLDCART

为英文单词首字母组成的单词,用于评估各种不适症状。其中,O(onset):发病时间,即"何时感到不适?";L(location):部位,即"哪儿感到不适?";D(duration):持续时间,即"不适多长时间了?";C(characteristic):不适特点,即"怎样不适?";A(aggravating factor):加重因素,即"是什么引起不适?";R(relieving factor):缓解因素,即"有什么可舒缓不适?";T(treatmentprior):来诊前治疗,即"有没有服过药/接受过治疗?"。

2.PQRST

是五个英文单词首字母组成的缩写,主要用于疼痛评估。其中 P(provoke):诱因,即疼痛发生的诱因及加重与缓解的因素;Q(quality):性质,即疼痛的性质,如绞痛、钝痛、针刺样痛、刀割样痛、烧灼样痛等;R(radiation):放射,有无放射,放射部位;S(sevenity):程度,疼痛的程度如何,可应用疼痛评估工具(如 0～10 数字评分法)进行评估;T(time):时间,疼痛开始、持续、终止的时间。急诊分诊护士也可运用眼、耳、鼻、手等感官配合快速收集患者的客观资料。

(二)测量生命体征

问诊的同时测量生命体征,作为就诊的基本资料,包括血压、脉搏、体温、呼吸、血氧饱和度、意识清醒程度等。

(三)体格检查

通常,体格检查伴随着问诊或测量生命体征的过程。包括观察患者的外表、皮肤的颜色及温度、步态行为、语言,如是否有面色苍白、坐立不安、皱眉等。接触患者身体时是否有不适发生。体格检查的原则是快速、熟练及有目的。

(四)分诊分流

根据患者的主观和客观信息,进行分诊分级和分科。按照分诊分类结果,安排患者到相关区域和专科就诊。

(五)分诊护理

通常,按照分诊级别安排就诊顺序,按患者所需给予适当的处理和帮助。病情复杂难以确定科别者,按首诊负责制处理。危重患者(如Ⅰ级、Ⅱ级)应由急诊分诊护士先送入抢救室进行抢救,之后再办理就诊手续。任何需要紧急处理的危重患者,急诊分诊护士都必须及时通知医师和抢救护士,必要时配合抢救护士酌情予以急救处理,如 CPR、吸氧、心电监护、建立静脉通道等。

在分诊过程中,除按常规分诊程序进行分诊之外,还应注意以下几点:①在初次评估中,全面评估患者的整体情况,如出现气道、呼吸、脉搏不稳定,不清醒,须立刻送往抢救室抢救,实行先抢救后补办手续的原则。②不是每一名患者都必须经过分诊处,才可进入抢救室。如严重创伤或生命危在旦夕,即可不经过分诊处,直接送入抢救室。③提高分诊符合率,定期评价急诊分诊系统,合理利用急诊科资源。分诊过度,特别是分诊为Ⅱ级、Ⅲ级时,可能增加急诊医师与护士在单位时间内的急诊工作量,而导致急诊资源的浪费;分诊不足,可能使重症患者因等待过久而延误治疗。因此,定期评价急诊分诊系统和对急诊分诊护士进行考核与培训非常重要。④在我国多数急诊科,不仅需要分级还需要分科,如有分科异议,应按首诊负责制处理,即首诊医师先看再转诊或会诊,急诊分诊护士应做好会诊、转科协调工作。⑤遇成批伤员时,应立即报告上级及有关部门,同时按所在医疗单位规定,启动应急预案,进行快速检伤、分类、分流处理。多发伤员涉及两个专科以上的,如果需要专科救治,应该安排最重的专科会诊。⑥遇患有或疑似传染病患者,应按规定将其安排到隔离室就诊。⑦遇身份不明的患者,应先予以分诊处理,同时按所在医疗单位规定进行登记、报告,并做好保护工作。神志不清者,应由两名以上工作人员清点其随身所带的钱物,签名后上交负责部门保存,待患者清醒或患者家属到来后归还。

　　为保证分诊工作规范化或标准化,急诊科应具有分诊相关制度并及时进行修订,使所有医护人员都能遵循分诊制度和分诊标准,既方便外界(包括患者)查询,又有利于急诊科进行分诊工作的评价和培训。

　　(六)分诊记录

　　不同的医疗单位可能有不同的记录要求和格式,如应用计算机或纸质病历。

第五章　急诊护理评估

急诊护理评估,也称急诊患者评估,是常规收集急诊患者主观和客观信息的过程。急诊患者常因各种急症就诊,其病情和临床表现与慢性病不同,尤其是急危重症患者,病情常来势凶猛,变化迅速,严重者甚至在短时间内死亡。因此,急诊护士的思维与其他科室护士相比有其自身的特点,急诊护士在接诊患者时必须具备清晰的思路,掌握系统的急诊护理评估方法,立即识别危及患者生命的状况,准确判断疾病或损伤的症状以及决定就诊救治级别,达到最大限度挽救患者生命的目的。

急诊护理最初评估分为两个阶段:初级评估和次级评估。

第一节　初级评估

初级评估前,应首先评估环境危险因素,保证已执行医院相关安全规定和制度,针对血液和体液暴露实施标准预防措施,有意识规避因离开分诊区所带来的风险,如从救护车或候诊区接诊患者。基本原则为分诊台始终有人守候,辅助工作人员处于随时可以调动并提供帮助的状态。此外,设备作为环境安全的一部分,急诊护士应确保基础生命支持设备的可获得性并处于正常备用状态,在接班后首先对工作区域的基本安全和设备进行检查以优化环境和保障患者安全。

初级评估的目的是快速识别有生命危险需要立即抢救的患者,评估内容包括:气道及颈椎、呼吸功能、循环功能、神志状况和暴露患者,可简单记忆为 ABCDE。如果发现其中任何一项不稳定,均应立即送往抢救室进行抢救。

一、气道及颈椎

检查患者能否说话、发音是否正常以及发音与年龄是否相符合,判断气道是否通畅。观察有无可能造成气道阻塞的原因,例如舌后坠、松脱牙齿/口腔内异物、呕吐物/分泌物、出血块、口唇或咽喉部肿胀等,其中舌后坠是意识模糊患者气道阻塞最常见的原因。如果气道部分或完全阻塞,应立即将患者送入抢救室,采取措施开放气道,对创伤患者同时注意固定颈椎予以制动。

开放气道可采用仰头/抬颌(颏)法(headtilt-chin lift)或推(托)颌法(jaw thrust),或通过负压吸引抽吸分泌物或异物、建立口咽气道/鼻咽气道、止血等措施保持气道通畅。对气道阻塞、换气不良或无意识患者,应做好气管插管的准备。

二、呼吸功能

检查患者是否有自主呼吸、呼吸是否正常、胸廓有无起伏、两侧胸廓起伏是否对称。查看呼吸频率、节律和深度以及皮肤颜色,应用辅助呼吸肌,颈静脉充盈,气管位置,软组织和胸骨完整程度。听诊呼吸音是否存在或减弱。对于外伤患者应注意张力性气胸、连枷胸合并肺挫伤及开放性气胸所造成的换气功能障碍。

如果患者没有呼吸或呼吸不正常,应立即将患者送入抢救室,给予辅助呼吸或进行气管插管。呼吸困难者,给予吸氧,球囊-面罩通气。辅助呼吸时,注意有无张力性气胸,如有应及时予以处理,紧急时可用针刺减压。有开放性气胸时,可使用无菌无孔敷料封闭胸部伤口。

三、循环功能

检查有无脉搏、脉搏是否正常、每分钟脉搏次数、脉搏强弱、脉搏节律(规则/不规则),外出血情况、毛细血管充盈时间,皮肤颜色(红润/苍白/黄/青紫)和湿度(干/湿)以及温度(冷/暖/热),判断循环功能状况。测量血压了解循环功能,但应注意血压有时不能反映早期周围循环灌注不良状况。注意观察意识状态,当循环功能不良时,脑血流量灌注降低可导致意识改变,但意识清醒的患者仍有潜在出血的可能。皮肤颜色、湿度和温度可帮助判断创伤患者的循环血量情况,大量失血时,面部和四肢可呈现灰白或苍白色、皮肤湿冷等休克表现。

如果患者循环功能不良,应立即将患者送入抢救室,给予心电、血压监护,开放静脉通道。如果没有脉搏,立即进行心肺复苏,包括基础生命支持和高级心血管生命支持。如果脉搏过快或过慢、休克,应查找原因,及时给予对症治疗,如止血、输液、输血、药物治疗等。如果体温过低,根据具体情况决定是否给予保温或如何保温。

四、神志状况

评估患者是否清醒,可应用"清、声、痛、否"(AVPU 法)简单快速评估其清醒程度。其中"清"为清醒,"声"是对语言刺激有反应,"痛"是对疼痛刺激有反应;"否"意味着不清醒或对任何刺激没有反应。如有意识改变,应查看瞳孔大小和对光反射,或应用格拉斯哥昏迷分级(GCS)评分,并需进一步评估患者的神志状况。

对于不清醒的患者,应将患者送入抢救室,保持气道通畅,维持呼吸功能,需要时做好 CT 检查的准备,密切观察病情。对于情绪不稳定者,应注意患者、自身和周围人员的安全,有条件可分隔候诊。

五、暴露患者/环境控制

评估时可移除患者的衣物以评估和识别任何潜在的疾病或损伤症状。注意给患者保暖和保护其隐私。

第二节　次级评估

如果初级评估后,患者的初步情况稳定,没有生命危险,应该进行次级评估。次级评估的目的是识别疾病与损伤的指征,评估内容包括:问诊、测量生命体征和重点评估。这些评估可以同时进行,在 3~5 min 内完成分诊级别的确定。

一、问诊

问诊的目的是了解患者就诊的原因。问诊需要护士具备良好的沟通技巧、自信心、友善和关心,态度中立平和,随机应变。问诊时应与患者有适当的目光接触,以示尊重。问诊前,先称呼患者,后介绍自己。如有陪诊者,也应打招呼,留意其与患者的关系。尽量用开放性的问题问诊,但如果求诊者答非所问,则需用引导性的问题进行提问,缩小范围,有效控制时间。要尊重患者的隐私和秘密,交谈时避免应用医学术语,注意用词,细致记录。如有疑问,及时澄清,需要时做概述总结。

留意陪诊者是否抢答问题,如情况允许,应先倾听患者的回答,再听陪诊者回答,注意比较参考。儿童、老人、外地人士表达能力稍差时,应允许陪诊者或翻译帮助回答。注意患者及陪诊者的情绪反应、面部表情,灵活提问。如为创伤,认真询问受伤过程,以评估直接、间接和相关伤势。

二、生命体征

包括体温、脉搏、呼吸、血压和血氧饱和度,是反映患者当前生理状况的重要指标,应按照患者需要进行测量。生命体征的测量可在次级护理评估之前进行,特别是同时救治危重或受伤患者的时候。测量时须注意细节和评估患者的病情,如对头部受伤、疑似脑卒中患者,测量生命体征同时可应用 AVPU 法判断意识,对意识障碍患者应用格拉斯哥昏迷指数(GCS)评分,并注意评估患者瞳孔的变化情况。

(一)体温

所有急诊就诊患者均应测量体温,因为有时体温异常可能是患病的唯一线索。

(二)脉搏

注意评估脉搏次数、强弱、是否规律,心率和脉率的差异等。对电子技术的依赖往往削弱了触摸脉搏评估心律失常的作用,应注意避免。排除心理或环境因素,正常范围以外的脉搏可能是异常生理情况的迹象。

(三)呼吸

对主诉呼吸系统问题,如哮喘、COPD、肺炎、创伤、气胸、血胸、胸骨或肋骨骨折、肺栓塞、药物中毒等患者,应评估呼吸次数、节律、深度、对称程度、辅助呼吸肌应用等。准确的评估有时需要观察整整 1 min 的呼吸状况。

(四)血压

如果就诊患者为出血、休克、创伤或药物中毒等,有必要测量左右上肢血压,计算脉压(收缩压－舒张压)、休克指数(脉搏/收缩压)。如脉压降低,说明心排血量降低,周围血管阻力代偿性增高,而休克指数>0.9 可能意味着休克。

(五)脉搏血氧饱和度(SpO_2)

脉搏血氧饱和度测量可有助于评估呼吸或血流动力学受损、意识改变、严重疾病或损伤等,有助于判断疾病的严重程度或治疗的有效性。

三、重点评估

重点评估内容主要是采集病史和"从头到足"(head to toe assessment)的系统检查。不同的病变可能具有相同的症状,分诊护士需要结合患者主诉和生命体征与检查所见,必要时应用其他检查结果,进行综合分析和判断。分诊问诊的目的是为了判断疾病的严重程度,而不是为了诊断,明确这一点非常重要。病情变化或有疑问时应重新评估和分诊。

(一)精神

评估内容包括:①精神状态,如清醒/不清醒、混乱、昏睡、不合作、有敌意、歇斯底里。②说话能力,如有条理/没有条理、文静、不流利、不清楚、哭泣。③行为,如有暴力倾向、自杀、伤人、自闭、抑郁、躁狂、强制性重复、自大。④外表,如清洁、不修边幅、衣着不恰当。

(二)脑

检查头、面和颈部是否对称,有无损伤。评估意识状况(AVPU法)、格拉斯哥昏迷分级评分(GCS),失去知觉时,事后记忆如何,注意有无四肢无力、头痛(发作频率、程度和形式)、头晕、恶心、呕吐、步态(稳定/不稳定)、血肿(位置、大小)等。

(三)眼、耳、鼻、喉

评估内容包括:①眼,观察瞳孔大小和对光反射是否受影响、瞳孔内有无出血;眼部有无红、肿、痛、流泪;眼部活动是否受阻、是否影响视力,或有无视物模糊、复视;感觉是否有漂浮的浑浊物或异物等。②耳,评估有无外伤、耳痛、耳漏、耳聋、耳鸣、眩晕等。③鼻,评估有无鼻塞、鼻漏、鼻出血、喷嚏、异物等。④喉,评估有无咽喉痛、异物感、声音嘶哑、说话困难、吞咽困难、异物、气管移位等。⑤口腔,评估口腔卫生情况,有无张口困难、牙痛、齿龈红肿或出血等。

(四)心脏

评估有无胸痛、气促、出汗;心率或脉搏强弱度;有无恶心、面色苍白、颈静脉怒张、下肢水肿;舌下是否含服过硝酸酯类等药物。

(五)胸、肺

评估有无呼吸或气促、出汗、呼吸费力、喘鸣、咳嗽、咳痰(颜色、性状);评估呼吸频率(过慢/过快)、呼吸深浅、胸廓起伏是否对称。外伤者应注意有无伤口或胸壁挫伤、开放性气胸及大范围连枷胸等。

(六)胃、肠

评估有无恶心、呕吐(次数、颜色)、腹泻(次数、颜色)和大便习惯;有无褐色呕吐物、黑便;有无背痛(位置)、腹痛(位置、压痛、反跳痛、肌紧张);观察腹部情况(软/硬、平/胀)、肠鸣音(有/无/快/慢),有无胃、肠手术史。

(七)泌尿系统

评估有无尿频、尿痛或膀胱周围疼痛,有无血尿及其体表现(显著/不显著、有无血块),有无排尿困难、少尿、腰痛或肾区叩痛。

(八)生殖系统

评估女性患者的经期(最近一次/前一次持续时间、量、周期)。如为妊娠期,评估其胎数、周数、预产期或生产/流产史,注意胎儿有无活动(有/没有)、胎心或阴部出血情况(流量、卫生巾用量、血块)、阴部分泌情况(颜色、流量、臭味),有无破水、腹痛(频率、程度、压迫感)等。

(九)骨骼与肌肉

评估有无红、肿、受伤、变形、骨折、关节脱位、局部疼痛、活动受限;触摸有无脉搏,检查毛细血管充盈时间（正常是少于两秒）。可应用 6P 法进行评估，即有无：痛（pain）、苍白（pallor）、麻痹（paralysis）、感觉异常（paraesthesia）、无脉搏（pulselessness）、压迫感/压力（pressure）。

第三节　急诊护理评估思维特点

由于急诊患者往往存在病情危重、时间紧迫、检查评估有限等特点，急诊护士必须具有独特的急救思维方式和急救观念，在接诊患者时抓住主要矛盾，寻找威胁患者生命的最主要问题，分清轻重缓急，可以边评估边处置。

一、急诊护理评估思维具体特点

（一）时效性

时效性是急诊护理评估思维的一个突出特点，尤其是急危重症患者，其对时效性的要求更加凸显。急诊护士常是接触患者的第一个专业人员，应在最短时间内对危及患者生命的症状做出初步评估和正确判断，采取适当的处置和抢救措施，为挽救患者生命争取宝贵的时间，为医师诊治提供有效的信息。

（二）针对性

受时间紧迫和资料不足的限制，多数急症很难瞬间得到完整的信息。急诊护理评估要求突出急症主要的、需要在急诊解决的主要矛盾，而不苛求得到疾病完整的信息。有些特殊患者，如昏迷、中毒等患者，甚至无法提供确切的病史信息。对短时间内无法查清病因的患者，可针对其主要症状，进行诊治，待患者情况稳定后，再进一步收集资料，为患者后续治疗和分流提供准确依据。

（三）动态性

急诊患者的病情具有随时变化的特点，随着初步治疗和检查的进行，一些开始未出现或未发觉的情况逐渐出现。此时，应重新进行初级评估以增补和修正既往患者资料，必要时要采取紧急抢救措施。

二、急诊护理评估实践要求

（一）区分四条界限

即致命与非致命、即死与非即死、器质性与功能性、传染性与非传染性。前三条界限的区分目的是突出急诊的专科急救功能，最后一条界限的区分目的主要在于防止急性传染病的漏诊和传播。

（二）重视生命体征

生命体征虽然只有呼吸、心率、血压、体温四项，但却能直接反映病情的严重性。对于生命体征的异常变化，都应予以重视，并积极处理。对于突发急症的患者来说，其病情不稳定，有潜在生命危险的可能，尽管确诊疾病很重要，但往往在疾病未确诊前，生命体征已出现变化，这时应遵循先救命后治病的原则，一边稳定生命体征，一边协助医师确定诊断，不可错失抢救时机。

（三）合理安排检查顺序

当患者面对多项检查时，应与医师充分沟通，合理确定检查顺序，可基于以下几点综合考虑：①患者最可能的病因有哪些？②哪种疾病最需要首先被诊断，否则将危及生命？③能为患者提供的最方便的检查是什么？

（四）警惕高危疾病

急诊科的主要任务是抢救生命，对于具有致命危险的高危急症，应随时保持高度的警惕性，如中毒、异位妊娠、致命外伤、颅内出血、急性心肌梗死、主动脉夹层、张力性气胸、肺栓塞等。

第六章 心搏骤停与心肺脑复苏

心搏骤停是临床上最危重的急症,如果救治不及时,将迅速发生不可逆转的生物学死亡。心搏骤停发生后立即实施胸外心脏按压和电击除颤等心肺复苏措施,对提高患者的存活机会和改善复苏后生活质量具有重要的意义,是避免生物学死亡的关键。

第一节 心搏骤停

一、概述

心搏骤停(cardiac arrest,CA)是指心脏有效射血功能的突然终止,是心脏性猝死的最主要原因。心脏性猝死(sudden cardiac death,SCD)是指急性症状发作后 1 h 内发生的以意识突然丧失为特征、由心脏原因引起的死亡。我国心脏性猝死发生率为 41.84/10 万人,男性高于女性。

(一)心搏骤停时的常见心律失常

心搏骤停时最常见的心律失常为室颤或无脉性室性心动过速,其次为心脏静止和无脉性电活动。

1.室颤(ventricular fibrillation,VF)

是指心室肌发生快速、不规则、不协调的颤动。心电图表现为 QRS 波群消失,代之以大小不等、形态各异的颤动波,频率可为 200～400 次/分(图 6-1)。

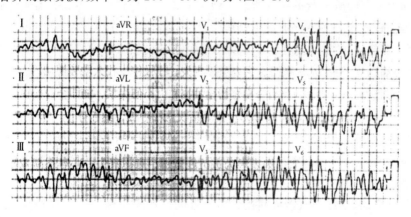

图 6-1 室颤

2.无脉性室性心动过速(pulseless ventricular tachycardia,PV$_T$)

因室颤而猝死的患者,常先有室性心动过速,可为单形性或多形性室性心动过速表现,但大动脉没有搏动。

3.心脏静止(asystole)

更确切的名称是心室停搏(ventricular asystole),是指心肌完全失去机械收缩能力。此时,心室没有电活动,可伴或不伴心房电活动。心电图往往呈一条直线或偶有 P 波。

4.无脉性电活动(pulseless electrical activity,PEA)

其定义是心脏有持续的电活动,但失去有效的机械收缩功能。心电图可表现为不同种类或节律的电活动节律,但心脏已经丧失排血功能,因此往往摸不到大动脉搏动。

(二)心搏骤停后病理生理变化

心搏骤停后,心泵的功能完全丧失,血液因失去推动循环的动力而停止流动,血氧浓度显著降低,全身组织器官均处于缺血缺氧状态,导致细胞内线粒体功能障碍和多种酶功能失活,造成组织器官损伤。缺血缺氧时间过长就会发生不可逆性损伤。

心搏骤停后,体内各主要脏器对无氧、缺血的耐受能力或阈值不同。正常体温时,中枢神经系统对缺氧、缺血的耐受程度最差。脑组织重量只占体重的 2%,但它对氧摄取量和血供的需求却很大。静息时它的氧摄取量占人体总氧摄取量的 20%,血液供应量为心排血量的 15%。所以在缺血缺氧时,最先受到损害的便是脑组织。

脑组织对缺血、缺氧最敏感,一般在发生心搏骤停后的几秒内,由于脑血流量急剧减少,患者即可发生意识突然丧失,伴有局部或全身性抽搐。由于尿道括约肌和肛门括约肌松弛,可同时出现大小便失禁。心搏骤停发生 20~30 秒内,由于脑组织中尚存的少量含氧血液可短暂刺激呼吸中枢,呼吸可呈叹息样或短促痉挛性呼吸,随后呼吸停止。停搏 60 秒左右可出现瞳孔散大。停搏 4~6 min,脑组织即可发生不可逆的损害,数分钟后即可从临床死亡过渡到生物学死亡。

二、心搏骤停常见病因

导致心搏骤停的主要病因包括心源性和非心源性因素。

心源性病因是因心脏本身的病变所致。绝大多数心脏性猝死发生在有器质性心脏病的患者。冠心病是导致成人心搏骤停的最主要病因,约 80% 心脏性猝死是由冠心病及其并发症引起,而这些冠心病患者中约 75% 有急性心肌梗死病史。在急性心肌梗死早期或严重心肌缺血时,室颤是冠心病患者猝死的最常见原因,可占 60%~80%。心肌梗死存活者存在频发性与复杂性室性期前收缩,或心肌梗死后左室射血分数降低,均预示有发生心脏性猝死的危险。严重缓慢性心律失常和心室停顿是心脏性猝死的另一重要原因。

非心源性病因是因其他疾患或因素影响到心脏所致,如各种原因所导致的呼吸停止、严重电解质与酸碱平衡失调影响心脏的自律性和心肌的收缩性、严重创伤导致低血容量引起心肌严重缺血缺氧等,最终均可引发心搏骤停。

不论是何种病因,最终都直接或间接影响心脏电活动和生理功能,引起心肌收缩力减弱,心排血量降低;或引起冠状动脉灌注不足;或导致心律失常,成为导致心搏骤停的病理生理学基础。

三、心搏骤停的临床表现

心搏骤停的典型"三联征"包括:突发意识丧失、呼吸停止和大动脉搏动消失,临床上具体可表现为:①意识突然丧失,可伴有全身短暂性抽搐和大小便失禁,随即全身松软。②大动脉搏动消失,触摸不到颈动脉搏动。③呼吸停止或先呈叹息样呼吸,继而停止。④面色苍白或青紫。⑤双侧瞳孔散大。

如果呼吸先停止或严重缺氧,则表现为进行性发绀、意识丧失,心率逐渐减慢,随后心跳停止。

第二节 心肺脑复苏

心肺复苏(cardiopulmonary resuscitation,CPR)是针对心脏、呼吸停止所采取的抢救措施,即应用胸外按压形成暂时的人工循环并恢复心脏自主搏动和血液循环,用人工通气代替自主呼吸并恢复自主呼吸,达到促进苏醒和挽救生命的目的。脑复苏是心肺功能恢复后,主要针对保护和恢复中枢神经系统功能的治疗,其目的是在心肺复苏的基础上,加强对脑细胞损伤的防治和促进脑功能的恢复,此过程决定患者的生存质量。

为成功挽救心搏骤停患者的生命,美国心脏协会(American Heart Association,AHA)与国际复苏联络委员会致力于完善急救医疗服务体系和持续提高心肺复苏质量。1992 年 10月,美国 AHA 正式提出"生存链"(chain of survival)概念。成人生存链(adult chain of survival)是指对突然发生心搏骤停的成人患者所采取的一系列规律有序的步骤、规范有效的救护措施,将这些抢救环节以环链形式连接起来,就构成了一个挽救生命的"生命链"。生存链中各个环节必须环环相扣,中断任何一个环节,都可能影响患者的预后。《2015 AHA 心肺复苏及心血管急救指南更新》将成人生存链按院内和院外出现心搏骤停的患者进行划分,以明确患者获得救治的不同途径(图 6-2)。但不论心搏骤停在何处发生,均应立即进行心肺复苏,尽快恢复自主循环,最终达到脑神经功能良好的存活。

心肺复苏主要由三部分组成,即基础生命支持、高级心血管生命支持和心搏骤停后治疗。

一、基础生命支持

基础生命支持(basic life support,BLS),又称初级心肺复苏(cardio-pulmonary resuscitation,CPR),是指采用徒手和(或)辅助设备来维持心搏骤停患者的循环和呼吸的最基本抢救方法。其关键要点包括胸外心脏按压、开放气道、人工通气,有条件时,可考虑实施电除颤治疗等。

如果旁观者未经过 CPR 培训,则应进行单纯胸外按压的 CPR,直至自动体外除颤仪(automated external defibrillator,AED)到达且可供使用,或急救人员或其他相关施救者已接管患者。经过培训的施救者可同时进行几个步骤(即同时检查呼吸和脉搏),以缩短开始首次胸部按压的时间。如果有多名施救者组成综合救治小组,可以由 1 名施救者启动急救反应系统,第 2 名施救者开始胸外按压,第 3 名施救者进行通气或者取得球囊-面罩进行人工通气,第 4 名施救者取回并设置好除颤器,同时完成多个步骤和评估。

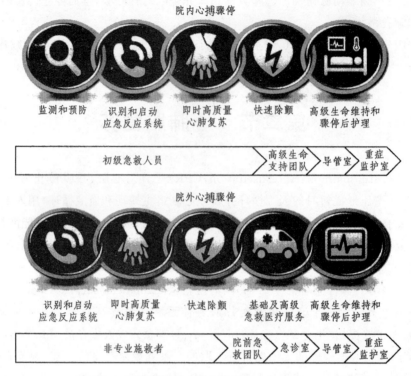

图 6-2　成人生存链

（一）BLS 的基本步骤

1.在安全情况下,快速识别和判断心搏骤停

采取轻拍或摇动患者双肩的方法,并大声呼叫:"喂,你能听见我说话吗?"判断患者有无反应,同时立即检查呼吸和大动脉搏动。判断有无有效呼吸时,可观察患者面部、呼吸情形和胸廓有无呼吸起伏。成人和儿童检查其颈动脉,方法是示指和中指的指尖平齐并拢,从患者的气管正中部位向旁滑移 2～3 cm,在胸锁乳突肌内侧轻触颈动脉搏动。婴儿可检查其肱动脉。检查时间应至少 5 秒但不超过 10 秒。

2.启动急救反应系统

在院外,如果患者无反应,应立即呼叫帮助,请他人或通过手机拨打"120",启动急救反应系统,有条件同时获取自动体外除颤仪（AED）。在院内,判断患者无反应、无呼吸、无大动脉搏动时,应立即呼叫医护团队或紧急快速反应小组,获取除颤器等急救设备与物品。

3.胸外按压

一旦判断患者发生心搏骤停,或不确定是否有脉搏时,均应立即开始胸外按压,尽快提供循环支持（circulation,C）。胸外按压是对胸骨下段有节律地按压,通过增加胸内压或直接挤压心脏产生血液流动,可为心脏和脑等重要器官提供一定含氧的血流。对倒地至第一次电击的时间超过 4 min 的患者,胸外按压更为重要,有效的胸外按压可产生 60～80 mmHg 的收缩期动脉峰压。

按压时,应让患者仰卧于坚实的平面上,头部位置尽量低于心脏,使血液容易流向头部。如果患者躺卧在软床上,应将木板放置在患者身下,以保证按压的有效性。为保证按压时力量垂直作用于胸骨,施救者可根据患者所处位置的高低,采取跪式或站式(需要时可用脚凳垫高)等不同体位进行按压。

(1)胸外按压的部位:成人胸外按压的部位是在胸部正中,胸骨的下半部,相当于男性两乳头连线之间的胸骨处(图6-3)。婴儿按压部位在两乳头连线之间稍下方的胸骨处。

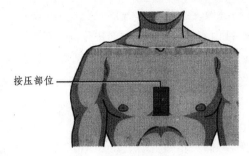

按压部位

图6-3　胸外按压的部位

(2)胸外按压的方法:按压时,施救者一只手的掌根部放在胸骨按压部位,另外一只手平行叠加在其上,两手手指交叉紧紧相扣,手指尽量向上,保证手掌根部用力在胸骨上,避免发生肋骨骨折。按压时,身体稍前倾,双肩在患者胸骨正上方,双臂绷紧伸直,以髋关节为支点,依靠肩部和背部的力量垂直向下用力按压。按压和放松的时间大致相等。按压时应高声匀速计数。

(3)高质量心肺复苏要点。

1)保证按压频率和按压深度:按压的频率为100~120次/分(15~18秒完成30次按压),按压深度至少为5 cm,但不超过6 cm,应避免过度按压和按压深度不足。8岁以下儿童患者按压深度至少达到胸廓前后径的1/3,婴儿大约4 cm,儿童大约为5 cm。当按压频率大于120次/分时,按压深度会随着频率增加而减少。

2)按压期间,保证胸廓完全回弹:按压放松时,手掌根部既不要离开胸壁,也不要倚靠在患者胸壁上施加任何压力。因为在心肺复苏的按压过程中,只有当按压放松使胸骨回复到自然位置时,胸廓才可以完全回弹。胸壁回弹产生胸内负压,静脉血回流到心脏,增加心脏的血流。按压间期倚靠在胸壁上会导致胸壁无法完全回弹。不完全的胸壁回弹可使胸内压增加,导致回心血量和心肌血流减少,冠脉灌注压降低,影响复苏效果。

3)尽量减少胸外按压中断:应尽量减少胸外按压中断的次数及缩短每次中断的时间,或尽可能将中断控制在10秒以内,以增加胸外按压时间比,使其至少能达到6%。胸外按压时间比(chest compression fraction,CCF)是指实施胸外按压的时间占总体复苏时间的比率。设置胸外按压时间比的目标是为了能尽可能减少胸外按压的中断,从而增加在CPR过程中冠脉灌注与血流。可以通过减少胸外按压的停顿而增加胸外按压时间比。

4)不要过度通气:在心肺复苏过程中,人工通气的目的是维持足够的氧合和充分清除二氧化碳,但不应给予过频过多的通气。其理由是CPR期间,肺血流量大幅度减少,为维持正常的通气/血流比例,通气量不宜过大。另外,过频过多的通气将增加胸腔内压力,减少静脉回心血量,降低心排血量。过多通气也可导致胃胀气,胃内容物反流,误吸性肺炎的风险加大。此外,胃胀气使膈肌抬高,限制肺的活动,降低呼吸系统的顺应性。

对于未置入高级气道的成人患者,无论是单人还是双人心肺复苏,按压与通气之比均为30：2。对于儿童和婴儿,单人心肺复苏时,按压/通气比例同成人,但当双人心肺复苏时,按压/通气比例为15：2,因为儿童和婴儿发生心搏骤停多是由于呼吸因素所致。

(4)按压者的更换:为保证高质量的胸外按压,避免按压者疲劳和胸部按压质量降低,有两个或多个施救者时,应每2 min改变按压和通气的角色。有 AED 时,提示"分析心律"时交换角色。换人操作时间应在5秒内完成,以减少胸部按压间断的时间。

高质量的胸外按压有利于使冠状动脉和脑动脉得到灌注。如果按压频率和深度不足、按压间断过久或过于频繁加之过度通气使胸腔内压增高,可减少回心血量,继而影响心排血量和重要器官的血液灌注,最终降低复苏的成功率。

4.开放气道(airway,A)

常用开放气道方法包括:①仰头抬颏/颌法(head tilt-chin lift):适用于没有头和颈部创伤的患者。方法是:患者取仰卧位,施救者站在患者一侧,将一只手置于患者前额部用力使头后仰,另一只手示指和中指置于下颏骨部向上抬颏/颌,使下颌角、耳垂连线与地面垂直。②托颌法(jaw thrust):此法开放气道适用于疑似头、颈部创伤者。方法是:患者平卧,施救者位于患者头侧,两手拇指置于患者口角旁,其余四指托住患者下颌部位,在保证头部和颈部固定的前提下,用力将患者下颌向上抬起,使下齿高于上齿。

5.人工通气(breathing,B)

如果患者没有呼吸或不能正常呼吸(或仅是叹息),应立即给予口对口、口对面罩等人工通气。

(1)口对口人工通气:在保持气道通畅和患者口部张开的位置时进行。施救者用置于患者前额的手拇指与示指捏住患者鼻孔,用口唇把患者的口完全罩住,进行缓慢人工通气。施救者实施人工通气前,正常吸气即可,不需要深吸气。通气完毕,施救者应立即脱离患者口部,同时放松捏闭患者鼻部的手指,使患者能从鼻孔呼出气体。

采取口对口人工通气时,一定注意应用合适的通气防护装置,既能保证通气效果又能有效保护施救者。目前,市场上有多种商品可供选择。

(2)口对面罩通气:其方法是单人施救者在心搏骤停患者的一侧,完成30次胸外按压之后,将面罩置于患者口鼻部,使用靠近患者头顶的手,将示指和拇指放在面罩的两侧边缘,将另一只手的拇指放在面罩的下缘固定,封闭好面罩,其余手指置于下颌骨边缘提起下颌/颏以开放气道。施救者经面罩通气至患者胸廓抬起,然后将口离开面罩,使患者呼出气体。

每30次按压后,通气2次,每次通气应持续1秒,使胸廓明显起伏,保证有足够的气体进入肺部,但应注意避免过度通气。如果患者有自主循环存在,但需要呼吸支持,人工通气的频率为每分钟10～12次,即每5～6秒给予人工通气1次。婴儿和儿童的通气频率为12～20次/分。

上述通气方式只是临时性抢救措施,应尽快获得团队人员的支持,应用球囊-面罩进行通气或建立高级气道(气管内插管)给予机械辅助通气与输氧,及时纠正低氧血症。

6.早期除颤(defibrillation,D)

除颤的机制是利用除颤仪在瞬间释放高压电流经胸壁到心脏,使心肌细胞瞬间同时除极,终止导致心律失常的异常折返或异位兴奋灶,从而恢复窦性心律。由于室颤是非创伤心搏骤停患者最常见的心律失常,除颤是终止室颤最迅速、最有效的方法。CPR的关键起始措施是胸外按压和早期除颤。所以,如果具备AED,应该联合应用CPR和AED。

除颤具有时间效应,每延迟除颤1 min,复苏成功率下降7%～10%。故尽早除颤可显著提高复苏成功率。但对非目击的心搏骤停(>4 min),则应先进行5个循环30∶2(大约2 min)的CPR,然后再给予除颤,其目的是先使心脏获得灌注,从而使除颤更有效。除颤之后应立即给予5个循环30∶2的高质量CPR后再检查脉搏和心律,必要时再进行另一次电击除颤。

高能量的除颤一次即可消除90%以上的室颤。如果除颤不能消除室颤,则此种室颤可能属于低幅波类型,通常是因为心肌缺氧。所以,应先进行2 min的CPR,使心肌恢复供氧后再分析心律,决定是否除颤。

目前生产的AED和手动除颤仪几乎都是双相波除颤仪,除颤能量为120～200 J。使用单相波除颤仪时除颤能量为360 J。后续除颤能量相同或选择更高能量。婴儿与儿童除颤理想能量目前仍不清楚,但认为合理的除颤能量是2～4 J/kg。首剂量可先考虑2 J/kg,后续电击能量为4 J/kg或更高级别能量,但不能超过10 J/kg或成人剂量。

(二)不实施心肺复苏的情况

一般情况下,发现心搏骤停患者应立即实施CPR。但在下列情况下可以不实施CPR:①施救者施救时可能造成自身严重损伤或处于致命的危险境地(如感染传染性疾病)。②存在明显不可逆性死亡的临床特征(如尸体僵直、尸斑、斩首、身体横断、尸体腐烂)。③患者生前有拒绝复苏遗愿(DNAR),此项应根据具体情况谨慎决定。

(三)心肺复苏效果的判断

判断心肺复苏是否有效,可注意观察:①颈动脉搏动:停止按压后,触摸颈动脉有搏动,说明患者自主循环已恢复。如停止按压,搏动亦消失,则应继续进行胸外按压。按压期间,每一次按压可以摸到一次大动脉搏动,说明按压有效。②出现自主呼吸:如果复苏有效,自主呼吸也可能恢复。③瞳孔:复苏有效时,瞳孔由散大开始回缩,如瞳孔由小变大、固定,则说明复苏无效。④面色及口唇:复苏有效时,可见面色由发绀转为红润。如若变为灰白,则说明复苏无效。⑤神志:复苏有效,可见患者有眼球活动,睫毛反射与对光反射出现,甚至手脚开始抽动,肌张力增加。

二、高级心血管生命支持

高级心血管生命支持(advanced cardiovascular life support,ACLS)是在基础生命支持的基础上,通过应用辅助设备、特殊技术和药物等所提供的更有效的呼吸、循环支持,以恢复自主循环或维持循环和呼吸功能的进一步支持治疗。可归纳为高级A、B、C、D,即A(airway)——开放气道;B(breathing)——氧疗和人工通气;C(circulation)——循环支持:建立液体通道,使用血管加压药物及抗心律失常药;D(differential diagnosis)——寻找心搏骤停原因。

(一)开放气道(airway,A)

1.口咽气道(oropharyngeal airway,OPA)

OPA 为 J 形装置,可置于舌上方,从而将舌和咽下部软组织从咽后壁分开。正确置入 OPA 可以防止舌或上呼吸道肌肉松弛所造成的气道梗阻,有助于应用球囊-面罩装置提供足够的通气。但不正确的操作反而会将舌推至下咽部而加重气道梗阻。OPA 主要应用于意识丧失、无咽反射的患者,不可用于清醒或半清醒的患者,因其可能刺激恶心和呕吐,甚至喉痉挛,或使 OPA 移位而致气道梗阻。

2.鼻咽气道(nasopharyngeal airway,NPA)

NPA 可在鼻孔和咽之间提供气流通道,有助于应用球囊-面罩装置提供足够的通气,比 OPA 易于耐受。适用于有气道堵塞,或因牙关紧闭或颌面部创伤等不能应用 OPA 且有气道堵塞危险的清醒或半清醒(咳嗽和咽反射正常)的患者。但对于严重颅面部外伤疑有颅底骨折的患者应慎用,防止其误置入颅内。

3.气管插管(endotracheal intubation)

如果患者心搏骤停,没有自主呼吸,球囊-面罩通气装置不能提供足够的通气时,气管插管是建立人工气道的主要手段。其优点在于能保持气道通畅,便于清除气道内分泌物,能输送高浓度的氧气,提供选择性途径给予某些药物,防止肺部吸入异物和胃内容物,并可与球囊-面罩通气装置或呼吸机相连接给予选择性的潮气量。然而在心肺复苏开始的最初几分钟,由于整个机体处于低血流状态,心脏和脑部供血不足,此时胸外按压比通气更加重要。因此,如果置入气管插管将影响胸外按压和除颤,应尽量优先保证胸部按压和尽快除颤,直至患者自主循环恢复(return of spontaneous circulation,ROSC)后再行气管插管。

一旦插入气管导管,应立即评估气管插管的位置。但在 CPR 过程中,评估时亦应注意不要过久中断胸部按压。评估方法可采用通气时视诊双侧肺部有无起伏,听诊肺部有无呼吸音,有条件可持续监测呼气末 CO_2 波形图,或通过 X 线、纤维支气管镜等方法确定气管插管的位置。监测呼气末 CO_2 波形图被认为是确认和监测气管插管位置是否正确的较为可靠的方法。

由于必须通过肺部循环,血液中的二氧化碳才能被呼出并对其进行测量。所以,呼气末 CO_2 分压(end-tidal CO_2,$ETCO_2$)也可以作为判断胸外按压质量的生理指标,并用于监测 ROSC。无效胸外按压时 $ETCO_2$ 较低(<10 mmHg),ROSC 可能导致 $ETCO_2$ 突然增加(≥40 mmHg)(图 6-4)。$ETCO_2$ 与冠状动脉灌注压、脑灌注压变化成正相关。在未使用血管活性药物的情况下,$ETCO_2$<10 mmHg 提示预后不良。

4.其他可选择的声门上部高级气道(supraglottic airways)

包括食管-气管导管(combitube)、喉罩气道(laryngeal mask airway,LMA)、喉导管(laryngeal tube)等,在心肺复苏过程中可作为选择性替代气管插管的通气方法。

(二)氧疗和人工通气(breathing,B)

对心搏骤停患者,心肺复苏时,置入高级气道(气管插管)后,应每 6 秒进行 1 次通气(10次/分),同时持续进行不间断的胸外按压。如果有氧气,应给予高浓度或 100% 氧(FiO_2=1.0)。患者出现 ROSC 后,再根据动脉血气分析情况调节氧浓度,维持血氧饱和度大于或等于94%,避免体内氧过剩。

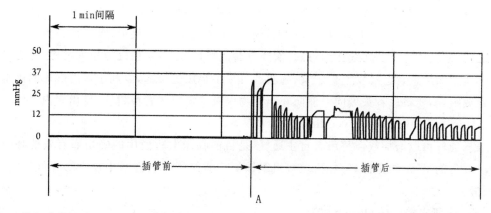

A.二氧化碳波形图用于确认气管插管位置。该二氧化碳描记功能在插管期间,在竖轴上显示不同时间呼出的二氧化碳(PETCO$_2$)分压,单位是 mmHg。患者插管后,检测呼出二氧化碳,用于确认气管插管的位置。呼吸期间的 PETCO$_2$ 会不断变化,并在呼气末达到最高值。

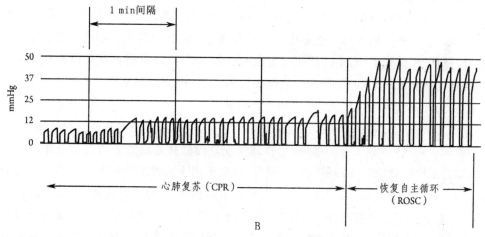

B.二氧化碳波形图用于监测复苏操作的有效性。第二条二氧化碳图迹线在竖轴上显示不同时间的 PETCO$_2$,单位是 mmHg。该患者已插管,正在对其进行心肺复苏操作。请注意,通气速率为每分钟 10 次。以每分钟 100~120 次的速率持续进行胸外按压,但不会连同该迹线一起显示。第 1 min 内的初始 PETCO$_2$ 低于12.5 mmHg,提示血流非常小。在第 2 min 和第 3 min,PETCO$_2$ 上升到 12.5~25 mmHg,这与后续复苏过程中的血流增加情况一致。第 4 min 恢复自主循环(ROSC)。ROSC 可通过 PETCO$_2$(仅在第 4 条竖线后可见)突然上升到 40 mmHg 以上确定,这与血流的显著增加一致。

图 6-4　二氧化碳波形图

心肺复苏时,可选择如下人工通气方法。

1.球囊—面罩通气法(bag-mask ventilation)

亦常称为简易呼吸器通气法,球囊—面罩通气装置是由一个球囊(成人 1~2 L)连接到一个面罩组成。在球囊舒张时空气能单向进入球囊内,其侧方有一氧气入口,有氧条件下可自此输入高流量(10~15 L/min)氧。球囊—面罩通气装置是紧急情况下最常用的正压通气工具。应用球囊—面罩通气法进行心肺复苏,最好是 2 人或 2 人及以上施救者在场时应用,其中 1 人胸部按压,1 人挤压球囊;或 1 人胸部按压,2 人通气(1 人固定面罩,1 人挤压球囊),确保气道开放,面罩紧贴面部不漏气。每次通气挤压成人球囊 1/2 左右,提供大约 600 mL 的潮气量。

球囊-面罩通气量过大过快可以产生胃胀气伴并发症,包括反流、吸入性肺炎。为防止发生胃胀气,通气量可见胸廓起伏即可,每次通气时间要持续 1 秒,使气流速度缓慢,从而降低最大吸气压。如果患者已经发生胃胀气,施救者可用手轻按上腹部,以利于胃内气体的排出。如有反流或呕吐,要将患者头偏向一侧防止呕吐物误吸。也可放置鼻胃管,排出胃内气体。

2.机械通气(mechanical ventilation)

机械通气可以增加或代替患者自主通气,是目前临床上所使用的确切而有效的呼吸支持手段。其目的是:①纠正低氧血症,缓解组织缺氧。②纠正呼吸性酸中毒。③降低颅内压,改善脑循环。

(三)循环支持(circulation,C)

1.心电、血压监测

CPR 时,应及时连接心电监护仪或除颤仪等心电示波装置或心电图机进行持续心电监测,及时发现并准确辨认心律失常,以采取相应的急救措施,如室颤时,立即给予除颤。检测心律要迅速,如果观察到规律心律,应检查有无脉搏。如对脉搏是否存在有任何怀疑,应立即开始胸部按压。监测中还应注意任何心电图的表现均应与患者的临床实际情况紧密相联系。

此外,在 CPR 过程中,有条件还应注意监测有创动脉压、动脉舒张压和中心静脉氧饱和情况,以监控和优化 CPR 质量,指导血管活性药物的治疗和监测 ROSC。

2.建立给药途径

心搏骤停时,在不中断 CPR 和快速除颤的前提下,应迅速建立静脉或骨髓通路。

(1)静脉通路(IV):如无静脉通路,应首选建立外周静脉通路给予药物和液体。常选用肘前静脉(如肘正中静脉或贵要静脉)、颈外静脉,尽量不用手部或下肢静脉。一般药物经由外周静脉到达心脏需要 1~2 min 的时间,药物静脉注射后再推注 20 mL 液体,有助于药物进入中心循环。对已建立中心静脉通路者,优选中心静脉给药,因中心静脉给药比外周静脉给药药物峰浓度更高、循环时间更短、起效更快。但如果在 CPR 期间,不论是建立外周静脉通路还是中心静脉通路,不可因置入静脉导管而中断 CPR 和影响除颤。

(2)骨髓通路(IO):由于骨髓腔内有不塌陷的血管丛,是可供选择的另外一种给药途径,其给药效果相当于中心静脉通道。如果无法建立静脉通路,可建立骨髓通路进行液体复苏、给药和采集血液标本。

(3)气管内给药(ET):如果无法建立静脉或骨髓通路,某些药物可经气管插管注入气管。常用药物有肾上腺素、阿托品、利多卡因、纳洛酮和血管加压素等。其剂量应为静脉给药的 2~2.5 倍,使用 5~10 mL 生理盐水或蒸馏水稀释后,将药物直接注入气管。使用蒸馏水稀释肾上腺素和利多卡因可比应用生理盐水稀释更好吸收。但经气管内给予肾上腺素,其较低的浓度可产生短暂性的 β-肾上腺素能效应(血管舒张作用),导致低血压、低冠状动脉灌注压(CPP)和血流,降低 ROSC 的可能性。因此,尽管可经气管内给予某些药物,应尽量选择经静脉或骨髓通路给药方法,以保证确切的给药和药物作用。

3.心肺复苏常用药物

在不中断 CPR 和除颤的前提下,在胸外按压过程中和检查心律后,尽快遵医嘱给予下列复苏药物。

(1)肾上腺素(epinephrine)：是 CPR 的首选药物。可用于电击无效的室颤、无脉性室性心动过速、心脏停搏或无脉性电活动(PEA)。及早给予肾上腺素可以增加 ROSC、存活出院率和神经功能完好存活率。肾上腺素主要是通过兴奋 α-肾上腺素受体的作用，收缩外周血管，提高血压，增加冠状动脉和脑等其他重要脏器的灌注压。肾上腺素的用法是 1 mg 经静脉或骨髓通路推注，每 3～5 min 1 次。给药后应再推注 20 mL 液体，促进药物更快到达中心循环。如果无法经静脉或骨髓通路给药，可经气管内给药，剂量为 2～2.5 mg。

(2)胺碘酮(amiodarone)：当给予 2～3 次除颤加 CPR 及给予肾上腺素之后仍然是室颤/无脉性室性心动过速时，应准备给予胺碘酮。胺碘酮是一种抗心律失常药物，可影响钠、钾和钙通道的合成，阻滞 α、β 肾上腺素受体。对于心搏骤停患者，其用法是首次 300 mg，静脉注射。如无效，给予 150 mg 静脉注射或维持静脉滴注。

(3)利多卡因(lidocaine)：可用于治疗对除颤无反应的室颤/无脉性室性心动过速。如无禁忌，在治疗复发性室颤/无脉性室性心动过速时，可能考虑在特定情况下(如急救医疗服务转移期间)预防性使用利多卡因。利多卡因可降低心室肌传导纤维的自律性和兴奋性，相对地延长心室有效不应期，提高室颤阈值。初始剂量为 1～1.5 mg/kg 体重静脉注射，如室颤和无脉性室性心动过速持续存在，5～10 min 后，再准备以 0.5～0.75 mg/kg 体重剂量给予静脉注射，最大剂量不超过 3 mg/kg 体重。

(4)镁剂(magnesium)：能有效终止尖端扭转型室性心动过速。如果室颤/无脉性室性心动过速心搏骤停与尖端扭转型室性心动过速有关，可给予硫酸镁 1～2 g 溶于 5％葡萄糖注射液 10 mL 中缓慢(5～20 min)静脉注射。之后可用 1～2 g 硫酸镁溶于 50～100 mL 5％葡萄糖注射液中，缓慢静脉滴注。发生尖端扭转型室性心动过速时应立即进行高能量电击治疗，硫酸镁仅是辅助药物，用于治疗或防止尖端扭转型室性心动过速复发时应用，不建议心搏骤停时常规使用。

(5)碳酸氢钠(sodium bicarbonate)：复苏初期(15～20 min)产生的代谢性酸中毒通过改善通气常可得到改善，不应过分积极补充碳酸氢钠。心搏骤停或复苏时间过长者，或早已存在代谢性酸中毒、高钾血症、三环类药物过量患者可适当补充碳酸氢钠，初始剂量 1 mmol/kg 体重(如为 5％的溶液，1 mL 溶液中有效成分含量为 0.6 mmol)静脉滴注，之后根据血气分析结果调整补给量，防止产生碱中毒。

(6)阿托品(atropine)：是副交感神经拮抗剂，可以解除迷走神经对心脏的抑制，从而提高窦房结的自律性，促进心房和房室结的传导，加快心率。可作为救治血流动力学不稳定的心动过缓的措施之一。首次静脉推注 0.5 mg，每隔 3～5 min 可重复一次，最大总剂量为 3 mg。

(7)类固醇(steroids)：在治疗院内心搏骤停时，尽管不建议常规使用类固醇，但类固醇与肾上腺素一起使用可能有益于治疗院内心搏骤停。

(四)寻找心搏骤停原因(differential diagnose,D)

在救治心搏骤停过程中，应尽可能迅速明确引起心搏骤停的病因，以便及时对可逆性病因采取相应的救治措施。引起心搏骤停的原因可用英文单词的头一个字母归纳为"5H′s"和"5T′s"。5H′s 为低氧血症(hypoxia)、低血容量(hypovolemia)、氢离子(酸中毒)[hydrogenion （acidosis）]、低钾血症/高钾血症（hypo-/hyperkalemia）和低温（hypothermia）。5T's 为张力性气胸（tensionpneumothorax）、心脏压塞[tamponade（cardiac）]、毒素（toxins）、肺动脉血栓形成[thrombosis（pulmonary）]和冠状动脉血栓形成[thrombosis（coronary）]。应通过尽早描记十二导联心电图、及时采集静脉血标本检验相关生化指标、放射线检查等措施明确心搏骤停原因。

三、心搏骤停后治疗

大部分死亡发生在心搏骤停后 24 h 之内。一旦心搏骤停患者出现 ROSC，应立即开始心搏骤停后的系统性综合治疗，防止再次发生心搏骤停，提高入院后长期生存的机会。

（一）心搏骤停后治疗目标

1.心搏骤停后的治疗初始目标

包括：①优化心、肺功能和重要器官灌注。②转运到拥有心搏骤停后综合治疗系统的合适医院或重症监护室。③识别并治疗心搏骤停的诱发因素，防止心搏再次骤停。

2.心搏骤停后的治疗后续目标

包括：①目标温度管理，优化生存和神经功能的恢复。②识别并治疗急性冠状动脉综合征（acute coronary syndromes，ACS）。③优化机械通气，尽量减少肺损伤。④降低多器官损伤的风险，根据需要支持脏器功能。⑤客观评估预后恢复情况。⑥需要时协助生存者进行康复。

（二）心搏骤停后治疗措施

心搏骤停后治疗措施包括维持有效的循环、呼吸与神经系统功能，特别是脑灌注，及时提供目标温度管理和经皮冠状动脉介入治疗等。

1.优化通气和吸氧

自主循环恢复后，心搏骤停患者可存在不同程度的肺功能障碍。其病因包括急性左心力衰竭所致肺水肿、严重肺不张、心搏骤停或复苏期间所致误吸等。因此，应注意优化通气和吸氧，促进自主呼吸，及时监测动脉血气分析结果和二氧化碳波形图。为避免心搏骤停后 ROSC 的患者发生低氧血症，未建立高级气道应准备建立，已经建立应加强气道管理，保持气道通畅，维持血氧饱和度在 94% 或以上。维持 $PaCO_2$ 在正常高值（40~45 mmHg）或 $ETCO_2$ 在 35~40 mmHg。当血氧饱和度达到 100% 时，应降低氧浓度，并注意避免过度通气。

2.维持有效的循环功能

自主循环恢复后（ROSC），往往伴有血压不稳定或低血压、血容量不足或过多、周围血管阻力增加或降低、心功能衰竭、心率过快或过慢引起灌注不足以及急性肺水肿等临床问题。应注意避免低血压，处理可逆性病因，维持有效循环功能，可采取如下措施。

（1）建立或维持静脉通路：如尚未建立静脉通路或应用紧急骨髓通路，应建立静脉通路，或保证已插入静脉导管的位置合适和通畅。

（2）心电、血压监测：注意监测脉搏、心率和心律，及时识别心律失常，如室性期前收缩、室性心动过速等。由于引起心搏骤停的最常见原因是心血管疾病和冠状动脉缺血，因此，ROSC 后应尽快描记十二导联心电图，以确定是否存在急性 ST 段抬高。如果疑似院外心搏骤停为心源性原因和存在 ST 段抬高，应急诊进行冠状动脉造影。如果高度怀疑 AMI，即使没有 ST 段抬高，也应做好急诊进行 PCI 的准备。如果心搏骤停后患者有冠状动脉造影指征，不论其是否昏迷或呈清醒状态,均应做好紧急进行冠状动脉造影的准备。

密切监测血压。如果患者低血压(收缩压<90 mmHg),需要给予输液。为保证血压和全身灌注,也可能使用血管活性药、正性肌力药和增强心肌收缩力药物等。一般至少维持收缩压≥90 mmHg,或维持平均动脉压≥65 mmHg。

(3)有创血流动力学监测:ROSC 患者血流动力学状态不稳定时,有时需监测有创血流动力学情况,以评估全身循环血容量状况和心室功能,如监测中心静脉压可了解低血压的原因,决定输液量和指导用药。

3.脑复苏

心搏骤停后最常发生脑损伤,是引起死亡的最常见原因,院外心搏骤停后患者脑损伤所致死亡率可达 68%,院内为 23%。脑损伤的临床表现包括昏迷、抽搐、肌阵挛、不同程度的神经认知功能障碍和脑死亡。通常成人意识模糊患者未经目标温度管理(targeted temperature management,TTM)治疗,心搏骤停后 72 h 双侧瞳孔对光和角膜反射消失预示预后不好。预后不好是指死亡、持续无反应,或 6 个月后不能从事独立活动。如果患者接受了 TTM,应待 72 h 恢复正常体温后再评估预后。

脑复苏是心肺复苏的目的,是防治脑缺血缺氧、减轻脑水肿、保护脑细胞、恢复脑功能到心搏骤停前水平的综合措施。

(1)脑复苏的主要措施。

1)维持血压:在缺氧状态下,脑血流的自主调节功能丧失,主要靠脑灌注压来维持脑血流,任何导致颅内压升高或体循环平均动脉压降低的因素均可减低脑灌注压,从而进一步减少脑血流。因此,在心搏骤停患者的救治中,应该避免收缩压低于 90 mmHg 和(或)平均动脉压低于 65 mmHg。如果发生低血压,应立即纠正,以保证良好的脑灌注。

2)目标温度管理(TTM):所有心搏骤停后恢复自主循环的昏迷(即对语言缺乏有意义的反应)成年患者都应采用 TTM。目标温度选定在 32~36℃,并至少维持 24 h。常用物理降温法,如冰袋、冰毯、冰帽降温或诱导性低温治疗。但在 TTM 后应注意积极预防昏迷患者的发热。

3)防治脑缺氧和脑水肿:主要措施包括以下三点。①脱水:应用渗透性利尿药脱水,配合 TTM,以减轻脑组织水肿和降低颅压,促进大脑功能恢复。在脱水治疗时,应注意防止过度脱水,以免造成血容量不足,难以维持血压的稳定。②促进早期脑血流灌注。③高压氧(HBO)治疗:通过增加血氧含量及其弥散功能,提高脑组织氧分压,改善脑缺氧,降低颅内压。有条件者可早期应用。

(2)脑复苏的结果:不同程度的脑缺血、缺氧,经复苏处理后可能有四种结果。①意识、自主活动完全恢复。②意识恢复,遗留有智力减退、精神异常或肢体功能障碍等。③去大脑皮质综合征:即患者无意识活动,但仍保留呼吸和脑干功能,也称"植物人"状态。④脑死亡。

4.终止心肺复苏

经过 20 min 的心肺复苏后,患者对任何刺激仍无反应、无自主呼吸、无自主循环征象,心电图为一直线(三个以上导联),可以考虑终止心肺复苏。对于气管插管患者,二氧化碳波形图检测 $ETCO_2$ 仍不能达到 10 mmHg 以上时,其复苏的可能性将很低,综合其他相关因素,可有助于决定终止复苏。

5.器官捐献

所有心搏骤停患者接受复苏治疗,但继而死亡或脑死亡的患者都可被评估为可能的器官捐献者。

心搏骤停后即时治疗的目标是优化全身灌注,恢复代谢平衡,支持器官系统功能,以增加完整无损神经功能幸存的可能性。心搏骤停后期通常为血流动力学不稳定和代谢异常期。支持和治疗急性心功能异常、急性心肌缺血可以增加患者幸存的可能性。采取措施降低继发性脑损伤,如目标温度管理,可促进存活和神经功能恢复。在此期间每一个器官都处于危险状态中,患者极易发生多器官功能障碍。心搏骤停后的这些多方面问题涉及重症监护、心脏、神经等多学科的综合治疗。因此,在有条件的医院重症监护单位加强预见、监测和治疗逐一所发生的问题,并对患者心搏骤停后的预后做出恰当的估计是非常重要的。

第七章　常见急症

第一节　呼吸困难

呼吸困难(dyspnea)是指患者主观上感觉"空气不足"或"呼吸费力",客观上表现为呼吸运动费力,严重时可出现张口呼吸、鼻翼扇动、端坐呼吸甚至发绀、辅助呼吸肌参与呼吸运动,并且可伴有呼吸频率、深度、节律的改变。呼吸困难是急诊科的常见急症之一,常见于呼吸系统和循环系统疾病,如肺栓塞、哮喘、气胸、急性呼吸窘迫综合征、慢性阻塞性肺疾病急性发作、心力衰竭等,其他系统疾病也可累及呼吸功能而引起呼吸困难。

一、病因与发病机制

不同原因引起呼吸困难的发病机制各异,但均可导致肺的通气和(或)换气功能障碍,引起呼吸困难。

(一)急性肺栓塞(acute pulmonary embolism,APE)

是各种栓子阻塞肺动脉系统引起的以肺循环和呼吸功能障碍为主要表现的一组疾病或临床综合征的总称,包括肺血栓栓塞(pulmonary thromboembolism,PTE)、脂肪栓塞、羊水栓塞、空气栓塞。临床上以 PTE 最为常见,通常 APE 即指 PTE。其发病机制为肺血管栓塞后,由于血栓机械性堵塞肺动脉,引发神经、体液因素参与的肺血管痉挛和气道阻力增加,从而引起通气/血流比例失调、肺不张和肺梗死,导致呼吸功能改变。

(二)支气管哮喘(bronchial asthma)

简称哮喘,是由多种细胞和细胞组分参与的气道慢性炎症性疾病。哮喘的发病机制非常复杂,气道炎症、气道反应性增高和神经调节等因素及其相互作用被认为与哮喘的发病密切相关。其中,气道炎症是哮喘发病的本质,而气道高反应是哮喘的重要特征。常因接触变应原、刺激物或呼吸道感染诱发。

(三)急性呼吸窘迫综合征(acute respiratory distress syndrome,ARDS)

是由各种肺内、肺外因素导致的急性弥漫性肺损伤和进而发展的急性呼吸衰竭。发病机制主要为肺毛细血管内皮细胞和肺泡上皮细胞损伤,造成肺毛细血管通透性增高、肺水肿及透明膜形成,引起肺容积减少、肺顺应性降低、严重的通气/血流比例失调,导致呼吸功能障碍。

(四)慢性阻塞性肺疾病(chronic obstructive pulmonary disease,COPD)

是一组以气流受限为特征的肺部疾病,气流受限呈进行性发展,与气道和肺组织对有害气体或有害颗粒的异常慢性炎症反应有关,与慢性支气管炎和肺气肿密切相关。发病机制主要为各级支气管壁均有炎性细胞浸润,基底部肉芽组织和机化纤维组织增生导致管腔狭窄。

（五）气胸（pneumothorax）

胸膜腔是不含有空气的密闭潜在性腔隙，一旦胸膜腔内有气体聚集，即称为气胸。气胸可分为自发性气胸和创伤性气胸。自发性气胸常指无创伤及医源性损伤而自行发生的气胸。根据脏胸膜破裂口的情况可将气胸分为闭合性气胸、开放性气胸、张力性气胸。气胸发生后，胸膜腔内压力增高，肺失去膨胀能力，通气功能严重受损，引起严重呼吸困难。

各种疾病所致呼吸困难分类见表 7-1。

表 7-1　呼吸困难分类

疾病分类	症状描述	常见疾病
肺源性呼吸困难		
吸气性呼吸困难	吸气费力，出现三凹征，伴有高调吸气性哮鸣音	喉部、气管、大支气管的狭窄与阻塞
呼气性呼吸困难	呼气延长，伴有哮鸣音	慢性支气管炎（喘息性）、支气管哮喘、COPD、弥漫性细支气管炎
混合性呼吸困难	吸气与呼气均费力，呼吸频率增快、深度变浅、呼吸音异常	重症肺炎、肺水肿、气胸、肺间质纤维化、胸腔积液、ARDS
心源性呼吸困难	劳动、平卧时加重，休息、坐位时减轻	急性左心力衰竭、急性冠脉综合征、严重心律失常
中毒性呼吸困难	深而大或浅而慢的呼吸困难	CO 中毒、有机磷杀虫剂中毒、药物中毒、毒蛇咬伤
血液及内分泌性呼吸困难	心率快，相关疾病史	重度贫血、甲亢危象、糖尿病酮症酸中毒、尿毒症
神经精神性与肌病性呼吸困难	呼吸节律改变，有时有手足抽搐	严重颅脑病变、重症肌无力危象、癔症

二、病情评估与判断

（一）健康史

1.询问健康史

询问既往咳、痰、喘等类似发作史与既往疾病，如咳、痰、喘症状与季节有关，可能为肺源性呼吸困难。既往有心脏病史，呼吸困难发作与活动有关，可能是心源性呼吸困难。

2.起病缓急和时间

包括：①突然发作的呼吸困难多见于自发性气胸、肺水肿、支气管哮喘、急性心肌梗死和肺栓塞等。②夜间阵发性呼吸困难以急性左心力衰竭所致心源性肺水肿为最常见，COPD 患者夜间可因痰液聚积而引起咳喘，被迫端坐体位。③ARDS 患者多在原发病起病后 7 日内，约半数者在 24 h 内出现呼吸加快，随后呼吸困难呈进行性加重或窘迫。

3.诱发因素

①有变应原（如鱼、虾、花粉、乳胶、霉菌、动物皮屑等）、运动、冷刺激（吸入冷空气和食用冰激凌）、吸烟、上呼吸道感染等诱因而出现的呼吸困难常提示哮喘或 COPD 急性发作。②有深静脉血栓的高危因素，如骨折、创伤、长期卧床、外科手术、恶性肿瘤等，排除其他原因引起的呼吸困难可考虑肺栓塞。③在严重感染、创伤、休克和误吸等直接或间接肺损伤后 12～48 h 出

现呼吸困难可考虑 ARDS。④有过度用力或屏气用力史而突然出现的呼吸困难可考虑自发性气胸。

（二）临床表现

1.呼吸型态的改变

（1）呼吸频率:呼吸频率增快常见于呼吸系统疾病、心血管疾病、贫血、发热等;呼吸频率减慢多见于急性镇静催眠药中毒、CO 中毒等。

（2）呼吸深度:呼吸加深见于糖尿病及尿毒症酸中毒,呼吸中枢受刺激,出现深而慢的呼吸,称为酸中毒深大呼吸或库斯莫尔(Kussmaul)呼吸。呼吸变浅见于肺气肿、呼吸肌麻痹及镇静剂过量等。呼吸浅快,常见于癔病发作。

（3）呼吸节律:常见的呼吸节律异常可表现为 Cheyne-Stokes 呼吸(潮式呼吸)或 Biot 呼吸(间停呼吸),是呼吸中枢兴奋性降低的表现,反映病情严重。Cheyne-Stokes 呼吸见于中枢神经系统疾病和脑部血液循环障碍,如脑动脉硬化、心力衰竭、颅内压增高以及糖尿病昏迷和尿毒症等。Biot 呼吸偶见于脑膜炎、中暑、颅脑外伤等。

2.主要症状与伴随症状

引起呼吸困难的原发病不同,其主要症状与伴随症状也各异。当患者有不能解释的呼吸困难、胸痛、咳嗽,同时存在深静脉血栓的高危因素,应高度怀疑急性肺栓塞的可能。既往曾诊断哮喘或有类似症状反复发作,突然出现喘息、胸闷,伴有哮鸣的呼气性呼吸困难可考虑支气管哮喘急性发作。急性起病,呼吸困难和(或)呼吸窘迫,顽固性低氧血症,常规给氧方法不能缓解,出现非心源性肺水肿可考虑为 ARDS。呼吸困难伴有突发一侧胸痛(每次呼吸时都会伴随疼痛),呈针刺样或刀割样疼痛,有时向患侧肩部放射常提示气胸。呼吸困难伴有其他症状的判断见表 7-2。

表 7-2　呼吸困难伴有其他症状的判断

伴随症状	常见疾病
胸痛	大叶性肺炎、胸膜炎、自发性气胸、肺梗死、急性心肌梗死等
哮鸣音	支气管哮喘、急性左心力衰竭、急性喉头水肿、气管异物等
发热	肺炎、胸膜炎、肺脓肿、肺结核等
咳嗽、咳痰	COPD 继发肺部感染、支气管扩张、肺脓肿等
休克	急性心肌梗死、肺梗死、大叶性肺炎、羊水栓塞等
咯血	肺梗死、大叶性肺炎、二尖瓣狭窄、空洞性肺结核等
意识障碍	急性中毒、脑出血、中枢神经系统病变、代谢性酸中毒、肺性脑病等

3.体征

可通过观察患者的胸廓外形及呼吸肌活动情况、有无"三凹征"和颈静脉充盈,叩诊胸廓和听诊呼吸音等评估呼吸困难患者的体征。肺栓塞患者可有颈静脉充盈,肺部可闻及局部湿性啰音及哮鸣音,肺动脉瓣区第二心音亢进或分裂,严重时血压下降甚至休克。支气管哮喘急性发作时胸部呈过度充气状态,吸气性三凹征,双肺可闻及广泛的呼气相哮鸣音,但非常严重的哮喘发作可无哮鸣音(静寂胸)。呼吸浅快,桶状胸,叩诊呈过清音,辅助呼吸肌参与呼吸运动甚至出现胸腹矛盾运动常见于 COPD。患侧胸廓饱满、叩诊呈鼓音、听诊呼吸音减弱或消失应考虑气胸。

(三)辅助检查

1.血氧饱和度监测

了解患者缺氧情况。

2.动脉血气分析

呼吸困难最常用的检查,了解氧分压、二氧化碳分压的高低以及 pH 等,从而判断是否存在呼吸衰竭、呼吸衰竭的类型以及是否有酸中毒、酸中毒的类型等情况。

3.胸部 X 线或 CT 检查

了解肺部病变程度和范围,明确是否存在感染、占位性病变、气胸等情况。

4.心电图

初步了解心脏情况,除心肌梗死和心律失常外,对诊断肺栓塞有参考意义。

5.血常规

了解是否存在感染、贫血以及严重程度。

6.特殊检查

如病情允许可做下列检查:①肺动脉造影:确诊或排除肺血栓栓塞症。②肺功能检查:可进一步明确呼吸困难类型。

(四)病情严重程度评估与判断

可以通过评估患者的心率、血压、血氧饱和度、意识以及患者的呼吸型态、异常呼吸音、体位、讲话方式、皮肤颜色等,初步判断患者呼吸困难的严重程度。

1.讲话方式

患者一口气不间断地说出话语的长度是反映呼吸困难严重程度的一个指标。能说完整的语句表示轻度或无呼吸困难,说短语为中度呼吸困难,仅能说单词常为重度呼吸困难。

2.体位

体位也可以提示呼吸困难的程度。可平卧为没有或轻度呼吸困难,可平卧但愿取端坐位常为中度呼吸困难,无法平卧可能为严重呼吸困难。

3.气胸威胁生命的征象

气胸的患者如出现下列中任何一项,即为威胁生命的征象:张力性气胸、急剧的呼吸困难、低血压、心动过速、气管移位。

4.急性肺血栓栓塞症病情危险程度

包括:①低危 PTE(非大面积):血流动力学稳定,无右心室功能不全和心肌损伤,临床病死率<1%。②中危 PTE(次大面积):血流动力学稳定,但出现右心室功能不全及(或)心肌损伤,临床病死率 3%～5%。③高危 PTE(大面积):以休克和低血压为主要表现,即体循环动脉收缩压<90 mmHg,或较基础值下降幅度≥40 mmHg,持续 15 min 以上,临床病死率>15%。

5.哮喘急性发作时病情严重程度的分级

分级见表 7-3。

表 7-3　哮喘急性发作时病情严重程度的分级

临床特点	轻度	中度	重度	危重
气短	步行、上楼时	稍事活动	休息时	
体位	可平卧	喜坐位	端坐呼吸	
讲话方式	连续成句	常有中断	单字	不能讲话
精神状态	可有焦虑/尚安静	时有焦虑或烦躁	常有焦虑、烦躁	嗜睡、意识模糊
出汗	无	有	大汗淋漓	
呼吸频率	轻度增加	增加	常>30 次/分	
辅助呼吸肌活动及三凹征	常无	可有	常有	胸腹矛盾运动
哮鸣音	散在,呼吸末期	响亮、弥漫	响亮、弥漫	减低乃至无
脉率	<100 次/分	100~120 次/分	>120 次/分	脉率变慢或不规则
奇脉(深吸气时收缩压下降)	无,<10 mmHg	可有,10~25 mmHg	常有,>25 mmHg	无
使用 β_2 激动剂后 PEF 占预计值或个人最佳值	>80%	60%~80%	<60%或绝对值 <100 L/min 或作用持续时间<2 h	
PaO_2(吸空气)	正常	≥60 mmHg	<60 mmHg	<60 mmHg
$PaCO_2$(吸空气)	<45 mmHg	≤45 mmHg	>45 mmHg	>45 mmHg
SaO_2	>95%	91%~95%	≤90%	≤90%
pH			可降低	降低

6.ARDS 的诊断标准

根据 ARDS 柏林定义,满足以下 4 项条件方可诊断 ARDS:①明确诱因下 1 周内出现的急性或进展性呼吸困难。②胸部 X 线/CT 显示双肺浸润影,不能完全用胸腔积液、肺叶不张和/肺不张/结节解释。③呼吸衰竭不能完全用心力衰竭或液体超负荷来解释;如无危险因素,需用超声心动图等客观检查来评价心源性肺水肿。④低氧血症:根据 PaO_2/FiO_2 确立 ARDS 诊断,并将其分为轻度、中度、重度。轻度:$200 < PaO_2/FiO_2 \leqslant 300$,且 PEEP 或 $CPAP \geqslant 0.49$ kPa;中度:$100 < PaO_2/FiO_2 \leqslant 200$,且 PEEP 或 $CPAP \geqslant 0.49$ kPa;重度:$PaO_2/FiO_2 \leqslant 100$,且 $PEEP \geqslant 0.49$ kPa。需要注意的是如果所在地海拔$>1\ 000$ m,PaO_2/FiO_2 值需用公式校正,校正后 $PaO_2/FiO_2 = PaO_2/FiO_2 \times$(当地大气压值/760)。

7.心源性肺水肿与 ARDS 的鉴别要点

鉴别要点见表 7-4。

表 7-4　心源性肺水肿与 ARDS 的鉴别要点

项目	急性心源性肺水肿	ARDS
健康史	年龄一般>60 岁,有心血管疾病史	年龄一般<60 岁,有感染、创伤等病史
体征	颈静脉充盈、怒张	颈静脉塌陷
	左心增大,心尖抬举	脉搏洪大

项目	急性心源性肺水肿	ARDS
	可闻及第三、第四心音	心率增快
	下肢水肿	无水肿
	双下肺湿啰音多,实变体征不明显不能平卧	湿啰音,不固定,后期实变体征较明显能平卧
心电图	动态 ST-T 变化,心律失常,左室肥厚	窦性心动过速,非特异性 ST-T 改变
胸部 X 线	心脏增大	心脏大小正常
	向心性分布阴影、肺门增大	外周分布浸润阴影
	支气管周围血管充血间隔线、胸腔积液	支气管充气象征常见
治疗反应	对强心、利尿和扩血管等治疗反应明显	对强心、利尿和扩血管等治疗反应差
肺毛细血管楔压	>18 mmHg	≤18 mmHg

三、救治与护理

(一)救治原则

呼吸困难的救治原则是保持呼吸道通畅,纠正缺氧和(或)二氧化碳潴留,纠正酸碱平衡失调,为基础疾病及诱发因素的治疗争取时间,最终改善呼吸困难取决于病因治疗。

(二)护理措施

1.即刻护理措施

任何原因引起的呼吸困难均应以抢救生命为首要原则。①保持呼吸道通畅。②氧疗:鼻导管、面罩或鼻罩给氧。COPD 伴有 CO_2 潴留和肺栓塞合并通气功能障碍时应先低流量给氧。哮喘急性发作时,可先经鼻导管给氧,如果缺氧严重,应经面罩或鼻罩给氧。ARDS 患者一般高浓度给氧,尽快提高氧分压。③建立静脉通路,保证及时给药。④心电监护:监测心率、心律、血压、呼吸和血氧饱和度。⑤准确留取血标本:采血查动脉血气、D 二聚体、血常规等。⑥取舒适体位:嘱患者安静,取半坐卧位或端坐卧位,昏迷或休克患者取平卧位,头偏向一侧。⑦备好急救物品:如患者呼吸困难严重,随时做好气管插管或气管切开、机械通气的准备与配合工作,备好吸引器等抢救物品和抢救药品。⑧做好隔离措施:对可疑呼吸道传染性疾病,应注意做好隔离与防护,防止交叉感染。

2.用药护理

遵医嘱及时准确给予各种药物。

(1)控制感染:呼吸困难伴有呼吸道和肺部感染时,遵医嘱应用抗生素,注意观察有无药物过敏反应。

(2)解痉、平喘:①β₂ 受体激动药(如沙丁胺醇、特布他林和非诺特罗):β₂ 受体激动药可舒张支气管平滑肌,是控制哮喘急性发作的首选药物。哮喘急性发作时因气道阻塞影响口服吸入法治疗的效果,可经皮下或静脉途径紧急给药。应用时注意观察患者有无头痛、头晕、心悸、手指颤抖等不良反应。②茶碱类:具有舒张支气管平滑肌,以及强心、利尿、扩张冠状动脉、兴奋呼吸中枢和呼吸肌作用。静脉滴注时浓度不宜过高,注射速度不宜超过 $0.25 \text{ mg}/(\text{kg} \cdot \text{min})$,以免引起心动过速、心律失常、血压下降,甚至突然死亡等中毒反应。③糖皮质激素:糖皮质激素是控制哮喘发作最有效的药物,可分为吸入、口服和静脉用药,重度或严重哮喘发作时应及早遵医嘱应用激素。④肾上腺素:支气管哮喘发作紧急状态下时,可遵医嘱给予0.1%肾上腺素0.3~0.5 mL皮下注射,以迅速解除支气管痉挛。

(3)维持呼吸:呼吸兴奋剂可应用于CO_2潴留并有呼吸中枢抑制的患者,如不能改善缺氧状态,应做好人工机械通气的准备。应用呼吸兴奋剂时,应保持呼吸道通畅,适当提高吸氧浓度,静脉滴注时速度不宜过快,注意观察呼吸频率、节律、神志变化,监测动脉血气。

(4)维持血压:肺栓塞、气胸的患者,往往会有血流动力学的改变,出现心率加快、血压下降甚至休克,应遵医嘱及时给予多巴胺或多巴酚丁胺等血管活性药物治疗心力衰竭、休克,维持体循环和肺循环稳定。

(5)止痛:剧烈胸痛影响呼吸功能时,遵医嘱应用止痛药物。

(6)纠正酸中毒:严重缺氧可引起代谢性酸中毒,遵医嘱静脉滴注5%碳酸氢钠。

3.病情观察

(1)监测生命体征和呼吸功能:注意监测心率、心律、血压的变化,有无血流动力学障碍。观察呼吸频率、深度和节律改变,注意监测血氧饱和度和动脉血气情况。

(2)观察氧疗效果:氧疗过程中,应注意观察氧疗效果。如吸氧后呼吸困难缓解、发绀减轻、心率减慢,表示氧疗有效;如意识障碍加深或呼吸过度表浅、缓慢,可能为CO_2潴留加重。应定期按医嘱复查动脉血气,根据动脉血气分析结果和患者的临床表现,及时遵医嘱调整氧流量或呼吸机参数设置,保证氧疗效果。

4.肺栓塞的护理

如果呼吸困难是由于肺栓塞引起,除上述护理外,还应给予如下护理。

(1)镇静:绝对卧床休息,保持安静,防止活动致使其他静脉血栓脱落。

(2)胸痛护理:观察评估胸痛的部位、诱发因素、疼痛严重程度,必要时遵医嘱给予止痛药物。

(3)溶栓治疗的护理:①保证静脉通路畅通。②用药护理:溶栓和抗凝治疗的主要药物不良反应为出血。应密切观察患者有无出血倾向,如牙龈、皮肤及黏膜、穿刺部位等。观察患者有无头痛、呕吐、神志改变等脑出血症状。动、静脉穿刺时,要尽量选用小号针头,穿刺后要充分压迫止血,放松压迫后要观察是否继续出现皮下渗血。③溶栓后护理:按医嘱抽血查凝血时间、动脉血气、描记心电图,以判断溶栓效果及病情变化。

(4)其他处理:做好外科手术和介入治疗的准备。

5.支气管哮喘急性发作的护理

如果呼吸困难是由于哮喘急性发作所引起,应尽快配合采取措施缓解气道阻塞,纠正低氧血症,恢复肺功能,预防哮喘进一步恶化或再次发作,防治并发症。遵医嘱给予β_2受体激动药、氨茶碱、抗胆碱药、糖皮质激素等,解除支气管痉挛。维持水、电解质与酸碱平衡,注意补充液体,纠正因哮喘持续发作时张口呼吸、出汗、进食少等原因引起的脱水,避免痰液黏稠导致气道堵塞。部分患者可因反复应用β_2受体激动药和大量出汗而出现低钾、低钠等电解质紊乱,应及时按医嘱予以纠正。并发呼吸衰竭者,遵医嘱给予鼻(面)罩等无创伤性辅助通气。若无效,做好有创机械通气治疗的准备与配合,对黏液痰栓阻塞气道的患者必要时可行支气管肺泡灌洗术。

6.ARDS 的护理

(1)氧疗护理:确定给氧浓度的原则是在保证 PaO_2 迅速提高到 60 mmHg 或 SpO_2 达 90%以上的前提下,尽量降低给氧浓度。ARDS 患者轻者可用面罩给氧,多数患者需使用机械通气。

保护性机械通气是治疗 ARDS 的主要方法,其中最重要的是应用 PEEP 和小潮气量治疗。采用小潮气量,旨在控制吸气平台压,防止肺泡过度扩张。应用 PEEP 时应注意:①对血容量不足的患者,应补充足够的血容量以代偿回心血量的不足,但又不能过量,以免加重肺水肿。②PEEP 一般从低水平开始应用,逐渐增加至合适水平,使 PaO_2 维持在 >60 mmHg 而 FiO_2<0.6。③使用 PEEP 时,应注意观察避免气压伤的发生。④有条件者采用密闭式吸痰方法,尽量避免中断 PEEP。

(2)控制液体量:注意控制 ARDS 患者液体摄入量,出入量宜维持负平衡(-500 mL 左右)。

(3)积极配合治疗原发病:如按医嘱控制感染、固定骨折、纠正休克等。

(4)营养支持:由于 ARDS 时机体常处于高代谢状态,应按医嘱补充足够的营养,应提倡全胃肠营养。

(5)防治并发症:注意观察感染等并发症,如发热、咳嗽、咳黄绿色痰液等,应根据医嘱留取各种痰液标本。

7.慢性阻塞性肺疾病急性发作的护理

在控制性氧疗、抗感染、祛痰、止咳、松弛支气管平滑肌等治疗措施的基础之上,协助患者咳嗽、咳痰,必要时给予吸痰,保持呼吸道通畅。

8.气胸的护理

积极配合给予排除胸腔气体,闭合漏口,促进患肺复张,减轻呼吸困难,改善缺氧症状等急救措施。

(1)胸腔穿刺抽气:张力性气胸患者如病情危重,应做好配合紧急穿刺排气的准备。在患侧锁骨中线第 2 或第 3 肋间用 16~18 号粗针头刺入排气,每次抽气不宜超过 1 000 mL。

(2)胸腔闭式引流:目的是排出气体,促使肺膨胀。患者在胸腔闭式引流时,护理上应注意:①连接好胸腔闭式引流装置。②搬动患者时,应夹闭引流管,并妥善固定。③更换引流装置时需夹闭引流管,注意无菌操作。④引流过程中注意观察引流是否通畅,穿刺口有无渗血。渗血多时,及时报告医师,随时给予更换敷料等处理。⑤鼓励患者咳嗽、深呼吸,促进胸腔内气体的排出。

(3)手术准备:若胸腔引流管内持续不断逸出大量气体,呼吸困难未改善,提示可能有肺和支气管的严重损伤,应做好手术探查修补裂口的准备。

(4)并发症的护理:①复张后肺水肿处理:复张后肺水肿多发生于抽气过多或过快时,表现为胸闷、咳嗽、呼吸困难无缓解,严重者可有大量白色泡沫痰或泡沫血痰。处理包括停止抽气,患者取半卧位、吸氧、应用利尿药等。②皮下气肿和纵隔气肿:皮下气肿一般不需要特殊处理往往能自行吸收,但需注意预防感染。吸入高浓度氧可促进皮下气肿的吸收消散。若纵隔气肿张力过高,必要时需做锁骨上窝切开或穿刺排气处理。

9.心理护理

呼吸困难患者因为突然发病,几乎都存在恐惧心理,应关注患者的神情变化,给予恰当的病情告知、安慰与心理支持,使其尽可能消除恐惧,保持情绪平稳,从而有良好的遵医行为。

10.转运护理

急诊处理后需手术或住院的患者,应做好转运的准备工作。根据病情,准备氧气、监护仪、简易呼吸器、除颤仪等必要的转运抢救设施,安排相应的工作人员护送至手术室或病房,保证转运途中安全。

第二节　窒息

窒息(asphyxia)是指气流进入肺脏受阻或吸入气体缺氧导致的衰竭或呼吸停止状态。一旦发生窒息,可迅速危及生命,应立即采取相应措施,查明原因,积极进行抢救。本部分主要讨论气道阻塞引起的窒息。

一、病因与发病机制

引起窒息的原因各异,但其发病机制都是由于机体的通气受限或吸入气体缺氧导致肺的通气与换气功能障碍,引起全身组织与器官缺氧、二氧化碳潴留进而导致组织细胞代谢障碍、酸碱失衡、功能紊乱甚至衰竭而死亡。根据病因可分为:①气道阻塞性窒息:分泌物或异物部分或完全堵塞气道致通气障碍所引起的窒息。②中毒性窒息:如 CO 中毒,大量的 CO 经呼吸道进入血液,与血红蛋白结合形成碳氧血红蛋白,阻碍氧与血红蛋白的结合及解离,引起组织缺氧造成的窒息。③病理性窒息:包括肺炎与淹溺等所致的呼吸面积的丧失,以及脑循环障碍引起的中枢性呼吸停止,主要表现为 CO_2 和其他酸性代谢产物蓄积引起的刺激症状与缺氧导致的中枢神经麻痹症状交织在一起。

二、病情评估与判断

1.气道阻塞的原因判断

通过健康史、血气分析、胸部平片、纤维支气管镜检查,可分别判断不同原因引起的窒息。

2.临床表现

气道阻塞的患者常呈吸气性呼吸困难,出现"四凹征"(胸骨上窝、锁骨上窝、肋间隙及剑突下软组织)。

(1)气道不完全阻塞:患者张口瞪目,有咳嗽、喘气或咳嗽微弱无力,呼吸困难,烦躁不安。皮肤、甲床和口腔黏膜、面色青紫。

(2)气道完全阻塞:患者面色灰黯青紫,不能说话及呼吸,很快意识丧失,呼吸停止。如不紧急解除窒息,将迅速导致死亡。

3.气道阻塞引起窒息的严重程度分级

Ⅰ度:安静时无呼吸困难,当活动时出现轻度的呼吸困难,可有轻度的吸气性喉喘鸣及胸廓周围软组织凹陷。

Ⅱ度:安静时有轻度呼吸困难,吸气性喉喘鸣及胸廓周围软组织凹陷,活动时加重,但不影响睡眠和进食,无烦躁不安等缺氧症状,脉搏尚正常。

Ⅲ度：呼吸困难明显，喉喘鸣声较响亮，吸气性胸廓周围软组织凹陷显著，并出现缺氧症状，如烦躁不安、不易入睡、不愿进食、脉搏加快等。

Ⅳ度：呼吸极度困难。患者坐立不安、手足乱动、出冷汗、面色苍白或发绀、心律不齐、脉搏细速、昏迷、大小便失禁等。若不及时抢救，则可因窒息导致呼吸心跳停止而死亡。

三、救治与护理

（一）救治原则

当窒息发生时，保持呼吸道通畅是关键，其次是采取病因治疗。对于气道不完全阻塞的患者，应查明原因，采取病因治疗和对症治疗，尽早解除气道阻塞。对于气道完全阻塞的患者，应立即解除窒息，或做好气管插管、气管切开或紧急情况下环甲膜穿刺的准备。

（二）护理措施

1.即刻护理措施

包括：①迅速解除窒息因素，保持呼吸道通畅。②给予高流量吸氧，使血氧饱和度恢复94%以上，必要时建立或重新建立人工气道，给予人工呼吸支持或机械通气。③建立静脉通路，遵医嘱给予药物治疗。④监测生命体征：给予心电、血压、呼吸、血氧饱和度监护，遵医嘱采动脉血做血气分析。⑤备好急救物品：如吸引器、呼吸机、气管插管、喉镜等开放气道用物。

2.根据窒息的严重程度，配合给予相应的救治与护理

（1）Ⅰ度：查明病因并进行针对性治疗，如由炎症引起，按医嘱应用抗生素及糖皮质激素控制炎症。若由分泌物或异物所致，尽快清除分泌物或取出异物。

（2）Ⅱ度：针对病因治疗，多可解除喉阻塞。

（3）Ⅲ度：严密观察呼吸变化，按医嘱同时进行对症治疗及病因治疗。经保守治疗未见好转、窒息时间较长、全身情况较差者，应及早做好配合气管插管或气管切开的准备。

（4）Ⅳ度：需立即行气管插管、气管切开或环甲膜穿刺术，应及时做好吸痰、吸氧及其相关准备与配合工作。

应注意的是：气管阻塞或气道异物引起的窒息，如条件允许，即使Ⅲ度、Ⅳ度呼吸困难，也可把握好时机，有效清理呼吸道或将异物取出后即可缓解呼吸困难，而不必首先行气管插管或气管切开术。

3.气道异物的护理

气道异物有危及生命的可能，应尽早配合取出异物，以保持呼吸道通畅，防止窒息及其他并发症的发生。可使用 Heimlich 手法排除异物或经内镜（直接喉镜、支气管镜、纤维支气管镜）取出异物。如确实难以取出的异物，应做好开胸手术、气管切开的准备。对有明显气道阻塞的患者，紧急情况下可用粗针或剪刀行环甲膜穿刺或切开术，以开放气道。

4.喉阻塞的护理

喉阻塞患者的护理重点是保持呼吸道通畅。对舌后坠及喉阻塞者，可使用口咽通气管开放气道。如为气管狭窄、下呼吸道梗阻所致的窒息，应立即做好施行气管插管或气管切开术的准备，必要时准备配合给予机械辅助通气。

5.大咯血窒息时的紧急处理

如为肺部疾病所致大咯血，有窒息前兆症状时，应立即将患者采取头低足高45°的俯卧位，

头偏向一侧,轻拍背部以利引流;及时吸出口腔内的血块,畅通呼吸道;在解除气道阻塞后按医嘱给予吸氧等措施,改善缺氧。

6.严密观察病情变化

随时注意患者呼吸、咳嗽及全身情况,如患者窒息后呼吸急促、口唇发绀、烦躁不安等症状仍不能改善或逐渐加重,应准备继续进行抢救。

7.其他

必要时,做好经纤维支气管镜或喉镜取异物的术前准备工作。

8.心理护理

嘱患者安静休息,避免剧烈活动,对精神紧张的患者,做好患者的解释和安慰工作。

第三节　急性胸痛

胸痛(chest pain)是指胸前区的不适感,包括胸部闷痛、刺痛、烧灼、紧缩或压榨感等,有时可放射至面颊、下颌部、咽颈部、肩部、后背部、上肢或上腹部,表现为酸胀、麻木或沉重感等,常伴有精神紧张、焦虑、恐惧感,是急诊科常见的症状之一。胸痛的病因复杂各异,且危险性存在较大的差别。急性胸痛是一些致命性疾病的主要临床表现,如急性冠状动脉综合征、主动脉夹层、急性肺栓塞等。目前,"胸痛中心"是一种新型的医疗模式,通过院内多学科及院内外急救医疗服务体系信息共享和流程优化,使急性胸痛患者得到了快速诊断和及时治疗,病死率降低,临床预后得到改善。

一、病因与发病机制

胸痛的病因涵盖各个系统,有多种分类方法,其中,从急诊处理和临床实用角度,可将胸痛分为致命性胸痛和非致命性胸痛两大类。致命性胸痛又可分为心源性胸痛和非心源性胸痛,其中急性冠脉综合征、主动脉夹层和急性肺栓塞属于致命性胸痛,其他病因详见表 7-5。

急性冠脉综合征(ACS)是以冠状动脉粥样硬化斑块破溃,继发完全或不完全闭塞性血栓形成为病理基础的一组临床综合征,包括不稳定型心绞痛(UA)、非 ST 段抬高型心肌梗死(NSTEMI)和 ST 段抬高型心肌梗死(STEMI);前两者又称非 ST 段抬高型急性冠脉综合征(NSTE-ACS)。其中,斑块破溃若形成微栓子或不完全血栓,可诱发 UA 或 NSTEMI;若形成完全性血栓,可诱发 STEMI。这些综合征均可导致心搏骤停和死亡,因此早期识别和快速反应至关重要。

表 7-5　胸痛的分类与常见病因

分类	病因
致命性胸痛	
心源性胸痛	急性冠脉综合征、主动脉夹层、心脏压塞、心脏挤压伤(冲击伤)
非心源性胸痛	急性肺栓塞、张力性气胸、食管破裂
非致命性胸痛	

分类	病因
心源性胸痛	稳定型心绞痛、急性心包炎、心肌炎、肥厚型梗阻性心肌病、应激性心肌病、主动脉瓣疾病、二尖瓣脱垂等
非心源性胸痛	
胸壁疾病	肋软骨炎、肋间神经炎、带状疱疹、急性皮炎、皮下蜂窝织炎、肋骨骨折、血液系统疾病所致骨痛（急性白血病、多发性骨髓瘤）等
呼吸系统	肺动脉高压、胸膜炎、自发性气胸、肺炎、急性气管-支气管炎、胸膜肿瘤、肺癌等
纵隔疾病	纵隔脓肿、纵隔肿瘤、纵隔气肿等
心理精神	抑郁症、焦虑症、惊恐障碍等
其他因素	过度通气综合征、痛风、颈椎病等

主动脉夹层（AD）是指主动脉内的血液经内膜撕裂口流入囊样变性的主动脉中层，形成夹层血肿，并随血流压力的驱动，沿主动脉壁纵轴延伸剥离导致的严重心血管急症。由于机械压迫、刺激和损伤导致突发撕裂样的胸部疼痛。约有半数主动脉夹层由高血压引起，其他病因包括遗传性血管病变（如马方综合征）、血管炎性疾病（如 Takayasu 动脉炎）、医源性因素（如导管介入诊疗术）、主动脉粥样硬化斑块内膜破溃以及健康女性妊娠晚期等。

急性肺栓塞引起的胸痛与低氧血症、冠状动脉灌注减少、肺动脉高压时的机械扩张和波及壁胸膜有关。

由于心、肺、大血管以及食管的传入神经进入同一个胸背神经节，通过这些内脏神经纤维，不同脏器疼痛会产生类似的胸痛表现。此外，内脏病变除产生局部疼痛外，尚可产生牵涉痛，其发生机制是由于内脏器官的痛觉纤维与由来自皮肤的感觉纤维在脊髓后角终止于同一神经元上，通过脊髓丘脑束传入大脑，大脑皮质把来自内脏的痛觉误感觉为相应体表的痛觉。

二、病情评估与判断

（一）评估与判断流程

急诊接诊急性胸痛患者时，首要任务是迅速评估患者生命体征，简要收集临床病史，判断是否有危及生命的表现，如生命体征异常、面色苍白、出汗、发绀、呼吸困难等，以决定是否需要立即对患者实施抢救；然后详细询问病史中疼痛及放射的部位、性质、持续时间、影响因素、伴发症状等，配合体格检查和辅助检查，进行综合分析与判断。需要强调的是，急诊护士面对每一例胸痛患者，均需优先排查致命性胸痛。

（二）临床表现

（1）起病：ACS 多在 10 min 内胸痛发展到高峰，而主动脉夹层是突然起病，发病时疼痛最严重。

（2）部位及放射：心绞痛或心肌梗死的疼痛常位于胸骨后或心前区，向左肩和左臂内侧放射，也可向左颈或面颊部放射而被误诊为牙痛。主动脉夹层随夹层血肿的扩展，疼痛可随近心端向远心端蔓延，升主动脉夹层疼痛可向前胸、颈、喉放射，降主动脉夹层疼痛可向肩胛间、背、腹、腰或下肢放射。急性肺栓塞、气胸常呈剧烈的患侧胸痛。

（3）性质：疼痛的性质多种多样，程度可呈剧烈、轻微或隐痛。典型的心绞痛和心肌梗死呈压榨样痛并伴有压迫窒息感，而非典型疼痛表现为"胀痛"或"消化不良"等非特异性不适。主动脉夹层为骤然发生的前后移行性撕裂样剧痛。急性肺栓塞有胸膜炎性胸痛或心绞痛样疼痛。

(4)持续时间及影响因素:心绞痛一般持续 2～10 min,休息或含服硝酸甘油后 3～5 min 内缓解,诱因包括劳累、运动、饱餐、寒冷、情绪激动等。不稳定型心绞痛还可在患者活动耐量下降或静息状态下发作,胸痛持续时间延长,程度加重,发作频率增加。心肌梗死的胸痛持续时间常大于 30 min,硝酸甘油无法有效缓解。呼吸时加重的胸痛多见于肺、心包或肌肉骨骼疾患。与进食关系密切的胸痛多见于食管疾病。

(5)伴发症状:胸痛伴有血流动力学异常,如大汗、颈静脉怒张、血压下降或休克时,多见于致命性胸痛。胸痛伴有严重呼吸困难、发绀、烦躁不安提示呼吸系统疾病的可能性较大。恶心、呕吐可为心源性或消化系统疾病所致胸痛患者的伴发症状。

(三)体格检查

ACS 患者可无特异性临床体征,部分表现为面色苍白、皮肤湿冷、发绀、颈静脉怒张、低血压、心脏杂音、肺部啰音等。主动脉夹层累及主动脉根部,可闻及主动脉瓣杂音;夹层破入心包引起心脏压塞可出现贝氏三联征,即颈静脉怒张、脉压差减小、心音低钝遥远;夹层压迫锁骨下动脉可造成脉搏短绌、双侧收缩压和(或)脉搏不对称。急性肺栓塞患者最常见体征是呼吸频率增快,可伴有口唇发绀;血压下降、休克提示大面积肺栓塞;单侧或双侧不对称性下肢肿胀、腓肠肌压痛提示患者合并深静脉血栓形成。

(四)辅助检查

(1)心电图:心电图是早期快速识别 ACS 的重要工具,标准十二或十八导联心电图有助于识别心肌缺血部位、范围和程度。①STEMI 患者典型心电图:至少两个相邻导联 J 点后新出现 ST 段弓背向上抬高,伴或不伴病理性 Q 波、R 波减低;新发的完全左束支传导阻滞;超急性期 T 波改变。②NSTE-ACS 患者典型心电图:同基线心电图比较,至少 2 个相邻导联 ST 段压低≥0.1 mV 或者 T 波改变,并呈动态变化。少数 UA 患者可无心电图异常表现。上述心电图变化可随心绞痛缓解而完全或部分消失,如果其变化持续 12 h 以上,提示 NSTEMI。③急性肺栓塞患者典型心电图:SⅠQⅢTⅢ征,即Ⅰ导联 S 波加深,Ⅲ导联出现 Q 波及 T 波倒置。

(2)实验室检查:心肌肌钙蛋白 I/T(cTnI/T)是诊断心肌梗死的特异性高、敏感性好的生物性标志物,高敏肌钙蛋白(hs-cTn)是检测 cTnI/T 的高敏感方法。如不能检测 cTn,肌酸激酶同工酶(CK-MB)检测可作为替代。

多数急性肺栓塞患者血气分析 PaO_2<80 mmHg 伴 $PaCO_2$ 下降。血浆 D 二聚体升高,因其敏感性高而特异性差,若其含量低于 500 $\mu g/L$,有重要的排除价值。

(3)超声心动图:可定位主动脉夹层内膜裂口,显示真、假腔的状态及并发心包积液和主动脉瓣关闭不全的改变等。

(4)CT 血管成像:是主动脉夹层和急性肺栓塞的临床首选影像学检查。

(5)肺动脉造影术:是在 CT 检查难以确诊或排除急性肺栓塞诊断时,或者患者需要血流动力学监测时应用。

（五）ACS 的危险分层

对于 ACS 患者的预后判断和治疗策略选择具有重要价值。

STEMI 高危特征包括：广泛 ST 段抬高、新发左束支传导阻滞、既往心肌梗死病史、Killip 分级＞Ⅱ级、下壁心肌梗死伴左室射血分数≤35％或收缩压＜100 mmHg 或心率＞100 次/分或前壁导联 ST 段下移≥0.2 mV 或右室导联 V4RST 段抬高≥0.1 mV、前壁心肌梗死且至少 2 个导联 ST 段抬高≥0.2 mV。

三、救治与护理

（一）救治原则

急性胸痛的处理原则是首先迅速识别致命性胸痛，给予积极救治，然后针对病因进行治疗。

1.ACS 的救治原则

（1）院前急救：①首先识别并确认缺血性胸痛，获取十二导联心电图，如果 ST 段抬高，将患者送往能进行心血管再灌注治疗的医院，有条件应提前与医院沟通。②监测生命体征和血氧饱和度，如果血氧饱和度＜94％，给予吸氧。③如果发生心搏骤停，立即进行 CPR 和除颤。④对症治疗，如舌下含服或喷雾硝酸甘油，必要时给予吗啡止痛。⑤建立静脉通路。⑥如果考虑给予院前溶栓治疗，应排除禁忌证。

（2）急诊科救治：①救治目标：识别并分诊患者，缓解缺血性胸部不适；预防和治疗 ACS 的急性致命并发症（如室颤、无脉性室性心动过速以及心源性休克、急性心力衰竭等）。②危险分层：根据评估结果，可将患者划分为 STEMI、高危 NSTE-ACS 以及中低危 NSTE-ACS，分别采取不同的救治措施。③早期再灌注治疗：如果 STEMI 患者症状出现时间＜12 h，应直接行经皮冠状动脉介入治疗（percutaneous coronary intervention，PCI），目标时间是从接诊到球囊扩张时间＜90 min。如果采用静脉溶栓治疗，目标时间是从接诊到进针时间＜30 min。

2.急性主动脉夹层的救治原则

积极给予镇静与镇痛治疗，给予控制血压、负性心率与负性心肌收缩力的药物，必要时介入或外科手术治疗。

3.急性肺栓塞的救治原则

在呼吸循环支持治疗的基础上，以抗凝治疗为主；对于伴有明显呼吸困难、胸痛、低氧血症的大面积肺栓塞病例，采取溶栓、外科手术取栓或介入导管碎栓治疗。

（二）护理措施

1.即刻护理措施

急性胸痛在没有明确病因前应给予：①安静卧床休息。②连接心电、血压、呼吸和血氧饱和度监测仪，注意电极位置应避开除颤区域和心电图胸导联位置。③当有低氧血症时，给予鼻导管或面罩吸氧，使血氧饱和度≥94％。④描记十二或十八导联心电图，动态关注 ST 段变化。⑤建立静脉通路，保持给药途径畅通。⑥按所在部门救治流程采取动脉、静脉血标本，监测血常规、血气分析、心肌损伤标志物、电解质、凝血试验、肝肾功能、D 二聚体等。⑦对 ACS 的急性致命并发症，如室颤、无脉性室性心动过速等，准备好急救药物和抢救设备。⑧对于 NSTE-ACS 极高危缺血患者，做好紧急行冠状动脉造影（＜2 h）的准备。⑨如果病情允许，协助患者按医嘱接受 X 线胸片、CT、磁共振成像(MRI)等影像学检查。

2.胸痛护理

观察胸痛的部位、性质、严重程度、有无放射、持续时间、伴随症状、缓解和加重因素。注意疼痛程度的变化，胸痛时表情有无面色苍白、大汗和血流动力学障碍；及时向医师报告患者疼痛变化；根据医嘱使用镇痛药，及时评估止痛的效果。

3.ACS 的护理

如胸痛的病因为 ACS，护理如下。

(1)按医嘱应用药物：明确用药剂量、途径、适应证、禁忌证以及简单药物原理。

1)阿司匹林：对于疑似 STEMI 患者，若无阿司匹林过敏史和近期胃肠道出血，应遵医嘱立即让其嚼服阿司匹林 150～300 mg，保证药物吸收效果。

2)硝酸酯类药物：包括硝酸甘油和硝酸异山梨酯。对于阿司匹林无法缓解的胸痛患者，若血流动力学稳定(收缩压高于 90 mmHg 或低于基线值 30 mmHg 以内且心率为 50～100 次/分)，每 3～5 min 让其舌下含服 1 片硝酸甘油，含服时确保舌下黏膜湿润，尽可能取坐位，以免加重低血压反应。若胸痛仍未缓解，及时报告医师，准备给予静脉滴注硝酸甘油，注意定期调整滴注速度，监测血流动力学和临床反应，使血压正常患者平均动脉压下降 10%，高血压患者平均动脉压下降 20%～30%。部分患者用药后可能出现面色潮红、头部胀痛、头晕、心动过速、心悸等不适，应告知患者是由于药物所产生的血管扩张作用所致，并注意密切观察。特别需要注意的是，对于心室前负荷不足的患者应慎用或不用硝酸甘油，这些情况包括：下壁心肌梗死和右室心肌梗死、低血压、心动过缓、心动过速以及过去 24～48 h 服用过磷酸二酯酶抑制剂。

3)吗啡：对于经硝酸酯类药物治疗胸痛未缓解的患者，应及时报告医师，准备给予吗啡治疗。吗啡有扩张血管作用，可能有前负荷依赖或 UA/NSTEMI 患者应慎用吗啡，因吗啡可能与其死亡率增高有关。

4)β受体阻滞药：排除低血压、心动过缓、心力衰竭的 ACS 患者按医嘱给予β受体阻滞药，降低过快心率和高血压，减轻心肌耗氧。

5)氯吡格雷：具有血小板抑制剂作用，起效快、使用安全。高危 ACS 保守治疗患者或延迟性 PCI 患者在早期辅助治疗中按医嘱给予氯吡格雷可改善预后，尤其适合对阿司匹林过敏的 ACS 高危人群应用。

(2)再灌注心肌的治疗与护理：起病 3～6 h，最多在 12 h 内，做好使闭塞的冠状动脉再通的准备，使心肌得到再灌注，减小心肌坏死的范围。

1)直接 PCI 治疗的适应证：STEMI 患者，包括：①发病 12 h 内或伴有新出现左束支传导阻滞，或伴严重急性心力衰竭或心源性休克(不受发病时间限制)。②发病 12～24 h 具有临床或心电图进行性缺血证据。

2)溶栓后 PCI 治疗的适应证：所有在院前溶栓的患者应及时转运到能进行 PCI 治疗的医院。①溶栓成功后 3～24 h，或溶栓后出现心源性休克或急性严重心力衰竭时，应行冠状动脉造影并对梗死相关血管行血运重建。②溶栓治疗失败患者。③溶栓成功后若出现再发缺血、血流动力学不稳定以及危及生命的室性心律失常或有再次闭塞证据的患者。

3)PCI 术前护理：协助医师向患者及患者家属介绍 PCI 目的、方法。按医嘱抽取血常规、凝血试验、心肌损伤标志物、肝肾功能等化验,做好手术区域的备皮,备好便携式给氧设施及必要的抢救药品与物品,尽快护送患者到介入导管室。

4)溶栓治疗的护理:如果因各种原因不能进行 PCI 而采用溶栓治疗,应:①评估溶栓治疗的适应证和禁忌证。②按医嘱准确给药,如尿激酶(UK)、链激酶(SK)和重组组织型纤维蛋白溶酶原激活剂(rt-PA)。③监测血压的改变。④按医嘱随时做心电图,及时了解再灌注心律失常和 ST 段的改变。⑤溶栓治疗最严重的并发症是颅内出血,应密切观察患者是否发生严重头痛、视觉障碍、意识障碍等。动、静脉穿刺后要注意延长按压局部时间至不出血为止。⑥按医嘱及时抽取和送检血液标本,及时了解化验和特殊检查结果。⑦注意观察有无药物不良反应,如寒战、发热等过敏反应。

(3)并发症的监测与处理。

1)心律失常的监测与处理:注意观察监护仪及心电图的心率(律),及时识别各种心律失常,并迅速配合医师给予及时处理。

2)心源性休克的监测与处理:密切观察患者的呼吸、血压、心率及皮肤颜色、温度及潮湿度等表现。如果患者出现心率持续增快、血压有下降趋势(<90 mmHg),血氧饱和度低于 94%,皮肤颜色苍白或发绀,四肢湿冷,表情淡漠等症状,应高度警惕发生心源性休克的可能,应及时通知医师,配合给予必要的处理。

心源性休克的处理:①补充血容量:估计有血容量不足,按医嘱补充液体,注意按输液计划调节滴速,观察有无呼吸困难、颈静脉充盈、恶心、呕吐、心前区疼痛加重等表现。②及时按医嘱给予药物:如血压低于 90 mmHg 及时给予血管活性药物(如多巴胺)等药物静脉滴注。用药时注意观察血压和输液部位的皮肤,根据医嘱和血压具体情况调节输液速度。需要时,按医嘱采取措施纠正酸中毒及电解质紊乱,保护肾功能。③密切观察病情变化:注意观察药物作用与不良反应,密切观察心率(律)、血压、血氧饱和度、尿量和患者状况,准确记录出入水量,及时向医师报告病情变化情况。

3)急性左心力衰竭的监测与处理:如患者出现不能平卧、呼吸困难、咳嗽、发绀、烦躁等心力衰竭症状时,立即准备按医嘱采取紧急措施:①体位:将患者置于坐位或半坐位。②保持呼吸道通畅,给予高流量面罩吸氧。③遵医嘱给予各种抢救药物:如静脉注射吗啡,镇静,减轻恐惧感,同时也可降低心率,减轻心脏负荷;应用氨茶碱,解除支气管痉挛,缓解呼吸困难;给予洋地黄制剂,增加心肌收缩力和心排血量;应用硝酸甘油、硝普钠等血管扩张剂静脉滴注,扩张周围血管,减少静脉回心血量;给予呋塞米静脉注射,利尿,减少循环血量。在给药过程中,注意按药物用法给药,血管活性药物一般应用微量泵注入控制输液速度,防止低血压。但对于肺和(或)体循环淤血者,注意严格控制静脉输液速度,监测液体出入量。④密切观察病情变化,协助完善相关检查:进行心电、血压、血氧饱和度监测,密切观察药物作用及其病情变化。描记十二导联心电图,留取动脉血气、脑钠肽、血常规、血糖、电解质和心肌损伤标志物等各种血标本;协助患者接受 X 线胸片、超声检查。

(4)心理护理:ACS 患者突然发病、症状重,加之处于医院的特殊环境,告知的手术风险及医疗费用等因素均会引起紧张、恐惧、焦虑、烦躁,甚至绝望等负性情绪。因此,应重视对患者的心理护理,注意关心体贴患者。抢救过程中适时安慰和鼓励患者,有针对性地告知相关抢救措施,减轻患者的恐惧感,取得患者及患者家属的配合,积极配合救治,增强对治疗的信心。

(5)健康指导:在救治 ACS 患者的同时,结合患者病情和不同特点对患者和患者家属实施健康教育和康复指导,强化预防意识,已有 ACS 病史应预防再次梗死和其他心血管不良事件称之为二级预防。

1)改变生活方式:①合理膳食:宜摄入低热量、低脂、低胆固醇、低盐饮食,多食蔬菜、水果和粗纤维食物(如芹菜、糙米等),避免暴饮暴食。②适当运动:保持适当的体力活动,以有氧运动为主,注意运动的强度和时间,以不致发生疼痛症状为度。③控制体重:在饮食治疗的基础上,结合运动和行为治疗等控制体重。④戒烟戒酒。

2)避免诱发因素:调整日常生活与工作量,不可过于劳累,避免情绪激动,减轻精神压力,保证充足睡眠。

3)正确应用药物:告知患者用药目的、作用及注意事项,指导患者正确应用抗血小板聚集、抗缺血、抗心律失常、降压降脂降糖等药物,积极治疗冠心病、高血压、高血脂、糖尿病等基础慢性疾病。

4)病情自我监测:向患者讲解疾病的知识,包括 ACS 发生的简单过程、诱因、监护意义。教会自测脉率,以及早发现心律失常。告知患者及患者家属心绞痛发作时的缓解方法,如心绞痛发作比以往频繁、程度加重,疼痛时间延长,应警惕心肌梗死的发生,及时就医。

4.主动脉夹层的护理

如胸痛的病因是主动脉夹层,护理如下。

(1)按医嘱给予药物治疗:①降压治疗:降压可以减轻或缓解患者胸痛,防止主动脉破裂,争取手术机会。一般静脉持续应用微量泵给药扩血管药物,如硝普钠,同时配合应用 β 受体阻滞药或钙离子拮抗剂,将收缩压控制在相应安全水平。用药过程中要密切监测血压变化,避免血压出现骤降或骤高,根据血压变化调节药物剂量,使血压维持在相对稳定和安全的水平。②镇痛治疗:如果患者胸痛剧烈,应及时报告医师,遵医嘱给予吗啡等治疗,观察并记录胸痛缓解情况,密切监测有无心动过缓、低血压和呼吸抑制等不良反应。

(2)密切观察病情变化:严密监测四肢血压和心率(律)的变化,观察胸痛缓解或加重情况;关注辅助检查结果,了解病情严重程度与发展趋势;出现任何异常情况,及时向医师报告。主动脉夹层极易发生夹层破裂而危及生命,应随时做好抢救的准备。

(3)做好介入治疗、手术或转运的准备:按医嘱为患者做好接受介入治疗或住院接受外科手术治疗的准备,按部门要求为转运过程中可能发生的病情变化做好充分的准备。

第四节 严重心律失常

心律失常(cardiac arrhythmia)是指心脏冲动的频率、节律、起源部位、传导速度或激动次序的异常。心律失常按其发生原理,可分为冲动形成异常和冲动传导异常,按照心律失常发生时心率的快慢,可将其分为快速性心律失常与缓慢性心律失常两大类。快速性心律失常是指心率>100 次/分,缓慢性心律失常是指心率<60 次/分;可导致临床症状的快速性心律失常通常心率≥150 次/分,缓慢性心律失常通常心率≤50 次/分。心室率过快或过慢,均可使心脏有效射血功能不全,血流动力学不稳定而导致生命危险。可以迅速导致晕厥、心绞痛、心力衰竭、休克甚至心搏骤停的心律失常称之为严重心律失常或危险性心律失常。严重心律失常是临床常遇到的一种急危重症,如果不能及时识别和处理,患者可在短期内死亡。如快速性心律失常中的心室颤动(ventricular fibrillation,VF)、室性心动过速(ventricular tachycardia,VT)、尖端扭转型室性心动过速(torsades de pointes,TdP)、心房颤动(atrial fibrillation,AF)、室上性心动过速(supraventricular tachycardia,SV_T)等;还有缓慢性心律失常中的二度房室传导阻滞和三度房室传导阻滞。

本节主要针对急诊常见的严重心律失常进行讨论。

一、病因与发病机制

严重心律失常有许多潜在的病因,可由下列病理状况引起:①器质性心脏病变:急性冠脉综合征、心肌病、先天性心脏病、病态窦房结综合征等。②药物中毒:洋地黄、奎尼丁、胺碘酮等。③电解质紊乱:低血钾、高血钾、低血镁等。④长 QT 综合征等。

心律失常的发生机制包括冲动形成的异常和(或)冲动传导的异常。窦房结、结间束、冠状窦口附近、房室结的远端和希氏束-浦肯野系统等处的心肌细胞均具有自律性。自主神经系统兴奋性改变或内在的病变,均可导致不适当的冲动发放。此外,原来无自律性的心肌细胞,如心房、心室肌细胞,也可在病理状态下出现异常自律性。冲动传导异常可以产生折返,折返是快速性心律失常的最常见发病机制。

二、病情评估与判断

(一)评估程序

1.初步评估

评估任何严重心律失常患者的第一步是确定是否存在脉搏。如果没有脉搏,立即进行心肺复苏。如果存在脉搏,判断患者血流动力学状态是稳定还是不稳定,血流动力学不稳定的心律失常往往需要立即处理。

2.进一步评估

快速性心律失常患者血流动力学稳定时,评估心电图,确定 QRS 波是宽还是窄,是规则还是不规则。规则的窄 QRS 波(<0.12 秒)心动过速常为室上性心动过速。规则的宽 QRS 波(>0.12 秒)心动过速可能为室性心动过速。快速心房颤动可表现为不规则的窄 QRS 心动过速。伴随差异性传导的心房颤动、预激综合征伴心房颤动、尖端扭转型室性心动过速等也可表现为不规则的宽 QRS 心动过速。

(二)健康史评估

询问患者是否曾经患有心律失常、器质性心脏病、心悸、电解质紊乱等病史。病史采集通常能帮助判断:①心律失常的存在及其类型。②心律失常的诱发因素,如烟、酒、咖啡、运动及精神刺激等。③心律失常发作的频繁程度、起止方式。④心律失常对药物和非药物方法的反应。

（三）临床表现

评估患者有无心悸、头晕、乏力、胸闷等症状。如果患者出现晕厥、持续胸痛、低血压（90 mmHg 以下）或其他休克征象则为血流动力学不稳定状态，这种状态是指可能有重要器官受损或有发生心搏骤停的危险。

（四）辅助检查

1.心电图检查

（1）室上性心动过速：①频率大多在 160～250 次/分，节律规则。②P 波形态异常，P-R＞0.12 秒者为房性，P 波呈逆行性（Ⅱ、Ⅲ、aVF 导联倒置，aVR 导联直立）或 P-R＜0.12 秒者为房室交界性，多数情况下 P 波与 T 波融合，无法辨认。③QRS 波群形态和时限正常，若伴有预激综合征、室内差异性传导或束支传导阻滞时，QRS 波群可宽大畸形（图 7-1）。

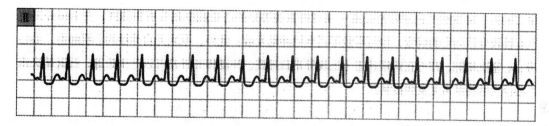

图 7-1　室上性心动过速

（2）心房颤动：P 波消失，代之以形态、间隔及振幅均绝对不规则的 f 波，频率 350～600 次/分；R-R 间期绝对不等，心室率通常在 100～160 次/分；QRS 波群形态一般正常，当心室率过快时，发生室内差异性传导时，QRS 波群可增宽变形（图 7-2）。

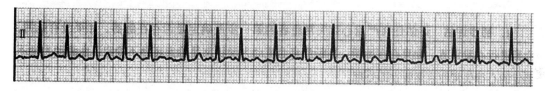

图 7-2　心房颤动

（3）室性心动过速：心电图表现为 3 个或 3 个以上的室性期前收缩连续出现；宽大畸形 QRS 波群，时限超过 0.12 秒；ST-T 波方向与 QRS 波主波方向相反；心室率通常为 100～250 次/分；心律规则，也可略不规则，常呈现房室分离。根据发作时 QRS 波群形态，又可分为单形性室性心动过速和多形性室性心动过速（图 7-3）。

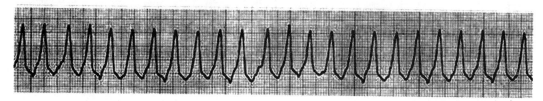

图 7-3　室性心动过速

（4）尖端扭转型室性心动过速：心电图表现 QRS 波群的振幅与波峰围绕等电位线上下扭转，呈周期性改变，频率 200～250 次/分，QT 间期通常超过 0.5 秒，u 波显著（图 7-4）。

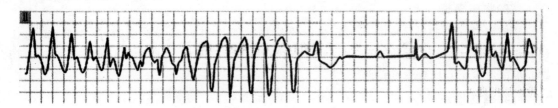

图 7-4　尖端扭转型室性心动过速

（5）心室颤动：心电图表现为 P 波、QRS 波、T 波均消失，呈形态、振幅各异的不规则心电波形，频率为 250～500 次/分（图 7-5）。

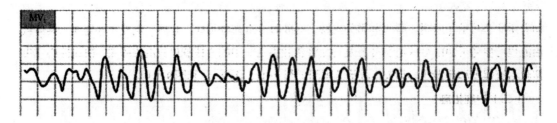

图 7-5　心室颤动

（6）二度房室传导阻滞：心电图表现为 P-R 间期恒定，间断或周期性出现 P 波后 QRS 波脱落，下传搏动的 PR 间期大多正常；阻滞位于希氏束－浦肯野系统，QRS 波群增宽，形态异常（图 7-6）。

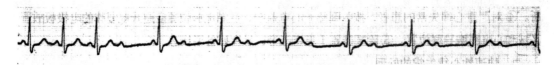

图 7-6　二度房室传导阻滞

（7）三度房室传导阻滞：心电图特征为：①P-P 间期和 R-R 间期有各自的规律性，P 波与 QRS 波群无传导关系。②P 波频率较 QRS 波群频率为快。③心室起搏点位于希氏束及其近邻，QRS 波群正常，为交界逸搏心律，心室率 40～60 次/分；若位于室内传导系统的远端，则 QRS 波群增宽，为室性逸搏心律，心室率可低至 40 次/分以下，心室律常不稳定（图 7-7）。

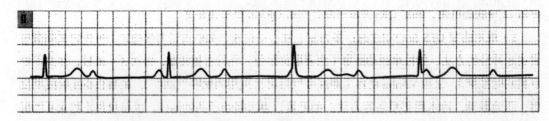

图 7-7　三度房室传导阻滞

2.动态心电图检查

连续记录患者 24 h 的心电图，目的是：①了解心悸与晕厥等症状的发生是否与心律失常有关。②明确心律失常发作与日常活动的关系及昼夜分布特征。③协助评价抗心律失常药物的疗效等。

3.心脏超声检查

可以协助诊断有无器质性心脏病,如心肌病、先天性心脏病、急性心肌梗死等。

4.实验室检查

有助于明确心律失常的病因,判断是否有低血钾、高血钾、低血镁等离子紊乱,检查心肌生化标志物,协助急性心肌梗死的诊断。

(五)病情严重程度评估与判断

心律失常的严重程度主要取决于心律失常类型、心率快慢、持续时间、有无血流动力学变化及潜在心脏疾病。如阵发性室上性心动过速严重程度取决于心率快速程度与持续时间。心房颤动(简称房颤)病情的轻重取决于心室率的快慢,如快速房颤(心室率超过120次/分),患者出现心悸、胸闷等现象,则需要处理。心室率超过150次/分,患者可发生心绞痛与充血性心力衰竭。心室率超过180次/分,可能引起心室颤动。室性心动过速病情严重程度因发作时心率、持续时间、有无血流动力学变化而不同。非持续性室性心动过速(发作时间小于30秒,可自行终止)的症状和病情较轻微。持续性室性心动过速(发作时间超过30秒,需药物或电复律终止)常伴有明显血流动力学障碍与心肌缺血的症状。尖端扭转型室性心动过速是多形性室性心动过速的一个特殊类型,可进展为心室颤动和猝死。心室颤动是心室静止前的心电图征象,临床表现为意识丧失、抽搐、呼吸停止甚至死亡。三度房室传导阻滞的症状取决于心率的快慢与伴随的基础病变,心室率过低(<40次/分)时,患者将有发生晕厥的危险。

三、救治与护理

(一)救治原则

尽快终止心律失常,改善血流动力学状态,积极治疗原发病。根据心律失常的种类以及血流动力学状态可给予气道、呼吸和循环支持,必要时进行药物治疗、起搏、电复律等处理。

(二)护理措施

1.即刻护理措施

包括:①立即协助患者采取舒适、安静卧位休息。②保持气道通畅,存在低氧血症时,给予氧气吸入,保证血氧饱和度≥94%。③立即描记十二导联心电图,协助心律失常的诊断。④对严重心律失常的患者,按医嘱给予心电监护,注意电极位置应避开电复律的电极板放置区域和心电图胸导联位置。⑤除颤器置于患者床旁,呈完好备用状态。

2.快速性心律失常的处理

(1)血流动力学稳定的快速性心律失常:对于血流动力学稳定的心动过速患者,立即描记与评估十二导联心电图,确定QRS波群时限,判断QRs波是窄还是宽。

1)规则的窄QRS波心动过速:多为室上性心动过速,如血流动力学稳定,可先尝试刺激患者迷走神经的方法。如按摩颈动脉窦(患者取仰卧位,先行右侧按摩,每次5~10秒,注意不要双侧同时按摩),采取Valsalva动作(即深吸气后屏气再用力做呼气动作),刺激恶心反射或咽反射,压迫眼球,冷水面部浸浴等方法。如无效,遵医嘱给予药物治疗。腺苷可终止约90%的折返性心律失常,但对于合并心绞痛、支气管哮喘、室性心律失常、年龄大于60岁者应该慎用或禁用。也可遵医嘱给予普罗帕酮、维拉帕米、胺碘酮等药物治疗。或遵医嘱协助患者办理住院手续,准备接受经食管心房调搏复律和导管射频消融术等其他治疗。

2)不规则的窄 QRS 波心动过速:很可能为心房颤动。主要是处理心律失常及预防发生血栓栓塞。对于阵发性心房颤动伴快速心室率,最初的治疗目标是减慢心室率,可遵医嘱给予静脉注射 β 受体阻滞药、钙通道阻滞药或地高辛。将心房颤动转复为窦性心律的方法包括药物转复、电转复及导管消融治疗。ⅠA(奎尼丁、普鲁卡因胺)、ⅠC(普罗帕酮)或Ⅲ类(胺碘酮)抗心律失常药物均可能转复心房颤动。目前常用胺碘酮,因其致心律失常发生率最低。奎尼丁可诱发致命性室性心律失常,目前已很少使用;ⅠC 类药也可致室性心律失常,严重器质性心脏病患者不宜使用。药物复律无效时,可改用电复律。导管消融被列为心房颤动的二线治疗,不推荐作为首选治疗方法。遵医嘱给予肝素或华法林进行抗凝治疗,预防血栓栓塞。

3)规则的宽 QRS 心动过速:多为室性心动过速,在做好专科医师会诊准备的同时,可遵医嘱给予静脉注射抗心律失常药物或同步电复律,首选药物为胺碘酮,也可以使用普鲁卡因胺、利多卡因等。对于血流动力学尚稳定但持续时间超过 24 h 或药物治疗无效的 V_T 也可选择电复律。

4)不规则的宽 QRS 心动过速:做好专科医师会诊的准备。如出现尖端扭转型室性心动过速,应立即遵医嘱给予硫酸镁,并做好随时进行心肺复苏的准备。

(2)血流动力学不稳定的快速性心律失常:如快速性心律失常患者伴有晕厥、持续的胸部不适或疼痛、低血压或其他休克征象,应立即准备进行同步电复律。对于规则的窄波,通常给予初始能量为 50~100 J 的双相波同步电复律;对于不规则的窄波,通常给予初始能量为 120~200 J 的双相波同步电复律;对于规则的宽波,通常给予初始能量为 100 J 的双相波同步电复律,如果首次电击无效,可采用逐级提高模式增加电击能量。如果可能,对清醒的患者,按医嘱给予镇静剂,但不要延误对血流动力学不稳定患者进行电复律。心房颤动给予紧急复律治疗可选用静脉肝素或皮下注射低分子肝素抗凝。

(3)心室颤动:立即进行心肺复苏,尽早实施非同步直流电除颤,首次单相波除颤能量为 360 J,双相波除颤能量选择 120~200 J,除颤之后立即继续 5 个周期(约 2 min)的 CPR,CPR 后再次分析心律,必要时再次除颤。遵医嘱给予肾上腺素和抗心律失常药。

3.缓慢性心律失常的处理

对于心动过缓患者,在气道开放良好和呼吸顺畅的前提下,如果出现血流动力学不稳定的表现,应遵医嘱给予静脉注射阿托品 0.5 mg,必要时重复使用,最大剂量不超过 3 mg。如果患者对阿托品没有反应,应做好专科会诊和起搏治疗的准备,等待起搏治疗期间,如果患者出现低血压,可遵医嘱静脉输注肾上腺素、多巴胺或异丙肾上腺素等药物。

4.病情观察

注意了解引发心律失常的原因、发作时的症状、持续的时间及患者发作时的心理状态。当患者主诉头晕、乏力时,应注意观察患者是否伴有血流动力学不稳定。当患者出现胸痛、胸闷甚至心绞痛发作时,说明冠状动脉灌注减少。如果出现了呼吸困难,说明患者可能出现了心力衰竭。如果患者出现头痛、恶心、肢体活动及语言障碍、下肢疼痛,应高度警惕患者发生了血栓栓塞事件。应对患者的主诉给予高度的重视,为尽快救治患者提供最佳的时机。

5.用药护理

遵医嘱及时、正确使用抗心律失常药物。应用抗心律失常药物时,应注意获取基线生命体征数据,观察药物的疗效和不良反应。

6.持续心电、血压监护

给予心电、血压监护,严密监测心率、心律和血压的变化。如出现以下变化,应及时与医师联系,随时做好急救处理的准备。

(1)心率:低于 50 次/分或大于 150 次/分。

(2)心律:①频发室性期前收缩(每分钟 5 次以上)或室性期前收缩呈二联律。②连续出现 2 个以上多源性室性期前收缩或反复发作的短阵室性心动过速。③室性期前收缩落在前一搏动的 T 波之上(RonT 现象)。④心室颤动。⑤不同程度的房室传导阻滞。

(3)低血压:收缩压低于 90 mmHg,脉压小于 20 mmHg。

(4)阿-斯综合征:患者突然意识丧失、昏迷或抽搐、心音消失、血压测不到、呼吸停止或发绀、瞳孔散大。

7.电复律治疗与护理

对血流动力学不稳定的异位性快速心律失常或心室颤动,应配合医师紧急进行直流电复律或除颤。电复律后应严密监测心率、心律的变化,如有异常及时配合医师处理。

8.介入治疗准备

及时按医嘱做好心脏起搏、导管射频消融治疗的准备工作。

9.健康宣教

包括:①病因预防:注意劳逸结合、生活规律,保证充足的休息和睡眠,避免过多摄入浓咖啡、浓茶等。②用药:遵医嘱服用抗心律失常药物,不能擅自增减药物,如有异常及时就诊。③自我监测病情:学会测量脉搏的方法,了解心律失常的相关症状进行自我监测。④定期复查心电图,及早发现病情变化并及时就诊。

第五节　急性腹痛

急性腹痛(acute abdo minalpain)是指发生在 1 周之内,由各种原因引起的腹腔内外脏器急性病变而表现在腹部的疼痛,是临床上常见的急症之一,具有发病急、变化多、进展快的特点,若处理不及时,极易发生严重后果,甚至危及患者生命。护士细致的评估、严密的观察和及时的护理,对把握患者抢救时机和疾病的疗效与预后起到重要的作用。

一、病因与发病机制

(一)病因

可引起腹痛的病因很多,可分为器质性和功能失调性两类。器质性病变包括急性炎症、梗阻、扩张、扭转、破裂、损伤、出血、坏死等;功能失调性因素有麻痹、痉挛、神经功能紊乱、功能暂时性失调等。

1.腹腔脏器病变引起的腹痛

包括:①急性炎症:如急性胃炎、急性胃肠炎、急性肠系膜淋巴结炎、急性肾盂肾炎、急性回肠或结肠憩室炎、自发性腹膜炎等;急性胰腺炎、阑尾炎、胆囊炎、急性化脓性胆管炎、腹腔内各种脓肿、急性盆腔炎、急性附件炎、急性泌尿系感染以及急性细菌性或阿米巴性痢疾等。②急性梗阻或扭转:常见的有急性肠梗阻(包括肠套叠、肠扭转)、腹内/外疝、胆道、肾、尿路管结石嵌顿性绞痛、胆道蛔虫症、肠系膜或大网膜扭转、急性胃或脾扭转、胃黏膜脱垂症、卵巢囊肿蒂扭转等。③急性穿孔:消化性溃疡急性穿孔、胃肠道癌或肠炎症性疾病急性穿孔、胆囊穿孔、子宫穿孔、外伤性胃肠穿孔等。④急性内出血:如腹部外伤所致肝、脾、肾等实质脏器破裂,肝癌等破裂;异位妊娠、卵巢或黄体破裂等。⑤血管病变:见于腹主动脉瘤、肾梗死、肠系膜动脉急性栓塞或血栓形成、肠系膜静脉血栓形成、急性门静脉或肝静脉血栓形成、脾梗死、夹层动脉瘤等。⑥其他:如急性胃扩张、痛经、肠易激综合征、腹壁皮肤带状疱疹等。

2.腹腔外脏器或全身性疾病引起的腹痛

以胸部疾病所致的放射性腹痛和中毒、代谢疾病所致的痉挛性腹痛为多,常伴有腹外其他脏器病症,而无急性腹膜炎征象。①胸部疾病:如不典型心绞痛、急性心肌梗死、急性心包炎、主动脉夹层、肋间神经痛、下肺肺炎、肺脓肿、胸膜炎、气胸等。②代谢及中毒疾病:如铅、砷、汞、酒精中毒,尿毒症,糖尿病酮症酸中毒,低钙血症等。③变态反应性疾病:如腹型过敏性紫癜、腹型风湿热。④神经源性疾病:如脊柱结核、带状疱疹、末梢神经炎、腹型癫痫、胃肠功能紊乱、神经功能性腹痛等。

(二)腹痛发病机制

1.体性痛(somatic pain)

脏腹膜上虽然没有感觉受体,但近脏器的肠系膜、系膜根部、小网膜及膈肌等均有脊髓性感觉神经,当病变累及其感觉神经时产生冲动,并上传至丘脑,被大脑感知。体性痛较剧烈,定位较准确,与体位有关,变换体位常可使疼痛加重。

2.内脏痛(true visceral pain)

多由消化道管壁平滑肌突然痉挛或强力收缩,管壁或脏器突然扩张,急性梗阻、缺血等刺激自主神经的痛觉纤维传导所致,常为脏器本身的疼痛。

3.牵涉痛(referred pain)

也称放射痛或感应性痛,是由某种病理情况致身体某一局部疼痛,疼痛部位非病变所在部位,但与病变脏器的感觉常来自于同一节段的神经纤维。

二、病情评估与判断

(一)病情评估

1.快速评估全身情况

急诊护士接诊后应首先评估患者的总体情况,初步判断病情的轻、重、缓、急,以决定是否需要作急救处理。对危重患者,应重点评估(包括神志、回答问题能力、表情、血压、脉搏、体位、疼痛程度等),之后迅速分诊送入治疗区进行急救处理,待情况允许再做详细检查。表情痛苦、面色苍白、脉搏细速、呼吸急促、大汗淋漓、仰卧不动或蜷曲侧卧、明显脱水等提示病情较重。如脉搏细速伴低血压,提示低血容量。

2.评估一般情况

包括:①年龄:青壮年以急性胃穿孔、阑尾炎、肠梗阻、腹部外伤所致脏器破裂出血等多见。

中老年以胃肠道癌肿及并发症、胆囊炎、胆石症及血管疾病等发病率高。②性别：如溃疡病穿孔、急性阑尾炎、肠梗阻、尿路结石以男性多见，而胆囊炎、胰腺炎则女性多见。③既往史：了解既往有无引起急性腹痛的病史，如溃疡病、阑尾炎等，有无类似发作史，有无腹部外伤史、手术史，有无心肺等胸部疾病和糖尿病、高血压史等。女性应了解月经生产史，闭经且发生急性腹痛并伴休克者，应高度警惕异位妊娠破裂内出血。

3.重点详细询问腹痛相关信息

（1）诱发因素：胆囊炎或胆石症常于进食油腻食物后发作；急性胰腺炎发作前常有酗酒、高脂饮食、暴饮暴食史；部分机械性肠梗阻与腹部手术有关；溃疡病穿孔在饱餐后多见；剧烈活动或突然改变体位后突发腹痛可能为肠扭转；腹部受暴力作用引起剧痛伴休克者，可能是肝、脾破裂所致。

（2）疼痛部位：最早发生腹痛及压痛最明显的部位常是发生病变的部位，可帮助推断可能的病因，见表7-6。

表7-6　疼痛部位与病变脏器

疼痛部位	病变脏器或原因
右上腹	肝、胆、胃、十二指肠、结肠肝曲、右肾、右膈下、右肺、胸膜
左上腹	胃、胰、脾、结肠脾曲、左膈下、左下肺、左肾、胸膜
脐部或脐周	小肠、网膜、肠系膜、淋巴结
脐下	膀胱、子宫、盆腔
右下腹	阑尾、回肠、回盲部、右输尿管、右卵巢
左下腹	乙状结肠、降结肠、左输尿管、左卵巢
弥漫性或部位不定	急性弥漫性腹膜炎（原发性或继发性）、机械性肠梗阻、急性出血性坏死性肠炎、血卟啉病、铅中毒、腹型过敏性紫癜等

（3）疼痛的起病方式、性质和程度。

1）疼痛的起病方式、性质：

炎症性急性腹痛：以腹痛、发热、压痛或腹肌紧张为主要特点。一般起病较缓慢，多由轻渐重，剧痛呈持续性并进行性加重，炎症波及脏器浆膜和壁腹膜时，呈典型局限性或弥漫性腹膜刺激征。常见于急性阑尾炎、胆囊炎、腹膜炎、胰腺炎、盆腔炎等。

穿孔性急性腹痛：以突发持续腹痛、腹膜刺激征，可伴有肠鸣音消失或气腹为主要特点。突然起病，呈剧烈的刀割样、烧灼样痛，后呈持续性，范围迅速扩大。常见于外伤、炎症或癌肿侵蚀导致的空腔脏器破裂，如溃疡穿孔、胃癌穿孔、胆囊穿孔、外伤性肠穿孔等。

梗阻性急性腹痛：以阵发性腹痛、呕吐、腹胀、排泄功能障碍为主要特点。多突然发生，呈阵发性剧烈绞痛，当梗阻器官合并炎症或血运障碍时，常呈持续性腹痛，阵发性加重。常见于肾、输尿管结石、胆绞痛、胆道蛔虫病、肠梗阻、肠套叠、嵌顿性疝、卵巢囊肿蒂扭转等。

出血性急性腹痛：以腹痛、失血性休克与急性贫血、隐性（内）出血或显性（外）出血（呕血、便血、尿血）为主要特点。起病较急骤，呈持续性，但不及炎症性或穿孔性腹痛剧烈，由于大量积血刺激导致急性腹膜炎，但腹膜刺激症状较轻，有急性失血症状。常见于消化性溃疡出血、肝脾破裂出血、胆道出血、肝癌破裂出血、腹主动脉瘤破裂出血、异位妊娠破裂出血等。

损伤性急性腹痛：以外伤、腹痛、腹膜炎或内出血综合征为主要特点。因暴力着力点不同，可有腹壁伤、空腔脏器伤及实质脏器伤造成的腹痛，原发性休克恢复后，常呈急性持续性剧烈腹痛，伴恶心、呕吐。

绞窄与扭转性急性腹痛：又称缺血性急性痛。疼痛呈持续性，因受阵发牵拉，可有阵发性类似绞痛加剧，常可触及压痛性包块，可有频繁干呕、消化道排空症状，早期无腹膜刺激征，随着坏死的发生而出现。

功能性紊乱及全身性疾病所致急性腹痛：疼痛常无明显定位，呈间歇性、一过性或不规律性，腹痛虽然严重，但体征轻，腹软，无固定压痛和反跳痛，常有精神因素或全身性疾病史。如肠道易激综合征、胃肠神经症、肠系膜动脉硬化或缺血性肠病、腹型癫痫、过敏性紫癜等。

腹部绞痛多发病急、患者痛苦，应注意鉴别，尽早明确病因（表 7-7）。

表 7-7　几种绞痛的鉴别

绞痛类别	绞痛的部位及放射痛	伴随症状及体征
肠绞痛	多位于脐周、下腹部	恶心、呕吐、腹泻或便秘、肠鸣音亢进等
胆绞痛	位于右上腹，放射至右背与右肩胛	黄疸、发热、肝可触及或 Murphy 征阳性
肾绞痛	肾区痛，沿腹壁肌外缘向下放射，达于腹股沟、外生殖器及大腿内侧	尿频、尿急、蛋白尿、血尿等
子宫病变绞痛	腰骶部或下腹部剧痛、坠痛	阴道流血、阴道排液等
胰腺绞痛	上腹或中上腹部，向左侧腰背部放射	黄疸、消化道症状、消瘦和乏力等

2)疼痛程度：腹痛程度可反映腹内病变的轻重，但疼痛的个体敏感性和耐受程度差异较大，影响其评价。刀割样剧痛可能为化学刺激引起，如空腔脏器急性穿孔；梗阻性疾病为剧烈疼痛，如肠扭转、卵巢囊肿蒂扭转、肾绞痛等；脏器破裂出血性疾病引起的腹痛略次之，如宫外孕、脾破裂、肝破裂等；炎症性疾病引起的腹痛较轻，如阑尾炎、肠系膜淋巴结炎等。

(4)与发作时间、体位的关系：餐后痛可能由于胆、胰疾病，胃部肿瘤或消化不良所致；饥饿痛发作呈周期性、节律性者见于胃窦、十二指肠溃疡；子宫内膜异位者腹痛与月经周期有关；卵泡破裂者腹痛发作在月经间期。如果某些体位使腹痛加剧或减轻，有可能成为诊断的线索，如胃黏膜脱垂患者左侧卧位可使疼痛减轻；胰腺疾病患者前倾坐位或膝胸位时疼痛减轻；腹膜炎患者活动疼痛加剧，蜷缩侧卧疼痛减轻；反流性食管炎患者烧灼痛在躯体前屈时明显，而直立位时减轻。

(5)伴随症状。

1)消化道症状：①恶心、呕吐：常发生于腹痛后，可由严重腹痛引起。急性胆囊炎、溃疡病穿孔均可伴有恶心、呕吐。急性胃肠炎、胰腺炎发病早期呕吐频繁，高位肠梗阻呕吐出现早而频繁，低位肠梗阻或结肠梗阻呕吐出现晚或不出现；呕吐物的性质及量与梗阻部位有关，如呕吐宿食不含胆汁则为幽门梗阻，呕吐粪水样物常为低位肠梗阻。②排便改变：腹痛伴有呕吐、肛门停止排气、排便多见于肠梗阻；腹痛伴有腹泻，多见于急性肠炎、痢疾、炎症性肠病、肠结核等；伴有果酱样便是肠套叠的特征；伴有血便，多见绞窄性肠梗阻、肠套叠、溃疡性结肠炎、坏死性肠炎、缺血性疾病等。

2)其他伴随症状：①休克：腹痛同时伴有贫血者可能是腹腔脏器破裂（如肝、脾或异位妊娠破裂);不伴贫血者见于急性胆管炎、胃肠穿孔、绞窄性肠梗阻、肠扭转、急性胰腺炎等。②黄疸:多见于急性胆管炎、胆总管结石、壶腹部癌或胰头癌。③发热:外科疾病一般是先有腹痛后发热;而内科疾病多先有发热后有腹痛。如伴发热、寒战者,多见于胆道感染、腹腔或腹内脏器化脓性病变、下肺炎症或脓肿等。④血尿、排尿困难:多见于泌尿系感染、结石等。⑤盆腔炎症或积液、积血时可有排便次数增多、里急后重感。

4.体格检查

重点在评估腹部情况。腹部体检时应嘱患者取仰卧位,双腿屈曲充分暴露全腹,然后对腹部进行视、触、叩、听四个方面的检查。①视诊:全腹膨胀是肠梗阻、腹膜炎晚期表现。不对称性腹胀可见于肠扭转、闭袢性肠梗阻。急性腹膜炎时腹式呼吸运动减弱或消失。注意有无胃肠蠕动波及胃肠型,腹股沟区有无肿块等。②触诊:最重要的腹部检查,着重检查腹膜刺激征,腹部肌紧张、压痛与反跳痛的部位、范围和程度。压痛最明显之处往往就是病变所在,是腹膜炎的客观体征。炎症早期或腹腔内出血表现为轻度腹肌紧张,较重的感染性病变如化脓性阑尾炎、肠穿孔表现为明显肌紧张。胃十二指肠、胆道穿孔时,腹壁可呈"板状腹",但随着时间延长,腹腔内渗液增加而使腹膜刺激征反而减轻。注意年老体弱、肥胖、小儿或休克患者,腹膜刺激征常较实际为轻。③叩诊:先从无痛区开始,叩痛最明显处常是病变部位。肝浊音界消失提示胃肠道穿孔致膈下游离气体。移动性浊音表示腹腔积液或积血。④听诊:判断胃肠蠕动功能,一般选择脐周听诊。肠鸣音活跃、音调高、有气过水音提示机械性肠梗阻。肠鸣音消失或减弱多见于急性腹膜炎、血运性肠梗阻和肠麻痹。上腹部振水音可能提示幽门梗阻或胃扩张。

5.辅助检查

(1)实验室检查:①血常规:白细胞总数和中性粒细胞百分比升高提示感染性疾病;血红蛋白及红细胞进行性减少提示有活动性出血可能。②尿常规:尿中大量红细胞提示肾绞痛、泌尿系肿瘤和损伤,白细胞增多表示感染。糖尿病酮症酸中毒可见尿糖、尿酮体阳性。③大便常规:糊状或水样便,含少量红、白细胞可能为细菌性食物中毒引起的急性肠炎;黏液脓血提示痢疾可能;血便提示有消化道出血;大便隐血阳性提示消化道肿瘤。④血生化:血、尿或腹水淀粉酶增高常是急性胰腺炎;血肌酐、尿素氮升高提示肾功能不全;人绒毛膜促性腺激素有助于异位妊娠诊断。

(2)X线检查:胸部X线检查可显示肺、胸膜及心脏病变;腹部透视和摄片检查如发现膈下游离气体,提示胃肠穿孔;肠内有气液平面,肠腔内充气较多,提示肠梗阻;怀疑有尿路病变可摄腹部平片或做静脉肾盂造影。

(3)超声检查:对肝、胆、胰、脾、肾、输尿管、阑尾、子宫及附件、膀胱等形态、大小、占位性病变、结石、异位妊娠,腹腔积液、腹腔内淋巴结及血管等病变等均有较高的诊断价值,是首选检查方法。在超声指引下进行脓肿、腹腔积液及积血等穿刺抽液。

(4)内镜检查:包括胃镜、十二指肠镜、胆道镜、小肠镜和结肠镜等,对急性腹痛的诊断具有极其重要的意义。明确消化道出血的病因同时可行内镜下止血或病灶切除。

(5)CT检查:对病变定位定性有很大价值。其优点是不受肠管内气体的干扰。CT是评估急腹症的又一个安全、无创而快速有效的方法,特别是对判断肝胆胰等实质性脏器病变、十二指肠和主动脉病变方面较超声检查更具优势。PET-CT检查对肿瘤的诊断更加敏感。

（6）直肠指检：盆位阑尾炎可有右侧直肠壁触痛，盆腔脓肿或积血可使直肠膀胱凹窝呈饱满感、触痛。

（7）其他检查：怀疑腹腔有积液或出血，可进行腹腔诊断性穿刺，吸取液体进行常规检查和细胞学检查，可以确定病变性质；阴道后穹窿穿刺主要用于判断异位妊娠破裂出血、盆腔脓肿或盆腔积液；40岁以上患者，既往无慢性胃病史，突然发作上腹痛应常规做心电图，以识别有无心脏及心包病变。

（二）病情判断

急性腹痛的病情严重程度可分为三类：①危重：先救命后治病。患者出现呼吸困难、脉搏细弱、严重贫血貌，如腹主动脉瘤破裂、异位妊娠破裂合并重症休克，应立即实施抢救。②重：配合医师诊断与治疗。患者持续腹痛伴器官功能障碍，如消化道穿孔、绞窄性肠梗阻、卵巢囊肿蒂扭转等，应配合医师尽快完成各项相关检查，纠正患者一般情况，准备急诊手术和相关治疗。③普通，但可存在潜在危险性：通常患者体征平稳，可按常规程序接诊，细致观察，及时发现危及生命的潜在病因，如消化道溃疡、胃肠炎等，也可能有结石、恶性肿瘤的可能性。需要强调的是，面对每一例腹痛患者，均需重视并优先排查。

三、救治与护理

（一）救治原则

急性腹痛的病因虽然不同，但救治原则基本相似，即挽救生命、减轻痛苦、积极的对因治疗和预防并发症。

1.手术治疗

手术是急腹症的重要治疗手段。如肠梗阻、内脏穿孔或出血、急性阑尾炎等病因明确，有手术指征者，应及时手术治疗。

2.非手术治疗

主要适用于病因未明而腹膜炎症状不严重的患者，给予纠正水、电解质紊乱，抗感染，防治腹胀，防止休克等对症支持措施。对病因已明确而不需手术治疗、疼痛较剧烈的患者，应适当使用镇痛剂。

3.不能确诊的急腹症患者

要遵循"四禁"原则，即禁食、禁灌肠、禁止痛、禁用泻药。经密切观察和积极治疗后，腹痛不缓解，腹部体征不减轻，全身状况无好转反而加重的患者可行剖腹探查，明确病因。

（二）护理措施

1.即刻护理措施

应首先处理能威胁生命的情况，如腹痛伴有休克应及时配合抢救，迅速建立静脉通路，及时补液纠正休克。如有呕吐头应偏向一侧，以防误吸。对于病因明确者，遵医嘱积极做好术前准备。对于病因未明者，遵医嘱暂时实施非手术治疗措施。

2.控制饮食及胃肠减压

对于病情较轻且无禁忌证者，可给予少量流质或半流质饮食。病因未明或病情严重者，必须禁食。疑有空腔脏器穿孔、破裂，腹胀明显或肠梗阻患者须行胃肠减压，应注意保持引流通畅,观察与记录引流液的量、色和性状,及时更换减压器。对于病情严重,预计较长时间不能进食者,按医嘱应尽早给予肠外营养。

3.补液护理

遵医嘱给予输液,补充电解质和能量合剂,纠正体液失衡,并根据病情变化随时调整补液方案和速度。

4.遵医嘱给予抗生素控制感染

急腹症多为腹腔内炎症和脏器穿孔引起,多有感染,是抗生素治疗的确定指征。一般首先予经验性用药,宜采用广谱抗生素且主张联合用药。待细菌培养,明确病原菌及药敏后,尽早采用针对性用药。

5.严密观察病情变化

观察期间要注意病情演变,综合分析,特别是对病因未明的急性腹痛患者,严密观察是极为重要的护理措施。观察内容包括:①意识状态及生命体征。②腹痛部位、性质、程度、范围以及腹膜刺激征的变化和胃肠功能状态(饮食、呕吐、腹胀、排便、肠蠕动、肠鸣音等)。③全身情况及重要脏器功能变化。④腹腔异常,如腹腔积气、积液、肝浊音界变化和移动性浊音。⑤新的症状与体征出现等。

6.对症处理

如腹痛病因明确者,遵医嘱及时给予解痉镇痛药物,但使用止痛药物后应严密观察腹痛等病情变化,病因未明时禁用镇痛剂。高热者可给予物理降温或药物降温。

7.卧床休息

尽可能为患者提供舒适体位。一般状况良好或病情允许时,宜取半卧位或斜坡卧位。注意经常更换体位,防止压疮等并发症。

8.稳定患者情绪,做好心理护理

急性腹痛往往给患者造成较大的恐惧。因此,应注意对患者及患者家属做好解释安慰工作,对患者的主诉采取同情性倾听,减轻焦虑,降低患者的不适感。

9.术前准备

对危重患者应在不影响诊疗前提下尽早做好必要的术前准备,一旦治疗过程中出现手术指征,立刻完善术前准备,送入手术室。

第六节　高血糖症与低血糖症

糖尿病(DM)是一组由多病因引起的以慢性高血糖为特征的代谢性疾病,是由于胰岛素分泌(或)作用缺陷所引起。典型的症状为“三多一少”,即多尿、多饮、多食及体重减轻。长期代谢紊乱可引起多系统及器官的功能减退及衰竭,成为致死或致残的主要原因;病情严重或应激时可发生急性严重代谢紊乱,如糖尿病酮症酸中毒、高血糖高渗状态、低血糖症等。

一、高血糖症

（一）糖尿病酮症酸中毒

糖尿病酮症酸中毒（DKA）是由于体内胰岛素活性重度缺乏及升糖激素不适当增高，引起糖、脂肪和蛋白质代谢紊乱，以致水、电解质和酸碱平衡失调，出现高血糖、酮症、代谢性酸中毒和脱水为主要表现的临床综合征。DKA 是糖尿病的急性并发症，也是内科常见的危象之一。

1.病因与发病机制

1 型糖尿病患者有自发 DKA 倾向，DKA 也是 1 型糖尿病患者死亡的主要原因之一。2 型糖尿病患者在一定诱因作用下也可发生 DKA。最常见的诱因为感染，其他包括胰岛素突然治疗中断或不适当减量、饮食不当、创伤、手术、妊娠和分娩、脑卒中、心肌梗死、精神刺激等，但有时可无明显诱因。

胰岛素活性的重度或绝对缺乏和升糖激素过多（如胰高血糖素、儿茶酚胺类、皮质醇和生长激素）是 DKA 发病的主要原因。胰岛素缺乏和胰高血糖素升高是 DKA 发展的基本因素。糖、脂肪、蛋白质三大营养物质代谢紊乱，血糖升高，脂肪分解加速，大量脂肪酸在肝脏组织经 β 氧化产生大量乙酰乙酸、β 羟丁酸和丙酮，三者统称为酮体。当酮体超过机体的氧化能力时，血中酮体升高并从尿中排出，形成糖尿病酮症。乙酰乙酸、β 羟丁酸为较强有机酸，大量消耗体内储备碱，当代谢紊乱进一步加剧，超过机体酸碱平衡的调节能力时，即发生代谢性酸中毒。出现意识障碍时则为糖尿病酮症酸中毒昏迷。主要病理生理改变包括酸中毒、严重脱水、电解质平衡紊乱、周围循环衰竭、肾衰竭和中枢神经系统功能障碍。

2.病情评估与判断

（1）病情评估。

1）病史及诱发因素：评估患者有无糖尿病病史或家族史，有时患者可能不清楚是否患有糖尿病。1 型糖尿病患者有自发 DKA 倾向，2 型糖尿病患者在某些诱因作用下也可发生 DKA，如感染、降糖药物应用不规范、胰岛素抗药性、拮抗激素分泌过多、应激状态、饮食失调或胃肠疾患、妊娠和分娩、糖尿病未控制或病情加重等，但也可无明显诱因。

2）临床表现：早期糖尿病原有"三多一少"症状加重，酸中毒失代偿后，患者出现四肢乏力、口干、食欲不佳、恶心、呕吐，伴头痛、烦躁、嗜睡等症状，呼吸深快，呼气中有烂苹果味。随着病情的迅速发展，出现严重失水、皮肤干燥且弹性差、眼眶下陷、尿量减少、心率加快、脉搏细速、四肢发冷、血压下降。晚期各种反应迟钝，甚至消失，患者出现不同程度的意识障碍，最终导致昏迷。少数患者临床表现为腹痛，似急腹症。

3）辅助检查：①尿：尿糖、尿酮体均呈阳性或强阳性，可有蛋白尿及管型尿。②血：血糖明显升高，多数为 16.7～33.3 mmol/L，超过 33.3 mmol/L 时常伴有高渗状态或肾功能障碍；血酮体定量检查多在 4.8 mmol/L 以上；CO_2CP 降低；酸中毒失代偿后血动脉血 pH 下降。

（2）病情判断：当尿酮体阳性，同时血糖增高，血 pH 降低者，无论有无糖尿病史均高度怀疑 DKA。

根据酸中毒的程度，DKA 分为轻、中、重度。轻度是指仅有酮症而无酸中毒，即糖尿病酮症；中度指除酮症外，伴有轻度至中度的酸中毒，即 DKA；重度是指酸中毒伴随意识障碍，即

DKA 昏迷,或无意识障碍,但二氧化碳结合力低于 10 mmol/L。

3.救治与护理

(1)救治原则。DKA 一旦明确诊断,应及时给予相应急救处理:①尽快补液以恢复血容量、纠正失水状态,是抢救 DKA 的首要措施。②给予胰岛素,降低血糖。③纠正电解质及酸碱平衡失调。④积极寻找和消除诱因,防治并发症,降低病死率:包括防治感染、脑水肿、心力衰竭、急性肾衰竭等。

(2)护理措施。

1)即刻护理措施:保持呼吸道通畅,防止误吸,必要时建立人工气道。如有低氧血症伴呼吸困难,给予吸氧 3～4 L/min。立即查验血糖、留尿标本,建立静脉通路,立即开放两条以上静脉通道补液。采取动脉血标本行血气分析,及时送检血、尿等相关检查标本。

2)补液:对抢救 DKA 患者十分关键,补液治疗不仅能纠正失水,快速恢复肾灌注,还利有于降低血糖、排出酮体。通常先补充生理盐水。补液量和速度的管理非常重要,DKA 失水量可超过体重的 10%,可根据患者体重和失水程度来估算。如患者无心力衰竭,开始时补液速度较快,在 2 h 内输入 0.9% 氯化钠 1 000～2 000 mL,以尽快补充血容量,改善周围循环和肾功能。以后根据血压、心率、每小时尿量、周围循环情况及有无发热、呕吐、腹泻等决定补液量和速度,老年患者及有心肾疾病患者,必要时监测中心静脉压,以便调节输液速度和量。第2～第6 h 输液 1 000～2 000 mL。第 1 个 24 h 输液量总量一般为 4 000～6 000 mL,严重失水者可达 6 000～8 000 mL。如治疗前已有低血压或休克,快速输液不能有效升高血压,应按医嘱输入胶体溶液并采取其他抗休克措施。补液途径以静脉为主,胃肠道补液为辅,鼓励清醒患者多饮水,昏迷患者可通过胃管补液,但不宜用于有呕吐、胃肠胀气或上消化道出血者。

3)胰岛素治疗:目前均采用小剂量(短效)胰岛素治疗方案,即每小时给予每千克体重 0.1 U 胰岛素,以便血糖快速平稳下降而又不发生低血糖,同时抑制脂肪分解和酮体生成,通常将短效胰岛素加入生理盐水中持续静脉滴注。血糖下降速度一般以每小时下降 3.9～6.1 mmol/L(70～110 mg/dL)为宜,每 1～2 h 复查血糖,若 2 h 后血糖下降不理想或反而升高,且脱水已基本纠正,提示患者对胰岛素敏感性较低,胰岛素剂量可加倍。当血糖降至 13.9 mmol/L 时,可按医嘱开始输入,5% 葡萄糖注射液,按比例加入短效胰岛素,此时仍需每 4～6 h 复查血糖,调节输液中胰岛素比例。患者尿酮体消失后,可根据其血糖、进食情况等调节胰岛素剂量或改为每 4～6 h 皮下注射一次胰岛素,使血糖水平稳定在较安全的范围内。病情稳定后过渡到胰岛素常规皮下注射。

4)纠正电解质及酸碱平衡失调:轻、中度 DKA 经输液和胰岛素治疗后,酮体水平下降,酸中毒随代谢紊乱的纠正而恢复,一般不必补碱。血 pH≤7.1 的严重酸中毒影响心血管、呼吸和神经系统功能,应给予相应治疗,但补碱不宜过多、过快,以防诱发或加重脑水肿、血钾下降和反跳性碱中毒等。应采用小剂量等渗碳酸氢钠(1.25%～14%)溶液静脉输入,补碱的同时应监测动脉血气情况。

DKA 患者有不同程度失钾,治疗前的血钾水平不能真实反映体内缺钾程度,补钾的时间、速度和量应根据血钾水平和尿量来制定:①治疗前血钾低于正常,立即开始补钾。②血钾正常、尿量＞40 mL/h，也立即开始补钾。③血钾高于正常或无尿时，暂缓补钾。在治疗过程中需定时监测心电、血钾和尿量，调整补钾量及速度，病情恢复后仍需继续口服钾盐数天。对于治疗前血钾正常、偏低或因少尿升高的患者，警惕治疗后可出现低血钾，严重者可发生心律失常；血钠、血氯可降低，血尿素氮和肌酐增高。

5）严密观察病情：在抢救患者的过程中需注意治疗措施之间的协调，重视病情观察，防治并发症，尤其是脑水肿和肾衰竭等，以维持重要脏器功能。①生命体征的观察：严重酸中毒可使外周血管扩张，导致低体温和低血压，并降低机体对胰岛素的敏感性，故应严密监测患者体温、血压的变化，及时采取措施。②心律失常、心力衰竭的观察：血钾过低、过高均可引起严重心律失常，应密切观察患者心电监护情况，尽早发现，及时治疗。年老或合并冠状动脉病（尤其是心肌梗死）、补液过多可导致心力衰竭和肺水肿，应注意预防，一旦出现患者咳嗽、呼吸困难、烦躁不安、脉搏加快，特别是在昏迷好转时出现上述表现，提示输液过量的可能，应立即减慢输液速度，并立即报告医师，遵医嘱给予及时处理。③脑水肿的观察：脑水肿是 DKA 最严重的并发症，病死率高，可能与补碱不当、长期脑缺氧和血糖下降过快、补液过多等因素有关，需密切观察患者意识状态、瞳孔大小以及对光反射。如 DKA 患者经治疗后血糖下降、酸中毒改善，但昏迷反而加重，或患者虽然一度清醒，但出现烦躁、心率快等，要警惕脑水肿的可能。④尿量的观察：密切观察患者尿量的变化，准确记录 24 h 液体出入量。DKA 时失水、休克，或原来已有肾脏病变等，均可引起急性肾衰竭，肾衰竭是本症主要死亡原因之一，要注意预防。尿量是衡量患者失水状态和肾功能的简明指标，如尿量＜30 mL/h 时，应及时通知医师，给予积极处理。

6）积极处理诱因，预防感染，遵医嘱应用抗生素。

7）其他：及时采血、留取尿标本，监测尿糖、尿酮、电解质及血气分析等结果。加强基础护理，昏迷患者应勤翻身，做好口腔和会阴护理，防止压疮和继发性感染的发生。

（二）高血糖高渗状态

高血糖高渗状态（hyperosmolar hyperglycemic state，HHS），也被称为糖尿病高渗性非酮症昏迷，是糖尿病急性代谢紊乱的另一类型，临床以严重高血糖、无明显酮症酸中毒、血浆渗透压明显升高、不同程度的意识障碍和脱水为特点。多见于老年 2 型糖尿病患者，约 2/3 患者发病前无糖尿病病史或糖尿病症状较轻。

1.病因与发病机制

最初表现常被忽视，诱因为引起血糖增高和脱水的因素：急性感染、外伤、手术、脑血管意外、水摄入不足或失水、透析治疗、静脉高营养疗法以及使用糖皮质激素、免疫抑制剂、利尿药、甘露醇等药物，有时在病程早期因未确诊糖尿病而输入大量葡萄糖注射液或因口渴而摄入大量含糖饮料可诱发本病。

HHS 的发病机制复杂，未完全阐明。各种诱因下，升糖激素分泌增加，进一步抑制胰岛素的分泌，加重胰岛素抵抗，糖代谢紊乱加重，血糖升高导致渗透性利尿，大量失水，失水多于失盐，血容量减少，血液浓缩，渗透压升高，导致细胞内脱水和电解质紊乱，脑细胞脱水和损害导致脑细胞功能减退，引起意识障碍甚至昏迷。

2.病情评估与判断

(1)病情评估。

1)健康史:评估有无糖尿病病史及诱发 HHS 诱因,如应激、摄水不足、失水过多、高糖摄入、使用易诱发的药物等。

2)临床表现:本病起病缓慢,可从数日到数周,主要表现为多尿、多饮,有食欲减退或不明显的多食。随着病程进展,出现严重的脱水和神经系统症状和体征。脱水表现为皮肤干燥和弹性减退,眼球凹陷、唇舌干裂、脉搏快而弱,卧位时颈静脉充盈不良,立位时血压下降。神经系统表现为反应迟钝、烦躁或淡漠、抽搐、嗜睡、渐陷入昏迷。患者晚期尿少甚至尿闭。

3)辅助检查:血糖达到或超过 33.3 mmol/L(一般为 33.3～66.6 mmol/L),尿糖强阳性,尿酮体阴性或弱阳性,血浆渗透压达到或超过 320 mol/L,动脉血气分析示 pH≥7.30 或血 HCO_3^- 浓度≥15 mmol/L。

(2)病情判断。对于昏迷的老年人,脱水伴有尿糖或高血糖,特别是有糖尿病史并使用过利尿药、糖皮质激素、苯妥英钠或普萘洛尔者,应高度警惕发生高血糖高渗状态的可能。一旦发生,即应视为危重症。

出现以下表现者提示预后不良:①昏迷持续 48 h 尚未恢复。②血浆高渗透状态于 48 h 内未能纠正。③昏迷伴癫痫样抽搐和病理反射征阳性。④血肌酐和尿素氮持续增高不降低。⑤合并革兰阴性菌感染。⑥出现横纹肌溶解或肌酸激酶升高。

3.救治与护理

(1)救治原则。HHS 需给予紧急处理,有条件应尽快收住重症监护室。处理原则为:尽快补液以恢复血容量、纠正失水状态及高渗状态,降低血糖,同时积极寻找和消除诱因,防治并发症,降低病死率。

(2)护理措施。

1)即刻护理措施:立即给予吸氧,保持呼吸道通畅。建立 2～3 条静脉通路予以补液。遵医嘱采集血、尿标本进行急诊相关检查。

2)补液:HHS 失水比 DKA 更严重,失水量多在发病前体液的 1/4 或体重的 1/8 以上,应积极谨慎补液以恢复血容量,纠正高渗和脱水状态。目前多主张先静脉输入等渗盐水(0.9%氯化钠),以便较快扩张微循环而补充血容量,迅速纠正低血压。若血容量恢复,血压上升而渗透压和血钠仍不下降时,应注意按医嘱改用低渗氯化钠溶液(0.45%氯化钠)。补液的速度宜先快后慢,最初 12 h 补液量为失液总量的 1/2,其余在 24～36 h 补入,并加上当日的尿量。视病情可给予经胃肠道补液。

3)胰岛素治疗与护理:宜应用小剂量短效胰岛素。大剂量胰岛素因使血糖降低过快而易产生低血糖、低血钾和促发脑水肿,故不宜使用。高血糖是维持血容量的重要因素,因此监测血糖尤为重要,当血糖降至 16.7 mmol/L 时开始输入 5%葡萄糖注射液并在每 2～4 g 糖加入 1 U 胰岛素,当血糖降至 13.9 mmol/L,血浆渗透压≤330 mmol/L 时,应及时报告医师,按医嘱停用或减少胰岛素。

4)严密观察病情:与糖尿病酮症酸中毒的病情观察基本相同,此外,仍需注意以下情况:

①补液量过多、过快时，可能发生肺水肿等并发症。②补充大量低渗溶液，有发生溶血、脑水肿及低血容量休克的危险，应随时注意观察患者的呼吸、脉搏、血压、神志、尿量和尿色情况。一旦发现尿液呈粉红色，为发生溶血，立即停止输入低渗液体，报告医师，遵医嘱给予对症处理。

5)基础护理：患者绝对卧床休息，注意保暖。昏迷者应保持气道通畅，保持皮肤清洁，预防压疮和继发性感染。

二、低血糖症

低血糖症（hypoglycenua）是由多种原因引起的以静脉血浆葡萄糖（简称血糖）浓度低于正常值状态，临床上以交感神经兴奋和脑细胞缺糖为主要特点的综合征。一般以静脉血浆葡萄糖浓度低于 2.8 mmol/L 作为低血糖症的标准。糖尿病患者在药物治疗过程中发生血糖过低现象，血糖水平≤3.9 mmol/L 就属于低血糖范畴。当血糖降低时，出现交感神经兴奋的症状，持续严重的低血糖将导致患者昏迷，可造成永久性的脑损伤，甚至死亡。

（一）病因与发病机制

低血糖症是多种原因所致的临床综合征，按病因不同，可分为器质性及功能性；按照低血糖的发生与进食的关系分为空腹低血糖和餐后低血糖两种临床类型。空腹低血糖常见于使用胰岛素治疗、口服磺脲类药物、高胰岛素血症、胰岛素瘤、重症疾病（肝衰竭、心力衰竭、肾衰竭等）、升糖激素缺乏（皮质醇、生长激素、胰高糖素等）；餐后低血糖常见于 2 型糖尿病患者初期餐后胰岛素分泌高峰延迟、碳水化合物代谢酶的先天性缺乏、倾倒综合征、肠外营养治疗等。

人体内血糖的正常维持有赖于消化道、肝脏、肾脏及内分泌腺体等多器官功能的协调一致。人体通过神经-体液调节机制来维持血糖的稳定。其主要的生理意义在于保证对脑细胞的供能，脑细胞所需的能量几乎完全直接来自于葡萄糖，而且本身没有糖原储备。当血糖降到 2.8~3.0 mmol/L 时，体内胰岛素分泌减少，而升糖激素如肾上腺素、胰升糖素、皮质醇分泌增加，肝糖原产生增加，糖利用减少，引起交感神经兴奋，大量儿茶酚胺释放。当血糖降到 2.5~2.8 mmol/L 时，由于能量供应不足使大脑皮质功能抑制，皮质下功能异常。

（二）病情评估与判断

1.病情评估

（1）健康史。评估有无糖尿病病史及诱发低血糖的病因，如进食和应用降糖药物等因素。

（2）临床表现。低血糖症常呈发作性，发作时间及频率随病因不同而有所差异。其临床表现可归纳为中枢神经低血糖症状和交感神经兴奋两组症状。

1)交感神经过度兴奋症状：表现为心悸、面色苍白、出汗、颤抖、饥饿、焦虑、紧张、软弱无力、流涎、四肢冰凉、震颤、血压轻度升高等。糖尿病患者由于血糖快速下降，即使血糖高于 2.8 mmol/L，也可出现明显的交感神经兴奋症状，称为"低血糖反应（reactive hypoglycemia）"。

2)中枢神经系统症状：主要为脑功能障碍症状，是大脑缺乏足量葡萄糖供应时功能失调的一系列表现。表现为注意力不集中、思维和语言迟钝、头晕、视物不清等。大脑皮质下受抑制时可出现骚动不安，甚而强直性惊厥、锥体束征阳性。波及延髓时进入昏迷状态，各种反射消失。如果低血糖持续得不到纠正，常不易逆转甚至死亡。

部分患者虽然低血糖但无明显症状，往往不被觉察，极易进展成严重低血糖症，陷于昏迷或惊厥称为未察觉低血糖症（hypoglycemia unawareness）。

低血糖时临床表现的严重程度取决于:①低血糖的程度。②低血糖发生的速度及持续时间。③机体对低血糖的反应性。④年龄等。

(3)辅助检查。血糖测定多低于2.8 mmol/L,但长期高血糖的糖尿病患者血糖突然下降时,虽然血糖高于此水平仍会出现低血糖反应的症状。

2.病情判断

可依据 Whipple 三联征(Whipple triad)确定低血糖:①低血糖症状。②发作时血糖低于正常值(如2.8 mmol/L)。③供糖后低血糖症状迅速缓解。根据血糖水平,低血糖症可分为轻、中、重度,血糖<2.8 mmol/L 为轻度低血糖,血糖<2.2 mmol/L 为中度低血糖,血糖<1.11 mmol/L为重度低血糖。

(三)救治与护理

1.救治原则

救治原则为及时识别低血糖症、迅速升高血糖、去除病因和预防再发生低血糖。低血糖症的救治原则如下。

(1)紧急复苏。遇有昏迷、心率加快者立即采取相应复苏措施。立即测定血糖,遵医嘱进行其他相关检查。

(2)升高血糖。根据病情口服含糖溶液或静脉注射50%葡萄糖注射液,必要时遵医嘱采用抑制胰岛素分泌的药物治疗。

(3)去除病因。及早查明病因,积极治疗原发病。

2.护理措施

(1)即刻护理措施。立即检测血糖水平。对意识模糊者,应注意开放气道,保持呼吸道通畅。必要时,给予氧气吸入。

(2)补充葡萄糖。意识清楚者,口服含15～20 g 糖的糖水、含糖饮料,或进食糖果、饼干、面包、馒头等即可缓解。15 min 后监测若血糖仍≤3.9 mmol/L,再给予15 g 葡萄糖注射液口服。重者和疑似低血糖昏迷的患者,应及时测定毛细血管血糖,甚至无须血糖结果,及时给予50%葡萄糖注射液 20 mL 静脉注射,15 min 后若血糖仍≤3.9 mmol/L,继以50%葡萄糖注射液 60 mL 静脉注射,也可给予5%或10%的葡萄糖注射液静脉滴注,必要时可遵医嘱加用氢化可的松和(或)胰高糖素肌内或静脉注射。神志不清者,切忌喂食以避免呼吸道窒息。昏迷患者清醒后,或血糖仍≥3.9 mmol/L,但距离下次就餐时间在1个小时以上,给予含淀粉或蛋白质食物,以防再次昏迷。

(3)严密观察病情。严密观察生命体征、神志变化、心电图、尿量等。定时监测血糖。意识恢复后,继续监测血糖24～48 h,同时注意低血糖症诱发的心、脑血管意外事件,要注意观察是否有出汗、嗜睡、意识模糊等再度低血糖状态,以便及时处理。

(4)加强护理。意识模糊患者按昏迷常规护理。抽搐者除补充葡萄糖外,按医嘱可酌情使用适量镇静剂,注意保护患者,防止外伤。

(5)健康教育。低血糖症纠正后,对患者及时地实施糖尿病教育,指导糖尿病患者合理饮食、进餐和自我检测血糖方法,让患者知晓在胰岛素和口服降糖药治疗过程中可能会发生低血糖,指导患者携带糖尿病急救卡,对于儿童或老年患者的患者家属也要进行相关的培训,教会患者及亲属识别低血糖早期表现和自救方法。

第七节　脑卒中

脑卒中(stroke),是指由于急性脑循环障碍所致的局限或全面脑功能缺损综合征,分为缺血性脑卒中和出血性脑卒中。缺血性脑卒中(ischemic stroke,IS),又称脑梗死(cerebral infarction,CI),是指各种原因所致脑部血液供应障碍,导致局部脑组织缺血、缺氧性坏死,出现相应神经功能缺损的一类临床综合征,是最常见的脑卒中类型,占全部脑卒中的60%～80%。按病理机制可将脑梗死分为脑血栓形成、脑栓塞和腔隙性脑梗死。其中,脑血栓形成和脑栓塞是急诊科常见的脑血管急症。出血性脑卒中,也称脑出血(intracerebral hemorrhage,ICH),是指非外伤性脑实质内出血,占全部脑卒中的20%～40%,根据出血部位不同可分为脑出血和蛛网膜下隙出血。

一、病因与发病机制

脑卒中的危险因素包括高血压、细菌性心内膜炎、高脂血症、糖尿病、吸烟、口服避孕药和心房颤动等。脑血栓形成的常见病因是动脉粥样硬化和动脉炎。脑栓塞按栓子来源不同可分为心源性、非心源性和来源不明三类,其中60%～75%的栓子为心源性,如心房纤颤时附壁血栓脱落形成的栓子、心肌梗死形成的附壁血栓、心脏外科手术体外循环产生的栓子等。脑梗死最常见病因为脑动脉粥样硬化,其次为脑动脉炎、高血压、糖尿病和血脂异常等。80%以上的脑出血是由高血压性脑内细小动脉病变引起,其他病因有动-静脉血管畸形、脑动脉瘤、血液病、抗凝或溶栓治疗等。蛛网膜下隙出血的常见病因是颅内动脉瘤。

二、病情评估与判断

(一)初步评估

分诊护士对于疑似脑卒中的患者必须立即进行迅速评估和分诊,评估时可使用卒中量表,如美国辛辛那提院前卒中量表(Cincinnati Prehospital Stroke Scale,CPSS),其中出现 CPSS 中的1个异常结果,表示卒中的概率为72%。如果出现所有3个异常结果,则表示卒中的概率大于85%。

(二)卒中严重程度评估

卒中严重程度的评估可以使用美国国立卫生研究院卒中量表(National Institutes of Health Stroke Scale,NIHSS),NIHSS 用于评估有反应的卒中患者,是目前世界上较为通用的、简明易行的脑卒中评价指标,根据详细的神经学检查,有效测量卒中的严重程度。

脑干和小脑大量出血的患者病情较危重。脑干出血尤其是脑桥出血预后很差,多可在48 h内死亡。小脑大量出血病情进展迅速,因血肿压迫脑干发生枕骨大孔疝而死亡。

此外,Glasgow 昏迷评定量表(GCS)也可评估患者的危重程度。

（三）临床表现

脑卒中的患者可有如下症状和体征：①原因不明的突发剧烈头痛。②眩晕、失去平衡或协调性。③恶心、呕吐。④一侧脸部、手臂或腿突然乏力或麻木。⑤不同程度的意识障碍。⑥双侧瞳孔不等大。⑦说话或理解有困难。⑧偏瘫。⑨吞咽困难或流涎等。

（四）判断

由于出血性脑卒中和缺血性脑卒中在治疗上有显著的不同，出血性卒中的患者禁忌给予抗凝和纤溶治疗，而缺血性脑卒中在症状出现后 4.5 h 内可以提供静脉溶栓疗法，应注意早期识别脑卒中，并对出血性和缺血性脑卒中进行鉴别（表 7-8）。

表 7-8　脑梗死与脑出血的鉴别要点

鉴别点	脑梗死	脑出血
发病年龄	多＞60 岁	多＜60 岁
起病状态	安静或睡眠中	动态起病（活动中或情绪激动）
起病速度	十余小时或 1～2 d 症状达到高峰	10 min 至数小时症状达到高峰
全脑症状	轻或无	头痛、呕吐、嗜睡、打哈欠等高颅压症状
意识障碍	无或较轻	多见且较重
神经体征	多为非均等性偏瘫（大脑中动脉主干或皮质支）	多为均等性偏瘫（基底核区）
CT 检查	脑实质内低密度病灶	脑实质内高密度病灶
脑脊液	无色透明	可有血性

三、救治与护理

（一）救治原则

急诊总体救治原则是保持呼吸道通畅，维持生命体征、减轻和控制颅脑损伤，预防与治疗各种并发症，并尽可能地提高患者的康复率与生存质量，防止复发。

1.具体救治原则

包括：①出血性脑卒中救治原则：安静卧床、保持呼吸道通畅、脱水降颅压、调整血压、防治继续出血、加强护理防治并发症。当病情严重致颅内压过高，内科保守治疗效果不佳时，应及时进行外科手术治疗。②缺血性脑卒中救治原则：脑血栓形成的急诊处理包括维持生命体征、处理并发症和溶栓、抗凝治疗等。

2.溶栓治疗

急性期早期溶栓治疗可以降低死亡率、致残率，保护神经功能。

（1）静脉溶栓治疗。

1）适应证：①年龄 18～80 岁。②临床确诊为缺血性卒中，神经功能障碍明显。③症状开始出现至静脉溶栓干预开始时间＜4.5 h。④脑 CT 等影像学检查已排除脑出血。⑤患者或其患者家属已签署知情同意书。

2）禁忌证：①脑 CT 证实颅内出血。②近 3 个月内有颅内手术、脑卒中或脑外伤史，3 周内有胃肠道或泌尿系统出血史，2 周内有外科手术史，1 周内有腰穿或动脉穿刺。③有出血或明显出血倾向者。④血糖＜2.7 mmol/L，血压≥180/110 mmHg。⑤CT 显示低密度＞1/3 大脑中动脉供血区。

3)并发症:梗死灶继发性出血或身体其他部位出血。

(2)动脉溶栓治疗:对大脑中动脉等大动脉闭塞引起的严重卒中患者,可在 DSA 直视下进行动脉溶栓治疗。动脉溶栓的适应证、禁忌证和并发症与静脉溶栓基本相同。

3.抗血小板治疗

未行溶栓的急性脑梗死患者可在 48 h 之内应用抗血小板聚集剂,如阿司匹林和氯吡格雷,降低死亡率与复发率。但在溶栓后 24 h 内不应使用。

4.抗凝治疗

主要包括肝素、低分子肝素和华法林。一般不推荐急性缺血性卒中后应用。

5.神经保护治疗

脑保护剂包括自由基清除剂、阿片受体阻断药、钙通道阻滞药等,可降低脑代谢、减轻缺血性脑损伤。此外,早期应用头部或全身亚低温治疗也可降低脑代谢和脑耗氧量,减轻神经元损伤。

6.对症治疗

维持生命体征和处理高血压、高血糖、脑水肿等并发症。

(二)护理措施

1.即刻护理措施

包括:①立即给予患者卧床,避免情绪激动;床头可抬高 30°,减轻脑水肿。②保持呼吸道通畅,给氧,及时清除口腔内分泌物和呕吐物,舌后坠者予以口咽通气道协助通气,必要时做好气管插管或气管切开的准备。③心电监护,密切观察患者的生命体征、意识、瞳孔及肢体的变化,评估是否有意识障碍加重、血压升高、瞳孔不等大、呕吐等再出血及颅内压增高表现,是否并发心肌梗死或心律失常。④建立静脉通路,遵医嘱准确给药及正确留取血液标本进行血常规、出凝血时间、血糖等检查。⑤对烦躁不安者,予以床栏,必要时给予保护性约束,防止坠床。⑥迅速协助完成神经病学检查、十二导联心电图和脑 CT 扫描。

2.降低颅内压

遵医嘱应用脱水药,通常使用 20%甘露醇、呋塞米等药物。20%甘露醇为高渗性液体,应选择粗大的上肢静脉输注,保证在 15~30 min 内滴完,并注意保护血管及局部组织,防止外渗。密切观察瞳孔、血压、尿量的变化,监测肾功能和血液电解质浓度,动态评估用药效果及药物不良反应。

3.调整血压

急性期血压升高是对颅内压升高的一种代偿反应,一般不需紧急处理,但过高的血压增加再出血的风险。一般来说,当收缩压>200 mmHg 或平均动脉压>150 mmHg 时,应积极控制血压。遵医嘱静脉应用降压药物时,需使用输液泵严格控制给药速度,加强血压监测,并随时根据血压调整滴速,以免血压下降过快导致脑低灌注。此外,血压升高也可因躁动、气道梗阻、膀胱充盈等因素引起,需注意去除这些诱因。

4.溶栓治疗的护理

严格按医嘱剂量给药,密切观察患者有无出血倾向,如头痛、呕吐、意识障碍加重等脑出血症状,以及牙龈、皮肤黏膜、穿刺部位、消化道出血征象,遵医嘱复查凝血时间、头部 CT,评价溶栓效果及病情变化。

5.并发症护理

包括:①高血糖:当血糖>10 mmol/L 时,应遵医嘱予以胰岛素治疗,将血糖控制在 7.8~10 mmol/L,注意监测血糖,避免低血糖。②心脏损伤:动态心电监测,随时做好检查心肌损伤标志物的准备,及时发现和治疗心脏损伤。③上消化道出血:密切观察患者有无消化道出血征象,遵医嘱给予预防性措施。

6.物理降温

出血性脑卒中急性期发热较多见,降低体温,使脑代谢率降低、耗氧量减少有利于保护脑细胞和减轻脑水肿。可用头枕冰袋、冰帽、冰毯行物理降温,最好使体温保持在 32~36℃。

7.加强基础护理

昏迷患者应及时清除其口腔和气管内分泌物,防止反流、误吸等,采取翻身、叩背等排痰措施,加强口腔护理,预防肺部感染。加强皮肤护理,预防压疮。保持肢体功能位置。做好尿管和会阴护理,防止尿路感染。

8.做好术前准备及转运护理

当病情危重致颅内压过高,内科保守治疗效果不佳时,及时完善外科手术治疗的准备。需住院治疗的患者,应做好入院转运前的各项准备工作,保障转运途中患者安全,按要求做好交接工作。

第八章 多器官功能障碍

在创伤、感染、休克等损伤因素打击下机体产生应激反应,导致多种炎症介质产生与过度释放,引起全身炎症反应综合征。若原发病因和继发于炎症介质释放所引起的病理生理改变得不到控制和终止,以全身炎症反应综合征为中心环节,可导致远隔原发病灶的器官发生功能损害甚至衰竭。机体对严重损伤的典型反应过程为:损伤—全身炎症反应综合征—脓毒症—多器官功能障碍综合征—多器官功能衰竭。

第一节 全身炎症反应综合征

全身炎症反应综合征(systemic inflammatory response syndrome,SIRS)是指各种致病因素作用于机体,产生应激反应,炎症介质过度释放,引起全身炎症损伤的临床综合征。SIRS的病理生理基础是感染或非感染因素引起的炎性细胞激活和炎症介质释放失控。SIRS在危重症患者中发生率高达68%～97.6%。

一、病因与发病机制

(一)病因

1.感染因素

细菌、病毒、真菌、寄生虫等病原微生物感染。

2.非感染因素

创伤、烧伤、胰腺炎、中毒、缺血再灌注损伤、免疫介导的器官损伤和外源性炎症介质反应等。

(二)发病机制

SIRS是机体对各种致病因素反应的失控,是机体内炎症反应和抗炎症反应的失衡。

1.炎性细胞激活

各种致病因素通过激活单核－巨噬细胞等炎性细胞,释放 TNF-α、白介素-1β(IL-1β)等促炎症介质,参与机体的防御反应。

2.炎症介质

TNF-α、IL-1β 诱导细胞产生白介素-6(IL-6)、白介素-8(IL-8)、血小板激活因子(PAF)、一氧化氮(NO)等炎症介质。这些炎症介质可诱导产生下一级炎症介质,同时又反过来刺激单核－巨噬细胞等炎性细胞进一步产生 TNF-α、IL-1β。炎症介质相互作用,数量不断增加,形成炎症介质网络体系。

3.免疫功能失调

过度炎症反应诱导代偿性抗炎症介质的产生,其结局是免疫功能紊乱。

4.病理生理效应

促炎症介质和抗炎症介质的表达失衡。不同炎症介质有不同生物学效应,例如 TNF-α、PAF 可导致血管通透性异常,TNF-α、IL-1、NO 可导致血管扩张,补体 C5a、IL-8 可导致血管栓塞,O^-、TNF-α 可导致细胞损伤,IL-1、IL-6 可导致分解代谢增强及体温升高等。

SIRS 的发展阶段可分为五期。①局部反应期:致病因素刺激炎症介质产生以对抗致病因子;机体为防止损伤性炎症反应,启动抗炎症介质的释放。②全身炎症反应始动期:炎症和抗炎症反应形成全身反应,但全身调节尚未失控。③严重全身反应期:促炎症介质和抗炎症介质释放不平衡,形成过度炎症反应,即 SIRS。④过度免疫抑制期:代偿性抗炎症介质过度释放,炎症介质/抗炎症介质平衡失调,导致代偿性抗炎反应综合征(CARS)。⑤免疫功能紊乱期:SIRS/CARS 失衡导致炎症反应失控,使其由防御性作用转变为自身损害性作用,损伤局部组织细胞并累及远隔器官,最终导致多器官功能障碍综合征(MODS)。炎症和抗炎反应相互存在、交叉重叠,并引起相应的临床症状,称为混合性拮抗反应综合征(MARS)。

二、病情评估与判断

(一)健康史

评估患者有无创伤、感染、中毒等严重原发疾病,有无灌注不足、再灌注损伤、缺氧等病理生理改变。

(二)临床表现

SIRS 不是单独的疾病,是在原发病基础上出现的全身应激反应过度的临床状态。临床上符合以下 2 项或 2 项以上可诊断为 SIRS:①体温>38℃或<36℃。②心率>90 次/分。③呼吸>20 次/分或 $PaCO_2$<32 mmHg。④白细胞计数>12×10^9/L 或<4×10^9/L,或未成熟粒细胞>10%。

三、救治与护理

(一)救治原则

1.治疗原发病

包括清除感染灶和使用抗生素等。

2.控制和纠正原发病所导致的病理生理失常

包括纠正休克、缺氧和内环境紊乱等。

3.清除或拮抗炎症介质

如对重症胰腺炎、感染性休克患者进行血液净化。

4.器官功能支持

包括呼吸支持、循环支持和营养支持等。

(二)护理措施

1.即刻护理措施

维持呼吸道通畅,给氧,尽快改善低氧血症,必要时协助医师建立人工气道并进行机械通气。建立静脉通路,保证液体和药物能及时、准确输注,必要时协助医师进行动静脉穿刺置管监测血流动力学。对高热患者进行物理降温,体温不升者应加强保暖。

2.常规护理

包括：①严密监测患者生命体征,密切观察疾病的发生、发展情况,及时发现病情变化,积极配合医师进行处理。②保持各种留置管道通畅、妥善固定,防止脱落、堵塞等发生。③严密观察和记录患者出入量。④遵医嘱正确、合理给药,保证治疗措施有效进行。⑤根据患者病情提供合适的营养支持,改善营养状况。⑥根据病情选择合适的体位,若无禁忌一般选择床头抬高30°~45°半卧位。早期开始物理治疗,争取早日自主活动。⑦对烦躁、昏迷患者应采取保护性措施,如约束、使用床栏等。⑧加强与患者交流沟通,消除其焦虑、恐惧等不良情绪,帮助患者树立战胜疾病的信心;对患者家属进行心理支持。⑨保持室内温、湿度适宜和空气清新。⑩加强基础护理,提高生活质量。

3.器官功能监测与护理

包括：①中枢神经系统功能：密切监测意识和瞳孔变化,观察语言功能及四肢肌力、肌张力及躯体活动,及早发现异常并报告医师进行相应处理。②呼吸功能：观察患者呼吸频率、节律及有无呼吸困难、口唇发绀等;监测 PaO_2、$PaCO_2$ 和 SpO_2,及时发现缺氧和二氧化碳潴留;正确进行吸痰和呼吸道湿化、雾化治疗,保持呼吸道通畅;协助医师建立人工气道并加强人工气道护理,避免人工气道堵塞、移位或被误拔出;机械通气的患者应严密监测呼吸功能,有效实施呼吸机治疗相关的护理。③循环功能：监测患者 ECG、BP、CVP 等,及时发现心律失常与血压异常并报告医师进行处理;做好循环监测中各种管线和通路的护理,预防导管相关性感染和管线折断、脱落、堵塞等情况发生。④肾功能：观察每小时尿量或 24 h 尿量及尿液的颜色与性状;保持尿管通畅;每日进行尿管护理和会阴护理,预防尿管相关性尿路感染发生。

4.并发症观察

SIRS 患者常见并发症有脓毒症、脓毒症性休克和 MODS 等,应严密观察相关的症状和体征,监测各器官功能状态和辅助检查结果,以尽早发现各种并发症,采取积极治疗措施,防止病情进一步恶化。

第二节　脓毒症

脓毒症(sepsis)是机体对感染的失控反应所导致的威胁生命的器官功能障碍。二十多年以来,医学界对脓毒症本质的认识逐步深入,发现脓毒症患者的预后与器官功能障碍有关。

一、病因与发病机制
(一)病因
1.感染因素

是脓毒症发病的主要原因,常见的致病菌有革兰阴性杆菌、凝固酶阴性葡萄球菌、金黄色葡萄球菌、肠球菌及真菌等。

2.非感染因素

如严重创伤、烧伤、重症胰腺炎、中毒、恶性肿瘤、糖尿病、慢性肝肾病变、外科大手术等,患者出现全身性炎症反应,但血中多检测不到细菌或病毒。

(二)发病机制

1.炎症反应失控与免疫功能紊乱

一方面促炎介质过度释放,出现炎症反应失控;另一方面具有免疫抑制作用的介质大量释放,出现免疫功能抑制或"麻痹",表现为吞噬杀菌能力和抗原提呈功能减弱等抗感染免疫防御能力降低。炎症介质产生各种生理效应,导致休克、凝血障碍、组织水肿和心功能抑制等。

2.循环衰竭和呼吸衰竭

炎症介质释放所导致的血管扩张、心肌抑制等引起休克,造成组织低灌注而发生氧输送障碍。此外,炎症介质介导的内环境紊乱及毛细血管通透性异常引起组织水肿而导致组织氧摄取障碍,加重组织缺氧,促使炎症反应级联放大。另外,炎症介质还可导致肺组织水肿,从而引起呼吸病理生理改变,甚至发生 ARDS,进一步造成缺氧。

3.肠道细菌和毒素移位

肠道是机体最大的细菌及毒素储存库。肠黏膜屏障包括机械屏障、生物屏障、化学屏障和免疫屏障。脓毒症时此四种屏障由于不同原因而导致损害,例如,抗生素应用导致菌群失调破坏生物屏障,尤其是由于小肠黏膜血管的特殊解剖构造,在组织低灌注和缺氧时,小肠绒毛根部可产生微动、静脉短路,导致小肠绒毛顶端组织缺血缺氧甚至坏死,破坏细胞结构和功能的完整性,导致机械屏障和化学屏障受损,引起细菌和毒素移位。

4.内皮细胞受损及血管通透性增加

组胺、缓激肽等炎症介质损伤血管内皮细胞,使血管通透性增加,导致毛细血管渗漏综合征,引起全身组织氧弥散距离增加,摄氧能力下降。在肺部导致非心源性肺水肿,严重时引起ARDS,从而加重缺氧。

5.内环境紊乱

低灌注导致组织无氧酵解,乳酸蓄积,酸碱失衡,造成内环境紊乱。低灌注和缺氧影响肝的解毒功能和蛋白合成功能。肾功能因毒素和缺氧的影响而受损,导致代谢产物蓄积,加重水、酸碱和电解质失衡,细胞因子引发进一步炎症反应。

6.凝血功能障碍

凝血系统在脓毒症的发病过程中起着重要作用。炎症反应可引起凝血系统活化,而凝血系统活化又可促进炎症的发展,两者相互影响,共同促进脓毒症的恶化。例如,炎症对血管内皮细胞造成损伤,损伤的内皮细胞释放出多种炎症介质而加重脓毒症。内毒素或炎症介质等可激活血小板,而被激活的血小板又分泌促炎蛋白和生长因子,进一步促进脓毒症。

7.高代谢和营养不良

过度炎症反应导致机体代谢紊乱,表现为蛋白分解增强等高代谢反应。机体可在短期内出现代谢废物蓄积和重度营养不良,加重组织器官损伤。

8.受体与信号转导

外界刺激对免疫、炎症等细胞功能的调节与受体及细胞内多条信号转导通路的活化密切相关,引起细胞应激、生长、增殖、分化、凋亡、坏死等生物学效应。

9.基因多态性

严重创伤或感染后全身炎症反应失控及器官损害受体内众多基因调控,表现出高度的个体差异,有的人群易于发生脓毒症,有的人群则不发生。

二、病情评估与判断

一般按照 PIRO 体系来评估脓毒症患者病情。PIRO 系统包括:P(predisposition),易患因素;I(infection/insult),感染及创伤因素;R(response),机体反应;O(organ dysfunction),器官功能障碍。

(一)健康史

评估患者是否存在易患因素,如高龄、不良生活方式等;是否有感染、创伤、烧伤、胰腺炎、中毒、低氧、低灌注和再灌注损伤等原发病及诱因。

(二)临床表现

在原发感染或非感染性疾病临床特征基础上出现机体炎性反应和器官功能障碍。

1.全身表现

发热或低体温、心率加速、呼吸加快、高血糖。

2.感染

白细胞计数和分类改变,血清 C 反应蛋白和降钙素原增高。

3.血流动力学

低血压。

4.组织灌注变化

高乳酸血症、毛细血管再充盈时间延长或皮肤出现花斑。

5.器官功能障碍

低氧血症、急性少尿、血肌酐增加、凝血异常、肠鸣音消失、血小板减少、高胆红素血症等。

(三)器官功能

1.中枢神经系统功能

包括意识状态、瞳孔及神经反射等。

2.呼吸功能

包括呼吸频率、节律、潮气量、肺泡通气量、气道阻力、PaO_2、$PaCO_2$ 及耗氧量等指标。

3.循环功能

包括 ECG、BP、CVP、PCWP、体循环与肺循环阻力及心脏指数等指标。

4.肾功能

包括尿量、尿比重、尿液分析、渗透溶质清除率和滤过钠排泄分数等肾功能指标。

5.内环境

包括 pH、HCO_3^-、BE 等反映酸碱平衡的指标,以及血钾、钠、氯、钙和血糖、血浆胶体、晶体渗透压等指标。

6.微生物学监测

包括痰培养、血培养等。

7.其他

如血红蛋白与血细胞比容、胃肠黏膜内 pH 和血乳酸等指标。

（四）病情判断

脓毒症强调器官失能，目前比较被认可的评价器官功能的量表是序贯性器官衰竭评估量表（sequential organ failure assessment score，SOFA）。

在怀疑患者存在脓毒症时，可使用快速 SOFA（quick SOFA，qSOFA）进行评估。qSOFA 含三项指标：①收缩压≤100 mmHg。②呼吸≥22 次/分。③意识状态改变（Glasgow 评分＜15）。三项指标符合两项，则可初步诊断脓毒症。

当确定有感染并且 SOFA 评分≥2，则诊断为脓毒症。在脓毒症的基础上，进行充分液体复苏后，需使用血管升压药才能使平均动脉压维持在 65 mmHg 以上，且血乳酸水平＞2 mmol/L，则诊断为脓毒症休克。

三、救治与护理

（一）救治原则

1.紧急生理支持

评估患者（Airway：气道；Breathing：呼吸；Circulation：循环；Disability：功能障碍；Exposure：曝光），并协助医师进行相应的紧急生理支持。

2.早期液体复苏和循环支持

复苏液体可选择乳酸或醋酸林格液、人血白蛋白等。液体复苏后休克仍难以纠正者，应采用血管活性药。根据患者病情，慎重选择积极性液体复苏和限制性液体复苏的转化时机点或复苏终点。

3.控制感染

积极寻找并控制感染灶，如切除坏疽，拔出感染导管等。尽早使用抗生素。在抗生素应用前应进行血培养或病灶分泌物培养，根据细菌学检查结果和临床表现进行抗生素调整。

4.器官功能支持

包括：①并发急性肺损伤和 ARDS 的患者需行机械通气治疗。②贫血和凝血功能障碍患者选择使用红细胞、新鲜冷冻血浆和血小板制剂等。③肾脏替代治疗清除体内过多的水、代谢产物和炎性介质，抑制炎症反应。④进行营养支持，预防应激性溃疡的发生。

（二）护理措施

1.即刻护理措施

一旦医师确诊患者为脓毒症，应立即开始液体复苏治疗，目标是在最初 6 h 内达到：①CVP 8～12 cmH_2O。②平均动脉压≥65 mmHg。③尿量≥0.5 mL/（kg·h）。④中心静脉血氧饱和度或混合静脉血氧饱和度（ScvO_2 或 SvO_2）≥70%。护士应：①尽快建立至少两条静脉通路，有条件者协助建立中心静脉通路和有创动脉测压通路，以方便进行 CVP、动脉血压及 SvO_2 或 ScvO_2 的监测。②在液体复苏过程中，应严密观察患者尿量、心率、血压、CVP 等指标，及时评估器官灌注改善情况，同时预防肺水肿的发生。③为预防呼吸衰竭，必须保持呼吸道通畅，合理氧疗，需要时配合医师建立人工气道进行机械通气支持。④遵医嘱留置尿管，监测每小时尿量。⑤对高热患者进行物理降温，对体温不升者加强保暖。

2.器官功能监测与护理

(1)中枢神经系统功能:严密观察患者意识状态并进行 Glasgow 评分,及时发现精神错乱、躁动、定向障碍、意识障碍等表现。镇静患者严密评估镇静水平,及早发现神经功能障碍或药物的毒副作用。严密观察患者瞳孔大小、形状和对光反射,及时发现颅内病变征象。

(2)呼吸功能:①密切观察患者呼吸状况,评估有无呼吸急促或呼吸困难、发绀等低氧血症表现。监测患者呼吸频率、SpO_2 和动脉血气,及早发现呼吸衰竭。②正确提供氧疗、呼吸机通气支持护理和气道护理,防止缺氧、人工气道堵塞和误拔出、肺部感染、窒息和气压伤等发生。③ARDS 时做好肺保护性通气的各项措施,在允许性高碳酸血症通气时,应密切注意脑血管扩张和血压升高等改变。④除有禁忌证外,应维持半卧位(床头抬高 30°～45°),防止机械通气过程中出现呼吸机相关性肺炎。⑤实施镇痛和轻度镇静、每日唤醒镇静等方案,提高机械通气患者的舒适度,缓解焦虑,减少氧耗和降低人机对抗,利于各项治疗和护理操作。

(3)循环功能:监测患者心电图、血压和外周循环状况,评估有无心律失常、低血压、毛细血管充盈时间延长等心功能障碍和组织灌注不良的表现。观察患者对液体复苏和血管活性药物的反应。

(4)肾功能:监测每小时尿量、尿液性状、血清肌酐和尿素氮,及时发现少尿、肾灌注不足或功能不全的表现。做好肾脏替代治疗监测与护理。加强留置尿管护理,预防泌尿系统感染。

(5)消化系统功能:应严密观察患者有无恶心、呕吐、腹胀、肠鸣音减弱、黄疸等,观察大便及胃管引流物性状,并进行胃肠黏膜内 pH 监测与肝功能监测。

(6)凝血功能:通过血小板计数、凝血时间等辅助检查严密监测患者出凝血功能情况。观察患者伤口、穿刺点有无渗血,皮肤黏膜有无瘀点、瘀斑形成。抗凝治疗患者应严密监测凝血功能指标,防止出血等并发症。

3.血管活性药物使用的护理

熟悉常用血管活性药物的种类、使用指征、用法、不良反应和注意事项。严密监测心电图、血压等变化,观察使用药物后血流动力学状况及氧代谢指标,如血乳酸。

4.感染防治与护理

各项治疗和护理操作严格遵循无菌技术和手卫生原则。做好口腔护理、雾化护理和胸部物理治疗等,预防呼吸道感染和呼吸机相关性肺炎。留置中心静脉导管和动脉导管的患者应防止发生导管相关性血流感染。留置尿管患者严格进行会阴和尿管护理,防止发生导尿管相关性尿路感染。对可疑感染部位必要时正确采集标本进行病原学检查,以明确有无感染和选择敏感抗生素。使用抗生素治疗期间严密监测药物的疗效和不良反应,以便医师及时调整治疗方案。

5.并发症观察

做好各器官、系统功能的观察和支持,及时发现与报告器官功能障碍的表现,并配合医师进行处理,防止疾病恶化,改善预后。

第三节 多器官功能障碍综合征

多器官功能障碍综合征(multiple organ dysfunction syndrome,MODS)是指在多种急性致病因素所致机体原发病变的基础上,相继引发2个或2个以上器官同时或序贯出现的可逆性功能障碍,其恶化的结局是多器官功能衰竭(multiple organ failure,MOF)。

MODS具有其特征性表现:①发病前器官功能基本正常,或器官功能受损但处于相对稳定的生理状态。②从初次打击到器官功能障碍有一定间隔时间,常超过24 h。③衰竭的器官往往不是原发致病因素直接损害的器官,而发生在原发损害的远隔器官。④器官功能障碍的发生呈序贯性,最先受累的器官常见于肺和消化器官。⑤病理变化缺乏特异性,以细胞组织水肿、炎症细胞浸润和微血栓形成等常见,显著不同于慢性器官功能衰竭时组织细胞坏死、增生、纤维化和器官萎缩等病理过程。器官病理损伤和功能障碍程度不相一致。⑥病情发展迅速,一般抗感染、器官功能支持或对症治疗效果差,死亡率高。⑦在急性致病因素作用下引发的MODS过程,器官功能障碍和病理损害是可逆的,治愈后器官功能可望恢复到病前状态,不遗留并发症,不复发。⑧感染、创伤、休克、急性脑功能障碍(心搏骤停复苏后、急性大面积脑出血)等是其常见诱因。

一、病因与发病机制

(一)病因

常见病因有严重感染、休克、心肺复苏后、严重创伤、大手术、严重烧(烫、冻)伤、挤压综合征、重症胰腺炎、急性药物或毒物中毒等。在原有慢性心、肾、肝功能障碍等疾病的基础上,遭受急性打击后更易发生MODS。诱发MODS和死亡高危因素包括高龄(年龄≥55岁)、慢性疾病、营养不良、嗜酒、创伤及危重病评分增高等。

(二)发病机制

1.全身炎症反应失控

SIRS时单核-巨噬细胞系统被激活,释放促炎介质如TNF-α、IL-1、IL-6、PAF等进入血液循环,损伤血管内皮细胞,导致血管壁通透性增高、血栓形成和远隔器官的损伤。这些促炎介质又可促使内皮细胞和白细胞激活,产生TNF-α、IL、PAF等细胞因子,加重器官损伤。中性粒细胞激活后可黏附于血管壁,并释放氧自由基、溶酶体酶、血栓素和白三烯等血管活性物质,进一步损伤血管壁,形成恶性循环,导致炎症反应失控性放大,从而造成组织器官的严重损伤。当促炎反应占优势时,表现为免疫亢进或SIRS,机体对外来打击的反应过于强烈而损伤自身细胞,导致MODS。当抗炎反应占优势时,表现为免疫麻痹或CARS,机体对外来刺激的反应低下,增加对感染的易感性,从而加剧脓毒症和MODS。SIRS和CARS均反映了机体炎症反应的失控状态,这可能是诱发MODS的根本原因。

2.细菌和毒素移位

正常情况下肠黏膜及淋巴组织起重要屏障作用,肠腔细菌及毒素不能透过肠黏膜屏障进入血循环。严重创伤、休克、感染等应激状态下胃肠黏膜供血不足,屏障功能受损,使大量细菌和毒素吸收入血形成肠源性毒血症,介导引发全身炎症反应,最后导致 MODS。

3.组织缺血-再灌注损伤

严重创伤、休克或感染等引起重要器官缺血、缺氧和细胞受损,出现细胞功能障碍。组织器官微循环灌注恢复时,催化氧分子产生大量氧自由基,损伤细胞膜,导致器官功能损害。

4.二次打击或双相预激

机体遭受的最早创伤、休克等致伤因素可被视为第一次打击,使炎性细胞被激活处于一种"激发状态"(preprimed)。若再次出现致伤因素(如严重感染、脓毒症、导管菌血症等),则构成第二次打击。即使打击的强度不及第一次,也能造成处于激发状态的炎性细胞更为剧烈的反应,超量释放细胞和体液介质。由炎性细胞释放的介质作用于靶细胞后还可以导致"二级""三级"甚至更多级别新的介质产生,从而形成瀑布样反应,最终导致 MODS。所以首次打击造成的器官损害并不是真正意义的 MODS,而它引起的机体改变却成为 SIRS 的刺激因素,为二次打击造成全身炎症反应失控和器官功能障碍起到了预激作用。

5.基因调控

基因多态性(即基因组序列上的变异)可能是决定人体对应激打击易感性和耐受性、临床表现多样性以及药物治疗反应差异性的重要因素。

二、病情评估与判断

(一)健康史

评估患者有无感染、创伤、大手术等引起 MODS 的病因,是否存在高龄、慢性疾病等易感 MODS 的危险因素。

(二)临床表现

MODS 的临床表现因基础疾病、感染部位、器官代偿能力、治疗措施等的不同而各异。MODS 的病程一般为 14~21 d,经历休克、复苏、高分解代谢状态和器官功能衰竭 4 个期(表 8-1)。

(三)MODS 的判断

目前多参照 MODS 的诊断标准(表 8-2)。器官功能障碍是一个临床动态变化过程,应进行动态评价(表 8-3),以早期干预。

表 8-1 MODS 的临床分期和临床表现

临床表现	1 期	2 期	3 期	4 期
一般情况	正常或轻度烦躁	急性病态,烦躁	一般情况差	濒死感
循环系统	需补充容量	容量依赖性高动力学	休克,心排血量下降,水肿	依赖血管活性药物维持血压,水肿,SvO_2 升高
呼吸系统	轻度呼吸性碱中毒	呼吸急促,呼吸性碱中毒,低氧血症	ARDS,严重低氧血症	呼吸性酸中毒,气压伤,高碳酸血症
肾脏	少尿,利尿药有效	肌酐清除率降低,轻度氮质血症	氮质血症,有血液透析指征	少尿,透析时循环不稳定
胃肠道	胃肠道胀气	不能耐受食物	应激性溃疡,肠梗阻	腹泻、缺血性肠炎

临床表现	1期	2期	3期	4期
肝脏	正常或轻度胆汁淤积	高胆红素血症,PT延长	临床黄疸	转氨酶升高,重度黄疸
代谢	高血糖,胰岛素需求增加	高分解代谢	代谢性酸中毒,血糖升高	骨骼肌萎缩,乳酸酸中毒
中枢神经系统	意识模糊	嗜睡	昏迷	昏迷
血液系统	正常或轻度异常	血小板减少,白细胞增多或减少	凝血功能异常	不能纠正的凝血功能障碍

表 8-2 MODS 诊断标准

器官或系统	诊断标准
循环系统	收缩压<90 mmHg 持续 1 h 以上,或需要药物支持才能稳定
呼吸系统	急性起病,$PaO_2/FiO_2 \leqslant 200$(已用或未用 PEEP),X 线胸片见双肺浸润,PCWP≤18 mmHg,或无左房压升高的证据
肾脏	血肌酐浓度>177 $\mu mol/L$,伴有少尿或多尿,或需要血液净化治疗
肝脏	血清总胆红素>34.2 $\mu mol/L$,血清转氨酶在正常值上限的 2 倍以上,或出现肝性脑病
胃肠道	上消化道出血,24 h 出血量>400 mL,或不能耐受食物,或消化道坏死或穿孔
血液系统	血小板计数<50×10^9/L 或减少 25%,或出现 DIC
代谢	不能为机体提供所需能量,糖耐量降低,需用胰岛素;或出现骨骼肌萎缩、肌无力等表现
中枢神经系统	GCS<7 分

表 8-3 MODS 评分标准(Marshall 标准)

系统或器官评分	0	1	2	3	4
肺(PaO_2/FiO_2)	>300	226~300	151~225	76~150	≤75
肾(Cr,$\mu mol/L$)	≤100	101~200	201~350	351~500	>500
肝(血清胆红素,$\mu mol/L$)	≤20	21~60	61~120	121~240	>240
心脏(PAR,mmHg)	≤10	10.1~15	15.1~20	20.1~30	>30
血液(血小板,×10^9/L)	>120	81~120	51~80	21~50	≤20
神经系统(GCS 评分)	15	13~14	10~12	7~9	≤6

注:PAR:压力校正心率=心率×右房压(或中心静脉压)/平均动脉压;GCS:如使用镇静剂或肌松剂,除非存在内在的神经障碍证据,否则应作正常计分。

Marshall 标准中,每个系统器官功能分别记 0~4 分,0 分代表器官功能正常,将得分≥3 分作为该器官系统衰竭的标准,4 分代表器官功能损伤严重。总分 0~24 分,总分越高,代表病情越重。

三、救治与护理

(一)救治原则

1.控制原发病

是 MODS 治疗的关键,应及时有效地处理原发病,减少、阻断炎症介质或毒素的产生与释放,防治休克和缺血再灌注损伤。

2.器官功能支持和维护

包括：①呼吸功能：合理进行氧疗，必要时行机械通气支持。②循环功能：尽早进行液体复苏，为改善微循环组织灌注，必要时使用血管活性药物。③肾功能：改善肾脏灌注，利尿，必要时行肾脏替代治疗。④胃肠功能：预防应激性溃疡发生，病情允许时应尽早给予胃肠内营养支持，促进胃肠功能恢复，改善胃肠道缺血再灌注损伤，恢复肠道微生态平衡等。

3.合理使用抗生素

在经验性初始治疗时尽快明确病原菌，尽早转为目标治疗；应将病原学依据和临床表现相结合，区分病原菌的"致病"和"定植"；采用降阶梯治疗的策略，并注意防止菌群失调和真菌感染。

4.其他

包括免疫与炎症反应调节治疗、激素治疗、营养与代谢支持和中医中药治疗等。

（二）护理措施

1.即刻护理措施

按各器官功能改变时的紧急抢救流程、抢救药物的剂量、用法、注意事项和各种抢救设备的操作方法，熟练配合医师进行抢救。呼吸功能障碍患者要保持气道通畅，必要时协助医师进行气管插管呼吸机支持通气。急性左心衰竭患者立即予半卧位，吸氧，遵医嘱给予强心、利尿等药物治疗。

2.常规护理

参见本章第一节。

3.病情观察

MODS患者器官功能改变早期常无特异性或典型表现，出现明显或典型症状时往往器官功能已受损严重，难以逆转。因此，早期识别MODS具有非常重要的临床意义。护士应熟悉MODS的诱因和发生、发展过程，掌握MODS器官功能变化各期的临床表现，做好生命体征和辅助检查的监测，积极协助医师早期发现病情变化，预防器官衰竭的发生。

4.器官功能监测与护理

严密监测患者呼吸功能、循环功能、中枢神经系统功能、肾功能、肝功能、胃肠功能和凝血系统功能等。遵医嘱做好对各器官功能的支持和护理，评估患者对各种器官功能支持和保护的效果，及时发现器官功能变化并配合医师采取相应的处理措施，尽可能维持或促进各器官功能的恢复，减少器官损害的数量和程度，从而降低死亡率。

5.感染预防与护理

MODS患者免疫功能低下，机体抵抗力差，极易发生院内感染，因此，应加强口腔护理、气道护理、尿路护理、静脉导管护理和皮肤护理等；严格执行无菌技术、手卫生、探视等院内感染管理制度；早期、正确采集血、尿、痰等标本进行细菌培养和药物敏感试验，为治疗提供依据；监测各辅助检查指标的变化，及时报告医师，尽早使用足量的抗生素控制感染。

6.心理和精神支持

MODS患者存在严重的躯体损伤和精神创伤，如疼痛、失眠、对残疾或死亡的恐惧、经济负担的压力等，需要医护人员给予患者心理和精神支持，并应让患者家属参与到治疗过程中，帮助患者和患者家属度过疾病危重阶段并避免创伤后应激综合征的发生。

第九章　危重症患者的营养支持

危重症患者由于高分解代谢和营养物质摄入不足,易发生营养不良。临床研究显示,重症患者营养不良的发生率超过 50%。营养不良导致患者感染并发症增加,伤口愈合延迟,胃肠道功能受损,呼吸动力受损,压疮发生率增加,使疾病恶化,病程延长,医疗费用增高,死亡率增加。营养支持虽不能完全阻止和逆转危重症患者的病情转归,但在减少患者并发症的发生率与病死率,促进其恢复健康方面却发挥着至关重要的作用。

第一节　概述

一、危重症患者的代谢变化

危重症患者由于创伤、感染、大手术等打击,除出现体温升高、心率增快、呼吸增快、心排血量增加等一系列病理生理反应外,还出现代谢改变,以分解代谢为主,表现为能量消耗增加、糖代谢紊乱、蛋白质分解代谢加速、脂肪代谢紊乱等。

(一)能量消耗增加

研究表明,创伤、感染和大手术后可使患者的静息能量消耗增加 20%~50%,烧伤患者更为突出,严重者增高可达 100% 以上。

(二)糖代谢紊乱

主要表现为糖异生增加、血糖升高和胰岛素抵抗。

(三)蛋白质分解代谢加速

蛋白质分解代谢高于合成代谢,出现负氮平衡。

(四)脂肪代谢紊乱

应激状态下体内儿茶酚胺分泌增多,促使体内脂肪动员分解,生成甘油三酯、游离脂肪酸和甘油,成为主要的供能物质。

二、危重症患者的营养状态评估

(一)营养状态的评估方法

传统的营养状态评估指标包括人体测量、实验室检测等,在临床上虽能提供一些有用的预测信息,但对危重症患者缺乏特异性。目前推荐使用 NRS2002 评分和 NUTRIC 评分进行营养风险评估。

(二)能量与蛋白质需要量的评估

1.能量需要评估

推荐使用间接能量测定法确定患者的能量需求,若无法测定,可使用各类预测公式或简化的基于体重的算法计算能量需求。一般患者能量需要量为 25~35 kcal/(kg·d),不同个体、不同病情及不同活动状态下能量的需要量有较大差异,评估患者能量需要时应综合考虑。也可用

Harris-Benedict 公式计算基础能量消耗(BEE),并以 BEE 为参数指标计算实际能量消耗(AEE)。

2.蛋白质需要量评估

利用氮平衡来评价蛋白质营养状况及蛋白质的需要量。氮平衡(g/d)＝摄入氮量(g/d)－[尿氮量(g/d)＋(3～4)]。危重症患者较普通患者需更高比例的蛋白,一般需要1.2～2.0 g/(kg・d)。

三、危重症患者营养支持的目的与原则

(一)目的

营养支持的目的不仅是供给细胞代谢所需要的能量与营养底物,维持组织器官正常的结构与功能,更重要的是改善患者应激状态下的炎症、免疫与内分泌状态,影响疾病的病理生理变化,最终影响疾病转归,改善临床结局。

(二)原则

1.选择适宜的营养支持时机

应根据患者的病情变化来确定营养支持的时机。此外,还需考虑不同原发疾病、不同阶段的代谢改变与器官功能的特点。

2.控制应激性高血糖

通过使用胰岛素严格控制血糖水平≤8.3 mmol/L,可明显改善危重症患者的预后,使MODS 的发生率及病死率明显降低。

3.选择适宜的营养支持途径

包括肠外营养(PN)、完全肠外营养(TPN)和肠内营养(EN)途径。

4.合理的能量供给

不同疾病状态、时期以及不同个体,其能量需求亦不同。应激早期应限制能量和蛋白质的供给量,能量可控制在 20～25 kcal/(kg・d),蛋白质控制在 1.2～1.5 g/(kg・d)。对于病程较长、合并感染和创伤的患者,待应激与代谢状态稳定后能量供应适当增加,目标喂养可达 30～35 kcal/(kg・d)。

5.其他

在补充营养底物的同时,重视营养素的药理作用。为改善危重症患者的营养支持效果,在肠外与肠内营养液中可根据需要添加特殊营养素。

第二节　肠内营养支持

一、危重症患者肠内营养支持的评估

(一)评估是否适宜肠内营养支持

胃肠道功能存在(或部分存在),但不能经口正常摄食的重症患者,应优先考虑给予 EN,只有 EN 不可实施时才考虑 PN。肠梗阻、肠道缺血或腹腔间室综合征的患者不宜给予 EN,主要是 EN 增加了肠管或腹腔内压力,易引起肠坏死、肠穿孔,增加反流与吸入性肺炎的发生率。对于严重腹胀、腹泻,经一般处理无改善的患者,建议暂时停用 EN。

（二）评估供给时机

需要营养支持治疗的患者首选肠内营养支持；不能进食的患者在 24～48 h 内开始早期肠内营养支持；肠内营养支持前应评估胃肠道功能，但肠鸣音和肛门排气排便不是开始肠内营养支持的必要条件；血流动力学不稳定的患者在充分液体复苏或血流动力学稳定后开始肠内营养支持，血管活性药用量逐步降低的患者可以谨慎地开始/恢复肠内营养支持。

（三）评估适宜的营养制剂

按照氮源分为氨基酸型、短肽型和整蛋白型制剂。

1.氨基酸型制剂

以氨基酸为蛋白质来源，不需消化可直接吸收，用于短肠及消化功能障碍患者。

2.短肽型制剂

以短肽为蛋白质来源，简单消化即可吸收，用于胃肠道有部分消化功能的患者。

3.整蛋白型制剂

以整蛋白为蛋白质来源，用于胃肠道消化功能正常患者。

4.特殊疾病配方制剂

适用于某种疾病患者，如糖尿病、呼吸功能障碍、肝功能障碍患者等。

（四）评估供给途径

根据患者情况可采用鼻胃管、鼻空肠管、经皮内镜下胃造瘘（PEG）、经皮内镜下空肠造瘘（PEJ）、术中胃/空肠造瘘等途径进行 EN。

1.经鼻胃管

常用于胃肠功能正常、非昏迷及经短时间管饲即可过渡到经口进食的患者，是最常用的 EN 途径。优点是操作简单、易行，缺点是可发生反流、误吸、鼻窦炎。大部分重症患者可以通过此途径开始肠内营养支持。

2.经鼻空肠置管

优点在于喂养管通过幽门进入十二指肠或空肠，使反流与误吸的发生率降低，耐受性增加。开始阶段营养液的渗透压不宜过高。

3.经皮内镜下胃造瘘（PEG）

在纤维胃镜引导下行经皮胃造瘘，将营养管置入胃腔。其优点是减少了鼻咽与上呼吸道感染，可长期留置，适用于昏迷、食管梗阻等长时间不能进食，而胃排空良好的危重症患者。

4.经皮内镜下空肠造瘘（PEJ）

在内镜引导下行经皮空肠造瘘，将喂养管置入空肠上段，其优点是除可减少鼻咽与上呼吸道感染外，还减少反流与误吸的风险，在喂养的同时可行胃十二指肠减压，并可长期留置喂养管，尤其适合于不耐受经胃营养、有反流和误吸高风险及需要胃肠减压的危重症患者。

（五）评估供给方式

1.一次性投给

将营养液用注射器缓慢地注入喂养管内，每次不超过 200 mL，每天 6～8 次。该方法操作方便，但易引起腹胀、恶心、呕吐、反流与误吸，临床一般仅用于经鼻胃管或经皮胃造瘘的患者。

2.间歇重力输注

将营养液置于输液瓶或袋中,经输液管与喂养管连接,借助重力将营养液缓慢滴入胃肠道内,每天 4～6 次,每次 250～500 mL,输注速度为每分钟 20～30 mL。此法在临床上使用较广泛,患者耐受性好。

3.肠内营养泵输注

适于十二指肠或空肠近端喂养的患者,是一种理想的 EN 输注方式。一般开始输注时速度不宜快,浓度不宜高,让肠道有一个适应的过程,可由每小时 20～50 mL 开始,逐步增至100～150 mL,浓度也逐渐增加。

二、危重症患者肠内营养支持的护理

(一)常规护理措施

包括:①妥善固定喂养管,翻身、活动前先保护喂养管,避免管道脱落。②经鼻置管者每日清洁鼻腔,避免出现鼻腔黏膜压力性损伤。③做好胃造瘘或空肠造瘘患者造瘘口护理,避免感染等并发症发生。④喂养结束时规范冲管,保持管道通畅,避免堵塞。⑤根据患者病情和耐受情况合理调整每日喂养次数和速度,保证每日计划喂养量满足需要。⑥室温下保存的营养液若患者耐受可以不加热直接使用,在冷藏柜中保存的营养液应加热到 38～40℃后再使用。⑦自配营养液现配现用,配制好的营养液最多冷藏保留 24 h。⑧所有气管插管的患者在使用肠内营养时应将床头抬高 30°～45°,每 4～6 h 使用氯己定进行口腔护理,做好导管气囊管理和声门下分泌物吸引。⑨高误吸风险和对胃内推注式肠内营养不耐受的患者使用持续输注的方式给予肠内营养。

(二)营养支持评定与监测

包括:①评估患者营养状态改善情况。②评估患者每日出入量,监测每日能量和蛋白质平衡状况。③观察患者有无恶心、呕吐、腹胀、腹泻等不耐受情况,必要时降低营养液供给速度或调整供给途径和方式。④观察患者进食后有无痉挛性咳嗽、气急、呼吸困难,咳出或吸引出的痰液中有无食物成分,评估患者有无误吸发生。高误吸风险的患者使用幽门后营养供给途径进行喂养,同时应降低营养输注速度,条件允许时可以使用促胃肠动力药。⑤评估患者的胃残留量,若 24 h 胃残留量＜500 mL 且没有其他不耐受表现,不需停用肠内营养。⑥按医嘱正确监测血糖,观察患者有无高血糖或低血糖表现。

(三)并发症观察与护理

肠内营养的并发症主要分为感染性并发症、机械性并发症、胃肠道并发症和代谢性并发症。

1.感染性并发症

以吸入性肺炎最常见,是 EN 最严重和致命的并发症。一旦发生误吸应立即停止 EN,促进患者气道内的液体与食物微粒排出,必要时应通过纤维支气管镜吸出。

2.机械性并发症

包括:①黏膜损伤:可因喂养管置管操作时或置管后对局部组织的压迫而引起黏膜水肿、糜烂或坏死。因此,应选择直径适宜、质地软而有韧性的喂养管,熟练掌握操作技术,置管时动作应轻柔。②喂养管堵塞:最常见的原因是膳食残渣或粉碎不全的药片黏附于管腔壁,或药物与膳食不相溶形成沉淀附着于管壁所致。发生堵塞后可用温开水低压冲洗,必要时也可借助导丝疏通管腔。③喂养管脱出:喂养管固定不牢、暴力牵拉、患者躁动不安和严重呕吐等均可导致喂养管脱出,不仅使 EN 不能顺利进行,而且经造瘘置管的患者还有引起腹膜炎的危险,因此,置管后应妥善固定导管、加强护理与观察,严防导管脱出,一旦喂养管脱出应及时重新置管。

3.胃肠道并发症

(1)恶心、呕吐与腹胀:接受 EN 的患者有 10%~20% 可发生恶心、呕吐与腹胀,主要见于营养液输注速度过快、乳糖不耐受、膳食口味不耐受及膳食中脂肪含量过多等。发生上述消化道症状时应针对原因采取相应措施,如减慢输注速度、加入调味剂或更改膳食品种等。

(2)腹泻:是 EN 最常见的并发症,主要见于:①低蛋白血症和营养不良时小肠吸收力下降。②乳糖酶缺乏者应用含乳糖的肠内营养膳食。③肠腔内脂肪酶缺乏,脂肪吸收障碍。④应用高渗性膳食。⑤营养液温度过低及输注速度过快。⑥同时应用某些治疗性药物。不建议 ICU 患者一发生腹泻就停用肠内营养,而应该在继续肠内营养的同时评估腹泻的原因,以便采取合适的治疗方案。

4.代谢性并发症

最常见的代谢性并发症是高血糖和低血糖。高血糖常见于处于高代谢状态的患者、接受高碳水化合物喂养者及接受皮质激素治疗的患者;而低血糖多发生于长期应用肠内营养而突然停止时。对于接受 EN 的患者应加强对其血糖监测,出现血糖异常时应及时报告医师进行处理。此外,在患者停止 EN 时应逐渐进行,避免突然停止。

第三节　肠外营养支持

一、危重症患者肠外营养支持的评估
(一)评估是否适宜进行肠外营养支持
肠外营养支持适合于不能耐受 EN 和 EN 禁忌的患者,如胃肠道功能障碍患者;由于手术或解剖问题胃肠道禁止使用的患者;存在尚未控制的腹部情况,如腹腔感染、肠梗阻、肠瘘患者等。存在以下情况不宜给予 PN:①早期复苏阶段血流动力学不稳定或存在严重水、电解质与酸碱失衡的患者。②严重肝功能障碍的患者。③急性肾功能障碍时存在严重氮质血症的患者。④严重高血糖尚未控制的患者等。

(二)评估供给时机
对于 NRS2002≤3 分的患者,即使无法维持自主进食和早期肠内营养,在入住 ICU 的头七天也无须使用肠外营养。对于 NRS2002≥5 分或重度营养不良的患者,若不能使用肠内营养,应在入住 ICU 后尽快使用肠外营养。不论营养风险高或低的患者,如果单独使用肠内营养 7~10 d 仍不能达到能量或蛋白需求的 60% 以上,应考虑使用补充性肠外营养。

(三)评估适宜的营养制剂
包括碳水化合物、脂肪乳剂、氨基酸、电解质、维生素和微量元素。碳水化合物提供机体能量的 50%~60%,最常使用的制剂的葡萄糖,摄入过多会导致高碳酸血症、高血糖和肝脏脂肪浸润。脂肪乳提供机体能量的 15%~30%,摄入过多引起高脂血症和肝功能异常。氨基酸是蛋白质合成的底物来源,危重症患者推荐热氮比为 100~150 kcal:1 gN。

(四)评估供给途径

可选择经中心静脉营养(CPN)和经外周静脉营养(PPN)两种途径。CPN 首选锁骨下静脉置管。PPN 一般适用于患者病情较轻、营养物质输入量较少、浓度不高,PN 不超过 2 周的患者。

(五)评估供给方式

1.单瓶输注

每一种营养制剂单独进行输注,目前已不建议采用。单瓶输注氨基酸,外源性氮被作为能量消耗,起不到促进蛋白合成的作用,同时输注速度过快将对脑组织、肝脏功能造成损害。单瓶输注脂肪乳,在没有足够糖存在时,输注的脂肪并不能有效利用,禁食状态下单独输注脂肪乳,代谢终产物中出现酮体,容易出现酮症,同时糖异生加速,导致蛋白分解代谢增强。单瓶输注脂肪乳过快,超过机体对脂肪酸的最大氧化利用能力,会使血脂升高,出现肝脏、肺脂肪蓄积。

2.全合一输注

把供给患者的各种营养制剂按照一定的配制原则充分混合后进行输注,是目前推荐的肠胃营养供给方式。全合一输注营养素达到最佳利用,并发症发生率低,不容易污染,减轻护理工作量。

二、危重症患者肠外营养支持的护理

(一)常规护理措施

包括:①妥善固定输注导管,翻身、活动前先保护导管,避免扯脱。做好患者导管相关健康教育,避免自行扯脱导管。烦躁、不配合患者予适当镇静和约束。②正确冲管和封管,保持导管通畅。③做好导管穿刺部位护理,避免感染等并发症发生。④严格按照国家管理规范和要求配制营养液。⑤进行配制和输注时严格无菌操作。⑥每日更换输注管道,营养液在 24 h 内输完。⑦使用专用静脉通道输注营养液,避免与给药等通道混用。⑧合理调节输注速度。

(二)营养支持评定与监测

包括:①评估患者营养状态改善情况。②评估患者每日出入量,监测每日能量和蛋白质平衡状况。③严密观察输注导管穿刺部位情况,评估有无红、肿、热、痛和分泌物。④严密监测体温,评估体温升高是否与静脉营养导管留置有关。⑤观察患者有无高血糖或低血糖表现,将患者血糖控制在 7.8~10.0 mmol/L。⑥监测患者血脂、肝功能等变化,及时发现高脂血症、肝功能异常等。⑦观察患者消化吸收功能,及时发现有无肠萎缩和屏障功能障碍。

(三)并发症观察与护理

肠外营养的并发症主要分为机械性并发症、感染性并发症和代谢性并发症。

1.机械性并发症

包括:①置管操作相关并发症:包括气胸、血胸、皮下气肿、血管与神经损伤等。应熟练掌握操作技术流程与规范,操作过程中应动作轻柔,以减少置管时的机械性损伤。②导管堵塞:是 PN 常见的并发症。输注营养液时输液速度可能会减慢,在巡视过程中应及时调整,以免因凝血而发生导管堵塞。输液结束时应根据患者病情及出凝血功能状况使用生理盐水或肝素溶液进行正压封管。③空气栓塞:可发生在置管、输液及拔管过程中。CPN置管时应让患者头低位,操作者严格遵守操作规程,对于清醒患者应嘱其屏气。输液过程中加强巡视,液体输完应及时补充,最好应用输液泵进行输注。导管护理时应防止空气经导管接口部位进入血循环。拔管引起的空气栓塞主要由于拔管时空气可经长期置管后形成的隧道进入静脉,因此,拔管速度不宜过快,拔管后应密切观察患者的反应。④导管脱落:与导管固定不牢、外力牵拉、患者躁动等有关。置管后应妥善固定导管,加强观察与护理,进行翻身等操作时预先保护导管,避免牵拉。躁动、不合作患者给予适当镇静、约束,避免自行拔出导管。

2.感染性并发症

是PN最常见、最严重的并发症。

3.代谢性并发症

包括:①电解质紊乱:如低钾血症、低镁血症等。②低血糖:持续输入高渗葡萄糖,可刺激胰岛素分泌增加,若突然停止输注含糖溶液,可致血糖下降,甚至出现低血糖性昏迷。③高血糖:开始输注营养液时速度过快,超过机体的耐受限度,如不及时进行调整和控制高血糖,可因大量利尿而出现脱水,甚至引起昏迷而危及生命。因此,接受PN的患者,应严密监测电解质及血糖与尿糖变化,及早发现代谢紊乱,并配合医师实施有效处理。

第十章　危重症患者的疼痛管理与镇静

　　疼痛造成患者痛苦,并可能留下精神创伤,且会导致躯体应激反应,出现生理、心理和行为异常,如血压增高、焦虑、躁动,甚至攻击行为,使治疗与护理措施难以进行。对危重症患者的疼痛管理和镇静能将患者维持在一个相对舒适和安全的状态,并通过调节患者的代谢和以交感神经兴奋为主的神经内分泌活动,使其适应患病时期的循环灌注和氧合状态,减轻器官功能负担,促进器官功能恢复,尽可能减轻患者的精神创伤。

第一节　危重症患者的疼痛管理

一、疼痛概述

　　疼痛(pain)是组织损伤或潜在损伤导致的不愉快感觉和情感体验。

　　疼痛给患者带来痛苦,并引发一系列躯体并发症:①内分泌/代谢:机体释放抗利尿激素、促肾上腺皮质激素、皮质醇、儿茶酚胺激素、胰高血糖素增加。②心血管系统:交感神经兴奋,使血管阻力、心肌耗氧量增加;血小板黏附功能增强,纤溶活性降低,血液处于高凝状态。③呼吸系统:呼吸浅快,肺通气功能下降。④消化系统:胃肠道的蠕动和排空减缓;机体处于高代谢状态,易发生负氮平衡。⑤骨骼肌肉系统:肌肉痉挛,张力高,关节活动度下降。⑥泌尿系统:抗利尿激素和醛固酮的异常释放,使尿量减少、水钠潴留。⑦免疫系统:抑制炎症和免疫反应,易发生感染,甚至脓毒症。

　　疼痛管理是对疼痛进行评估和诊断,使用药物和非药物方法预防、减轻和消除疼痛的全方面的治疗与护理。

二、危重症患者疼痛的评估

　　危重症患者的疼痛多源自躯体疾病。因此,首先应对患者的健康史及病情进行评估,分析疼痛的原因。其次,护士应细心观察,耐心倾听患者主诉,使用疼痛评估工具判断患者是否存在疼痛并确定疼痛程度。在实施了镇痛的治疗和护理措施后,对疼痛进行持续监测,以此作为判断镇痛效果和调整镇痛措施的依据。

　　由于疼痛是主观感受并有显著个体差异,而且危重症患者通常无法对疼痛进行主动的表达和描述,因此,常使用量表判断疼痛和评估治疗效果。常用的量表包括行为疼痛评估量表(behavioral pain scale,BPS)和危重监护疼痛观察工具(critical-care pain observation tool,CPOT)。语言评分法、数字评分法、视觉模拟评分法和面部表情法等普通的疼痛评估工具也适用于危重症患者。不应单独使用生命体征对危重症患者进行疼痛评估。

三、危重症患者疼痛的护理

　　药物干预是用于危重症患者疼痛管理的最主要方法,也常配合使用物理、认知—行为疼痛管理等非药物镇痛方法。

(一)药物镇痛的护理

1.熟悉镇痛药物的药理作用

常见镇痛药物包括:①非甾体类抗炎药:作用于外周疼痛感受器,主要通过抑制受伤局部前列腺素的产生而发挥镇痛作用,长期使用无成瘾性。常用药物包括阿司匹林、布洛芬等。②阿片类镇痛药:通过与阿片受体相结合以改变患者对疼痛的感知,长期使用会产生耐受性和成瘾性。常用药物包括:吗啡、可待因、哌替啶等。③非阿片类镇痛药:曲马多是一种中枢镇痛药,发挥弱阿片和非阿片两重镇痛机制,成瘾性弱于吗啡,呼吸抑制的作用比吗啡轻。对乙酰氨基酚通过抑制前列腺素的合成与释放,提高痛阈而起到镇痛作用。④局麻类镇痛药:通常与阿片类药物联用,用于术后硬膜外镇痛,通过抑制神经细胞去极化而发挥作用。主要药物包括利多卡因、布比卡因等。

2.遵医嘱正确用药

护士应严格根据医嘱,正确给药。疼痛管理的用药主要分为预防和治疗两部分。在手术后或执行侵入性操作前,医师可能预防性地给予镇痛药物。对于已经存在的疼痛,药物的作用是减轻或消除疼痛。护士应了解各种镇痛药的代谢周期,严格把握给药的时间间隔。

危重患者的生理病理状态特殊,应根据患者病情选择恰当的给药方式。

(1)常规给药方式:包括口服、肌内注射、静脉输注和经皮给药等。若使用口服途径,需考虑危重症患者的胃肠道功能是否减弱而影响药物吸收。若使用肌内注射途径,因危重症患者多有心排血量和组织灌注的改变,可影响药物的吸收。

(2)皮下持续注射:将镇痛药以微量注射泵为动力持续推注到患者皮下(通常为腹部)的方法。这种方法避免了皮下注射时药物浓度大、持续时间短的缺点。危重症患者的血管条件较差,皮下持续注射法避开开放静脉,并能持续稳定发挥镇痛效果。

(3)硬膜外注射:一般术前或麻醉前为患者置入硬膜外导管,将阿片类或局麻药物以间断单剂推注、持续输注或由患者自控推注等方法,注入硬膜外。硬膜外注射法能避免深度镇静患者,对患者呼吸循环等生理功能影响小,减少阿片药物的使用量,并能获得更持久的镇痛。硬膜外镇痛的并发症包括恶心、呕吐、皮肤瘙痒、尿潴留和血压下降等。因为置管位置特殊,要求护士严格遵守无菌原则,确保导管无移位、敷料完整,密切观察穿刺部位有无炎症以及背部是否有肿胀。

此外,也可根据患者病情选择使用患者自控镇痛(patient-controlled analgesia,PCA),指当疼痛出现时,由患者自行按压机器按钮而向体内注射一定量的镇痛药以达到镇痛效果的方法。临床上可分为静脉 PCA、皮下 PCA、硬膜外 PCA 等。PCA 适用于清醒合作并有能力控制镇痛泵按钮的患者,目前已有各种设计以尽量减少患者按镇痛泵按钮的难度。

3.密切观察药物效果

使用药物后,护士应观察药物的起效时间,可借助本机构规定的疼痛评估量表,评估镇痛效果。如果镇痛效果不理想,应及时报告医师,对药物进行调整。

4.严密监测药物不良反应

对于使用了非甾体类抗炎药的患者,护士应注意患者是否出现胃肠道出血,并需监测肝肾功能。使用了阿片类镇痛药后,应严密监测患者是否出现呼吸抑制、血压下降、过度镇静、胃肠蠕动减弱、尿潴留和恶心呕吐等不良反应。使用了局麻类镇痛药后,应注意监测有无嗜睡、呼吸抑制、低血压、心动过缓和心律失常等。一旦患者出现不良反应,应立刻报告医师进行处理。

(二)非药物镇痛的护理

对于危重症患者配合使用非药物的镇痛方法,能降低镇痛药物的使用量,减少并发症的发生。

1.经皮电刺激神经疗法(transcutaneous electrical nerve stimulation,TENS)

是将特定的低频脉冲电流通过皮肤输入人体以治疗疼痛的方法。

2.注意力分散法

通过使用音乐、对话、看电视等方法,转移患者对疼痛的关注程度以达到镇痛效果。

3.想象法

引导患者通过想象一些美好的情境而达到镇痛的效果。

4.放松法

放松法能使患者耗氧量下降,舒缓呼吸,降低心率、血压和肌肉的张力。

5.深呼吸和逐步放松法

可引导患者先进行深呼吸,随后配合肌肉放松练习。

6.抚触/按摩法

抚触或按摩可刺激 A-α 和 A-β 传入神经,达到类似 TENS 的效果;抚触/按摩带来的刺激也可分散患者对疼痛的注意力而减轻疼痛感。

第二节　危重症患者的镇静管理

由于处于强烈的应激状态,危重症患者常躁动不安,有可能引发意外事件,并增加机体耗氧。因此镇静是对危重症患者重要的治疗措施之一。

一、镇静概述

镇静(sedation)指应用药物、精神和心理的照护与抚慰等措施,减轻焦虑、躁动和谵妄,使危重症患者处于安静状态,催眠并诱导顺行性遗忘的治疗方法。

镇静的原则包括:①去除焦虑躁动原因,并首先使用非药物方法进行安抚。②实施有效的镇痛后再考虑镇静。③持续监测镇静程度,做到"无监测勿镇静"。④根据患者情况,实施每日间断镇静或轻度镇静等策略。

二、危重症患者镇静的评估

(一)镇静适应证的评估

首先应根据患者病情,确定是否需要镇静。镇静的适应证包括:疼痛、焦虑、躁动、睡眠障碍和谵妄。

(二)镇静的主观评估

镇静开始后,应有规律地持续对患者的镇静程度进行评估。镇静评估是评价镇静效果和调整镇静方案的依据。镇静的主观评价方法主要包括:①Ramsay 评分:总分 1~6 分,1 分表示镇静程度最浅,6 分表示镇静程度最深。②Riker 镇静和躁动评分(sedation-agitation scale,SAS):根据患者不能唤醒、非常镇静、镇静、安静合作、躁动、非常躁动和危险躁动等 7 种不同行为进行评分,总分 1～7 分。1 分表示镇静程度最深,7 分表示最严重的躁动。③肌肉活动评分法(motor activity assessment scale,MAAS):由 SAS 演化而来,增加了一些目的性运动评价条目,包括无反应、仅对恶性刺激有反应、触摸或叫姓名有反应、安静合作、烦躁但能配合、非常躁动和危险躁动 7 个层级,总分 0～6 分。0 分表示镇静程度最深,6 分表示最严重的躁动。④Richmond 躁动－镇静量表(Richmond Agitation-Sedation Scale,RASS)。

(三)镇静的客观评估

当病人在较深镇静、麻醉或接受肌松剂情况下,常常不能主观表达疼痛的强度。在此情况下,病人的疼痛相关行为(运动、面部表情和姿势)与生理指标(心率、血压和呼吸频率)的变化也可反映疼痛的程度,需定时仔细观察来判断疼痛的程度及变化。

三、危重症患者镇静的护理

危重症患者镇静的护理包括:镇静前护理、镇静中护理和镇静药撤离的护理。

(一)镇静前护理

包括:①尽量减少对患者的刺激,集中安排护理操作,需对患者进行约束时,应保持其肢体处于功能位并适时松解。②加强心理护理,理性乐观地安抚、鼓励患者,并引导其使用深呼吸、冥想等放松技术,保持患者处于平稳的精神状态。③尽量营造安静的环境,改善患者睡眠质量。④评估患者是否具有镇静的适应证,遵医嘱准备进行镇静治疗。

(二)镇静中护理

1.药物的镇静护理

(1)熟悉镇静药物的药理作用:常用的镇静药包括:①苯二氮䓬类:通过与中枢神经系统内 γ-氨基丁酸受体相互作用,发挥催眠、抗焦虑和顺应性遗忘作用。常用药物包括咪达唑仑、地西泮等。②丙泊酚:通过激活 γ-氨基丁酸受体发挥镇静催眠、顺应性遗忘和抗惊厥作用,特点是起效快,作用时间短,撤药后患者可迅速清醒。③α_2 受体激动药:有很强的镇静、抗焦虑作用,同时具有镇痛作用,可减少阿片类药物的用量,也具有抗交感神经作用。常用药物有右旋美托咪定。

(2)遵医嘱正确用药:护士应严格根据医嘱,正确给药。镇静药物的给药途径以持续静脉输注为主,此外,还包括经肠道(口服、肠道造瘘或直肠给药)、肌内注射等。

(3)密切观察药物效果:使用药物后护士应观察药物的起效时间,持续评估患者的镇静程度。如果镇痛效果不理想应及时报告医师,对药物进行调整。

(4)严密监测药物不良反应:①苯二氮䓬类:负荷剂量可引起血压下降,尤其是对于血流动力学不稳定的患者,护士应严密监测生命体征。护士应注意该类药物的作用存在较大个体差异。老年患者、肝肾功能受损者药物清除减慢,肝酶抑制药也会影响其代谢。反复或长时间使用可致药物蓄积或诱导耐药的产生。②丙泊酚:单次注射时可出现暂时性呼吸抑制和血压下降、心动过缓,护士应严密监测心脏储备功能差、低血容量患者的生命体征。丙泊酚的溶剂为乳化脂肪,长期或大量使用应监测血脂。③α_2 受体激动药:右旋美托咪定由肝脏代谢,经肾排出,故肝肾功能障碍的患者应减少使用量。该药物作用机制在于迅速竞争性结合并激动 α_2 受体,护士应注意给药过快会导致 α_2 受体骤然兴奋而产生一过性高血压;其后由于 α_2 受体与儿茶酚胺结合反应性下降可能导致心率和血压下降,护士应密切观测。

2.镇静策略

镇静不足患者会出现焦虑、躁动、与呼吸机对抗等。镇静过度会造成患者呼吸抑制、血压下降、肠麻痹等,因此,护士应配合医师实施恰当的镇静策略。间断镇静每日唤醒策略是指每日停用一定时间的镇静药物,唤醒患者。每日唤醒策略能打断镇静剂造成的神经-肌肉阻滞,避免呼吸机依赖、肌肉失用等情况的发生,而且为医师提供了评估患者病情、并发症和治疗效果的机会。在执行每日唤醒策略期间,应密切观察患者停用镇静药后的苏醒状况,一旦患者发生躁动等情况应采取保护、约束等措施确保患者安全。

3.镇静患者的常规护理

护士应遵医嘱给予镇静药物,并加强对患者精神心理的支持和安慰。镇静治疗开始后,应加强基础护理:①确保安全:患者自我防护能力减弱甚至消失,护士应谨慎操作,确保患者安全。②做好呼吸道管理:患者咳嗽排痰能力减弱,尤其是呼吸机支持呼吸的患者,应定时评估呼吸道分泌物和肺部呼吸音情况。③预防压疮:患者自动调整体位的能力减弱或消失,应为患者定时翻身,预防压疮。

(三)镇静药物的撤离

当患者病情恢复、大剂量或较长时间使用镇静剂而可能产生生理性依赖时,需撤除镇静药物。护士应严格根据医嘱,有计划地递减镇静药剂量。撤药过程中应密切观察患者的反应,警惕患者出现戒断症状,保护患者安全。

第十一章　危重症患者常见并发症的监测与预防

危重患者受病情、特殊的治疗与护理手段及长时间卧床等因素影响,易发生各种并发症,包括各种相关性感染、深静脉血栓及谵妄等。有效地监测与预防并发症对于改善 ICU 患者的转归、减少住院时间与费用等方面都是至关重要的。

第一节　呼吸机相关性肺炎

呼吸机相关性肺炎(ventilator-associated pneumonia,VAP)是指气管插管或气管切开患者在接受机械通气 48 h 后发生的肺炎。呼吸机撤机、拔管 48 h 内出现的肺炎也属于 VAP。VAP 是 ICU 机械通气患者常见并发症,可严重影响重症患者的预后。国外报道,VAP 发病率为 6%～52%,病死率为 14%～50%;多重耐药菌或泛耐药菌感染患者病死率可达 76%。我国 VAP 发病率在 4.7%～55.8%,病死率为 19.4%～51.6%。

一、呼吸机相关性肺炎概述

(一)病原微生物

国外报道,早发 VAP(发生在机械通气≤4 d)主要由对大部分抗菌药物敏感的病原菌,如甲氧西林敏感的金黄色葡萄球菌、肺炎链球菌等引起;晚发 VAP(发生在机械通气≥5 d)主要由多重耐药菌或泛耐药菌,如铜绿假单胞菌、鲍曼不动杆菌、耐甲氧西林金黄色葡萄球菌等引起。我国 VAP 的致病菌多为铜绿假单胞菌和鲍曼不动杆菌,部分早发 VAP 也可由多重耐药的铜绿假单胞菌或金黄色葡萄球菌等引起。

(二)感染的机制

1.呼吸道及全身防御机制受损

长时间使用人工呼吸机或气管切开患者均可因呼吸道自身的防御机制下降而引发感染。此外,免疫系统功能低下或机体抵抗力下降的机械通气患者也会增加对感染的易感性。

2.病原菌侵入与定植

机械通气时口咽部定植菌的误吸、胃肠内细菌移位、吸入带菌气溶胶及气管导管内吸痰操作等均可使病原菌侵入呼吸道,并定植于呼吸道,从而引发感染。

二、呼吸机相关性肺炎患者的评估

(一)健康史

除评估患者的年龄、性别、临床诊断、病程等一般情况外,应重点评估患者使用呼吸机的起始时间、连接呼吸机的方式、用药史、医源性操作史、患者的免疫功能状态等。

(二)临床表现

呼吸机相关性肺炎的临床表现缺少特异性,可有肺内感染常见的症状与体征,包括发热、呼吸道有痰鸣音等。

（三）辅助检查

1.胸部 X 线影像

新发生或进展性的浸润阴影是 VAP 常见的胸部影像学特点。

2.微生物学检查

(1)标本的留取：VAP 的临床表现缺乏特异性，早期病原学检查对 VAP 的诊断和治疗具有重要意义。疑为 VAP 患者经验性使用抗菌药物前应留取标本行病原学检查。经气管镜保护性毛刷(PSB)和经气管镜支气管肺泡灌洗(BAL)虽然是侵入性方法，但较经气管导管内吸引(ETA)获取分泌物样本诊断 VAP 的准确性更高。

(2)气道分泌物涂片：是一种快速检测方法，可在接诊的第一时间初步区分革兰阳性菌、革兰阴性菌和真菌，利于 VAP 的早期诊断与指导初始抗菌药物的选择。

3.气道分泌物定量培养

培养周期一般需要 48～72 h，不利于 VAP 的早期诊断与指导初始抗菌药物的选择，但有助于感染和定植的鉴别分析。下呼吸道分泌物定量培养结果用于鉴别病原菌是否为致病菌，经 ETA 分离的细菌菌落计数$\geqslant 10^5$ CFU/mL、经气管镜 PSB 分离的细菌菌落计数$\geqslant 10^3$ CFU/mL，或经 BAL 分离的细菌菌落计数$\geqslant 10^4$ CFU/mL 可考虑为致病菌；若细菌浓度低于微生物学诊断标准，需结合宿主因素，细菌种属和抗菌药物使用情况综合评估。

4.其他

活检肺组织培养是肺炎诊断的金标准。因其是有创检查，临床取材困难，故早期不常进行。血培养是诊断菌血症的金标准，但对 VAP 诊断的敏感性一般不超过 25%，且 ICU 患者常置入较多的导管，即使血培养阳性，细菌大部分来自肺外，对于 VAP 的诊断意义不大。

（四）呼吸机相关性肺炎的判断

1.临床诊断

同时满足下列至少 2 项可考虑诊断 VAP：①体温>38℃或<36℃。②外周血白细胞计数$>10\times10^9$/L 或$<4\times10^9$/L。③气管支气管内出现脓性分泌物。

2.临床肺部感染评分(clirucal pulmonary infection score,CPIS)

可对 VAP 的诊断进行量化。该评分系统用于诊断肺炎并评估感染的严重程度，由 6 项内容组成：①体温。②外周血白细胞计数。③气管分泌物情况。④氧合指数(PaO_2/FiO_2)。⑤胸部 X 线片示肺部浸润进展。⑥气管吸出物微生物培养。简化的 CPIS 去除了对痰培养结果的要求，总分为 10 分，得分$\geqslant 5$ 分提示存在 VAP，更利于早期评估患者肺部感染程度。

三、呼吸机相关性肺炎的预防与护理

（一）与器械相关的预防措施

1.呼吸机清洁与消毒

指对呼吸机整个气路系统及机器表面的消毒，应遵照卫生行政管理部门规定和呼吸机的说明书规范进行，一次性部件使用后应按照规定丢弃并保证环境安全。

2.呼吸回路的更换

呼吸回路污染是导致 VAP 的外源性因素之一，循证医学研究结果虽不支持定时更换呼吸回路，但当管路破损或污染时需及时更换。

3.湿化器的选择

机械通气患者可采用恒温湿化器或含加热导丝的加温湿化器。

4.吸痰装置及更换频率

密闭式吸痰装置和开放式吸痰装置在机械通气患者的 VAP 发病率、病死率方面均无明显差异。开放式吸痰装置应每日进行更换,使用密闭式吸痰装置时除非破损或污染,吸痰装置无须每日更换。

(二)与操作相关的预防措施

1.气管插管路径与鼻窦炎防治

气管插管可通过经口腔途径和经鼻途径建立。气管插管患者继发鼻窦炎是 VAP 的高危因素,经口气管插管可降低鼻窦炎的发病率。

2.声门下分泌物引流

上呼吸道分泌物可聚集于气管导管球囊上方,造成局部细菌繁殖,分泌物可顺气道进入肺部,导致肺部感染。声门下分泌物吸引可明显降低 VAP 的发病率。

3.改变患者体位

机械通气患者通常取半坐卧位,半坐卧位在 VAP 的预防方面亦有重要作用,尤其利于行肠内营养的患者,可减少胃内容物反流导致的误吸。但长时间保持相对静止的半坐卧位可引起气管黏膜纤毛运输能力下降、肺不张及肺静脉血流改变等并发症,因此,可为机械通气患者人工翻身或动力床治疗(kinetic bed therapy),以改变患者体位,减少相关并发症。

4.肠内营养

机械通气患者常存在胃肠道革兰阴性肠杆菌肺部定植,可根据患者的情况调节管饲的速度与量,同时行胃潴留量监测,避免胃胀气,减少误吸。经鼻肠管营养与经鼻胃管营养相比,前者可降低 VAP 的发病率。因此,机械通气患者更宜选择经鼻肠管进行营养支持。

5.气管内导管套囊的压力管理

套囊是气管内导管的重要装置,可防止气道漏气、口咽部分泌物流入气道及胃内容物的反流误吸。套囊应保持一定的压力,以确保其功效并减轻气管损伤。定期监测气管内导管的套囊压力,控制压力在 $20\sim30$ cmH_2O,可有效降低 VAP 的发病率。

6.控制外源性感染

引起 VAP 的病原体常可通过医护人员及环境感染患者。严格手卫生、对医护人员进行宣教、加强环境卫生及保护性隔离均可在一定程度上切断外源性感染途径,降低 VAP 发病率。

7.口腔卫生

机械通气患者建立人工气道在一定程度上破坏了口鼻腔对细菌的天然屏障,进行严格有效的口腔护理是对机械通气患者气道的重要保护。

(三)药物预防

1.雾化吸入或静脉应用抗菌药物

雾化吸入可使呼吸道局部达到较高的抗菌药物浓度,理论上可作为预防 VAP 的措施。但循证医学研究结果不支持机械通气患者常规雾化吸入或静脉使用抗菌药物预防 VAP。

2.选择性消化道去污染(selective digestive tract decontamination,SDD)/选择性口咽部去污染(selective oropharyngeal decontamination,SOD)

SDD 通过清除患者消化道内可能引起继发感染的潜,在病原体达到预防严重呼吸道感染或血流感染的目的。SOD 是 SDD 的一部分,主要清除口咽部的潜在病原体。

(四)集束化方案

机械通气患者集束化方案(ventilator care bundles,VCB)最早由美国健康促进研究所提出,主要包括:①抬高床头。②每日唤醒和评估能否脱机拔管。③预防应激性溃疡。④预防深静脉血栓。随着研究的深入,许多措施被加入到 VCB 中,包括口腔护理、清除呼吸机管路的冷凝水、手卫生、戴手套、翻身等。在循证医学原则基础上,可根据具体情况和条件来制定适合、有效、安全并易于实施的 VCB。

第二节　导管相关性血流感染

导管相关性血流感染(catheter related bloodstream infection,CRBSI)是指带有血管内导管或者拔除血管内导管 48 h 内的患者出现菌血症或真菌血症,并伴有发热(>38℃)、寒战或低血压等感染表现,除血管导管外没有查出其他明确的感染源。随着血管内导管的广泛应用,CRBSI 已成为医院血液感染的最常见原因。静脉导管感染占医院感染的 13%,90%的静脉导管感染发生于中心静脉置管。

一、导管相关性血流感染概述

(一)病原微生物

感染的病原微生物主要源自定植于导管内的细菌或经导管输入被污染的液体。主要的病原菌是皮肤细菌,革兰阳性球菌为主,以凝固酶阴性葡萄球菌、金黄色葡萄球菌、念珠菌及肠杆菌科细菌最常见。

(二)感染途径

1.导管外途径

见于导管穿刺部位局部的病原微生物经导管与皮肤间隙入侵,并定植于导管尖端,是 CRBSI 最常见的感染途径。

2.导管内途径

主要见于导管连接处污染的病原微生物经导管腔内移行至导管尖端,并在局部定植。

二、导管相关性血流感染患者的评估

(一)健康史

主要评估患者年龄、发病过程、血管条件、血管损伤史,导管置入的目的、时间,导管种类、置入途径等。此外,还应评估患者的免疫功能状况、意识状态、心理反应与合作程度等。

(二)临床表现

CRBSI 症状常不典型,缺少特异性。不同程度的发热及脓毒症为最常见的表现形式。少数患者可出现静脉炎、心内膜炎或迁徙性脓肿的症状与体征。

（三）辅助检查

1.拔除导管后的检查

取导管尖端5 cm进行病原菌培养，如果定植菌与血培养菌为同一菌株即可诊断CRBSI。

2.保留导管时的检查

（1）阳性时间差法：使用抗生素前同一时间分别经导管与经皮肤抽血并进行病原菌培养，如果经导管及经皮肤采出的血标本病原菌培养均为阳性，且经导管采出的血标本呈现阳性时间较经皮肤采出的血标本早2 h以上，可诊断CRBSI。

（2）定量法：使用抗生素前同一时间分别经导管与经皮肤抽血并进行病原菌培养，如果经导管采出的血标本菌落计数是经皮肤采出的血标本菌落计数的3倍以上，可诊断CRBSI。如果经导管采血多次病原菌培养为同一种病原微生物，且定量计数$\geqslant 10^2$ CFU/mL，也提示发生CRBSI。

三、导管相关性血流感染的预防与护理

（一）置管前准备

1.医护人员的培训

对实施和护理导管的医务人员进行教育和培训，内容包括：血管内导管的使用指征、血管内导管置管及其护理的规范化操作、防止血管内导管相关感染的最佳预防措施等。经过培训并通过考核的医护人员方可进行外周或中心静脉导管置入与护理工作。

2.评估导管置入指征

对于ICU患者在进行血管内导管置入前要认真评估是否具备指征，尤其是中心静脉置管时更应注意，尽量减少不必要的中心静脉导管置入。

3.导管及插管部位选择

（1）外周静脉导管：成人应选择上肢作为插管的部位。当预计静脉输液治疗＞7 d时应使用中等长度周围静脉导管或经外周中心静脉导管（PICC）。

（2）中心静脉导管：选择置管部位前须权衡降低感染并发症和增加机械损伤并发症的利弊。成人非隧道式中心静脉置管时应首选锁骨下静脉。ICU患者PICC导管出现感染的风险等同于锁骨下静脉或颈内静脉。血液透析患者应避免选择锁骨下静脉，以防静脉狭窄。预期置管超过5 d的患者可选用抗菌材料导管，此种导管表面附有抗菌药物或导管材料中加入了抗菌药物。

（二）置管操作及导管的维持

1.消毒隔离措施

置管过程中严格的手消毒与无菌操作是减少穿刺部位病原菌经导管皮肤间隙入侵的最有效手段。置管前采用消毒剂（含有效碘5 000 mg/L的碘伏、氯己定酊剂、2％碘酊与75％乙醇或氯己定及其葡萄糖盐酸混合液）进行皮肤消毒；插入导管过程中应使用最大限度的消毒隔离防护屏障。

2.导管穿刺部位皮肤保护

使用无菌纱布或无菌的透明、半透明敷料覆盖插管部位。一般纱布敷料每48 h至少更换一次，透明敷料每7 d至少更换一次，当敷料潮湿、松弛或可见污渍时应及时更换。

3.穿刺部位的观察

应每天透过敷料观察与触诊穿刺部位,当局部肿痛或有感染迹象时应移除敷料来观察穿刺部位。

4.导管连接部位保护

反复进行导管连接部位的操作会增加感染的机会。研究表明,密闭的导管连接系统能减少导管腔内病原菌定植。在连接导管前应做好局部消毒,不需要使用抗生素封管来预防感染。

5.导管的更换

无须常规更换导管以预防导管相关感染。一般短期外周套管针可维持 72～96 h,短期的中心静脉导管一般为 14 d 左右,PICC 导管可根据供应商提供的期限。

6.全身性抗菌药物预防

避免在插管前或留置导管期间常规使用全身抗菌药物,以预防导管内细菌定植或 CRBSI。

第三节　导尿管相关性尿路感染

导尿管相关性尿路感染(catheter-associated urinary tract infection,CA-UTI)主要是指患者留置导尿管后或拔除导尿管 48 h 内发生的泌尿系统感染,其发生率仅次于肺内感染,是医院感染中最常见的感染类型之一。

一、导尿管相关性尿路感染概述

(一)病原微生物

绝大多数为革兰阴性杆菌,其中以大肠杆菌最常见。

(二)感染途径

CA-UTI 主要为逆行性感染,细菌侵入主要通过:①导尿时无菌操作不严格,可将细菌带入膀胱内。②细菌可经导尿管与尿道黏膜间的空隙逆行进入膀胱,是 CA-UTI 中最常见的感染方式。此外,细菌还可经导尿管与集尿袋的连接处或经集尿袋的放尿口处侵入。

二、导尿管相关性尿路感染患者的评估

(一)健康史

重点评估患者病情、年龄,导尿管种类,导尿管置入时间,导尿操作过程,尿液引流情况,抗生素应用情况及患者的心理反应与合作程度等。

(二)临床表现

绝大多数患者没有明显的临床症状,少数人表现出尿道刺激症状,即尿频、尿急与尿痛,膀胱区可有不适,尿道口周围可出现红肿或有少量炎性分泌物。个别患者还可有腰痛,低热(体温一般不超过 38℃),一般无明显的全身感染症状。尿液检查时有白细胞尿,甚至血尿与脓尿。

(三)辅助检查与判断

1.有症状的尿路感染

患者出现尿频、尿急、尿痛等尿路刺激症状,或者有下腹触痛、肾区叩痛,伴有或不伴有发

热,尿检白细胞结果:男性≥5个/高倍视野,女性≥10个/高倍视野,同时符合以下条件之一:
①清洁中段尿或者导尿留取尿液培养革兰阳性球菌菌落数≥10^4 CFU/mL,革兰阴性杆菌菌
落数≥10^5 CFU/mL。②耻骨联合上膀胱穿刺留取尿液培养的细菌菌落数≥10^3 CFU/mL。
③新鲜尿标本经离心后应用相差显微镜检查,每30个视野中有半数视野见到细菌。④经手
术、病理学或者影像学检查,有尿路感染证据。

2.无症状性菌尿症

如果患者没有临床症状,但1周内有内镜检查或导尿管置入,尿液培养革兰阳性球菌菌落
数≥10^4 CFU/mL,革兰阴性杆菌菌落数≥10^5 CFU/mL,应当诊断为无症状性菌尿症。

三、导尿管相关性尿路感染的预防与护理

(一)导尿准备

1.严格掌握留置导尿的适应证

留置导尿前应评估必要性,避免不必要的留置导尿,并应尽可能缩短导尿管的留置时间。

2.选择适宜的导尿管

应根据患者的年龄、性别、尿道等情况选择适宜型号和材质的导尿管,检查无菌导尿包、引
流装置有无过期、破损。

(二)导尿及导尿后护理

1.手卫生与无菌技术

认真洗手后,严格遵循无菌操作原则施行导尿技术,保持最大的无菌屏障。动作轻柔,避
免损伤尿道黏膜。防止发生交叉感染。

2.尿管固定

应妥善固定尿管,防止发生滑动和牵引尿道,避免打折与弯曲,始终保持集尿袋高度低于
膀胱水平,活动或搬运时应夹闭尿管,避免尿液逆流。及时清空集尿袋中的尿液,清空过程中
要遵循无菌操作原则,避免集尿袋的放尿口被污染。

3.无菌密闭引流

对留置导尿管的患者应采用抗反流密闭式引流装置,维持引流通畅,避免不必要的膀胱冲
洗。一般情况不要分离导尿管与集尿袋的连接管,必须分离时应消毒尿管与连接管口再按无
菌技术连接集尿系统。

4.尿道口护理

保持患者尿道口清洁,留置导尿期间应每日清洁或消毒尿道口2次。

5.尿管更换

长期留置导尿的患者,不宜频繁更换导尿管。如尿管阻塞、脱出,发生尿路感染及留置导
尿装置的无菌性和密闭性被破坏时应立即更换。

第四节　多重耐药菌感染

多重耐药菌(multidrug-resistant organism,MDRO)主要是指对临床使用的三类或三类

以上抗菌药物同时呈现耐药的细菌。泛耐药是指对本身敏感的所有药物耐药。MDRO 防控是 ICU 感染控制工作最大的挑战之一。

一、多重耐药菌感染概述

(一)病原微生物

最常见的多重耐药菌包括耐甲氧西林金黄色葡萄球菌(MRSA)、耐万古霉素肠球菌(VRE),此外,还有产碳广谱 β-内酰胺酶(ESBLs)细菌、耐碳青霉烯类抗菌药物肠杆菌科细菌或产碳青霉烯酶(KPC)的肠杆菌科细菌、耐碳青霉烯类抗菌药物、鲍曼不动杆菌(CR-AB)、多重耐药/泛耐药铜绿假单胞菌(MDR/PDR-PA)及多重耐药结核分枝杆菌等。

(二)耐药机制

多重耐药菌的耐药机制十分复杂,不同细菌的耐药机制也不一样。

1.耐甲氧西林金黄色葡萄球菌(MRSA)耐药机制

(1)*mecA* 基因:是 MRSA 特有的耐药基因,在耐药性中起决定性作用。

(2)*vanA* 基因:在金黄色葡萄球菌对万古霉素的耐药性中起重要作用,它可以通过质粒自由转移。

(3)辅助基因:是近年来在金黄色葡萄球菌染色体上发现的一组可帮助 MRSA 表达高水平耐药性的正常基因点。

(4)主动外排系统:细菌外排系统是细菌耐药的重要机制之一。当长时间受环境中底物诱导时,系统的基因被激活,表达增加,外排药物的功能大大增强,从而表现出耐药性。

2.肠球菌的耐药机制

(1)对 β-内酰胺类抗生素的耐药机制:主要是低亲和力的青霉素结合蛋白过度产生,能够替代其他青霉素结合蛋白使细胞壁合成不受影响,从而使细菌成为耐药菌株。

(2)对氨基糖苷类抗生素的耐药机制:主要是产生氨基糖苷修饰酶作用于相应的氨基糖苷药物使之失去活性,从而消除了氨基糖苷和作用于细胞壁的抗生素的协同作用。

(3)对万古霉素的耐药机制:耐万古霉素的肠球菌细胞壁肽糖的前体末端由 D-丙氨酰-D-丙氨酸改变为 D-丙氨酰-D-乳酸盐,致万古霉素不能与之结合,不能抑制其细胞壁的合成,从而形成耐药。

(4)对氟喹酮类抗菌药的耐药机制:主要涉及两个方面,即药物靶位-拓扑异构酶的改变和药物的主动外排。

二、多重耐药菌感染患者的评估

(一)健康史

主要评估患者的年龄、疾病诊断、发病过程、用药史,尤其是抗生素的应用情况等。

(二)临床表现

多重耐药菌引起的感染呈现复杂性与难治性的特点,主要感染类型包括泌尿道感染、外科手术部位感染、医院获得性肺炎、导管相关血流感染及复杂的皮肤感染等,应根据患者的临床感染类型进行临床症状与体征评估。

（三）辅助检查

1.纸片扩散法

将浸有抗菌药物的纸片贴在涂有细菌的琼脂平板上,抗菌药物在板上由纸片中心向四周扩散,其浓度呈梯度递减,纸片周围一定直径范围内的细菌生长受到抑制。在细菌药物敏感性测定中采用纸片扩散法可以判断药物对细菌生长的抑制情况。

2.稀释法

也称最低抑菌浓度测定法,是以一定浓度的抗菌药物与含有被试菌株的培养基进行一系列不同浓度的稀释,经培养后观察最低抑菌浓度。

3.耐药基因检测

采用基因特异引物进行 PCR 扩增及产物测序,确定菌株是否携带某种基因。

三、多重耐药菌感染的预防与护理

（一）强化预防与控制措施

1.加强医务人员手卫生

配备充足的洗手设施和速干手消毒剂,提高医务人员手卫生的依从性。医务人员在直接接触患者前后、进行无菌技术操作和侵入性操作前,以及接触患者使用的物品或处理其分泌物、排泄物后,必须洗手或使用速干手消毒剂进行手消毒。

2.严格实施隔离措施

对确定或高度疑似多重耐药菌感染患者或定植患者,应当实施接触隔离措施,预防多重耐药菌传播。尽量选择单间隔离,也可以将同类多重耐药菌感染患者或定植患者安置在同一房间。不宜将多重耐药菌感染或者定植患者与留置各种管道、有开放伤口或者免疫功能低下的患者安置在同一房间。没有条件实施单间隔离时,应当进行床旁隔离。与患者直接接触的相关医疗器械、器具及物品等要专人专用,并及时消毒处理。不能专人专用的医疗器械、器具及物品要在每次使用后擦拭消毒。实施诊疗护理操作时,应当将高度疑似或确诊多重耐药菌感染患者或定植患者安排在最后进行。

3.遵守无菌技术操作规程

医务人员应当严格遵守无菌技术操作规程,特别是在实施各种侵入性操作时应避免污染,有效预防多重耐药菌感染。

4.加强清洁和消毒工作

做好 ICU 病房物体表面的清洁、消毒。对医务人员和患者频繁接触的物体表面采用适宜的消毒剂进行擦拭、消毒。出现多重耐药菌感染暴发或者疑似暴发时,应当增加清洁、消毒频次。在多重耐药菌感染患者或定植患者诊疗过程中产生的医疗废弃物应当按有关规定进行处置和管理。

（二）合理使用抗菌药物

严格执行抗菌药物临床使用的基本原则,切实落实抗菌药物的分级管理,正确、合理地实施给药方案。应根据临床微生物检测结果合理选择抗菌药物,严格执行围术期抗菌药物预防性使用的相关规定,避免因抗菌药物使用不当导致细菌耐药的发生。

（三）减少或缩短侵入性装置的应用

尽可能减少不必要的侵入性操作项目，减少侵入性导管的置入时间，避免使用多腔导管，以减少多重耐药菌的定植。

（四）加强多重耐药菌监测

及时采集有关标本送检，以早期发现多重耐药菌感染患者和定植患者。

第五节　深静脉血栓

深静脉血栓（DVT）是指血液在深静脉系统内不正常凝结，以下肢多见。国内研究显示，入住ICU 的患者 DVT 的患病率为 11.9%。来自静脉系统的血栓脱落可导致肺血栓栓塞（PTE）。

一、深静脉血栓概述

（一）危险因素

包括：①卧床时间长，尤其是老年患者深静脉血栓的风险性增加。②外科手术后 7 d 心脏病伴有慢性心力衰竭的患者有较高的深静脉血栓发生率。③临床上患有恶性肿瘤的患者有发生血栓的高度危险性。④凝血因子 V 变异的患者其血栓形成的风险性增加。⑤免疫系统异常，如红斑狼疮、类风湿关节炎、淋巴浸润性疾病、艾滋病和各种急性感染性疾病可存在抗心磷脂抗体（ACA）与抗凝物质（LAC），导致获得性高凝状态。

（二）血栓形成机制

静脉壁损伤、血流缓慢和血液高凝状态是血栓形成的三大因素。静脉壁损伤可启动外源性凝血系统，促进血栓形成。长期卧床、外伤和手术及遗传性因素等可致机体血液高凝状态。肢体长时间处于被动体位，加上手术或创伤引发的疼痛或麻醉作用可导致局部肿胀，使静脉血流减慢或淤滞。手术或创伤所致的血管内皮损伤可激活一些组织因子和凝血因子，使其附于血管损伤处，加上失血引起的 AT-Ⅲ和内生纤维蛋白原减少，血液处于相对高凝状态，最终形成血栓。

二、深静脉血栓患者的评估

（一）健康史

主要评估患者年龄、病情、手术史、卧床时间长短、活动情况及有无血液系统疾病、免疫系统疾病、肿瘤等。

（二）临床表现

1.症状

一侧肢体突然肿胀是最常见的症状，与健侧肢体比较，同一部位的周径之差可达到 1 cm。肿胀的同时可伴有疼痛，活动后加重，抬高患肢可有所好转。

2.体征

（1）血栓远端肢体或全肢体肿胀，皮肤多正常或轻度淤血，重症患者可呈现青紫色，皮温降低。

（2）肢体肿胀影响动脉时可出现远端动脉搏动减弱或消失。

（3）血栓发生在小腿肌肉静脉丛时可出现血栓部位压痛。

（4）深静脉血栓时可引起浅静脉压升高,发病1～2周后可使浅静脉曲张。

（5）后期血栓机化,可出现静脉血栓形成后综合征,表现为浅静脉曲张、色素沉着、溃疡、肿胀等。

3.其他

血栓脱落可引起肺栓塞的表现。

（三）辅助检查

1.下肢静脉造影

是测定下肢深静脉血栓最精确的方法,其灵敏度和特异性几乎达到100％,可显示静脉阻塞的部位、范围及侧支循环状况等。

2.血浆D-二聚体(D-dimer)测定

用酶联免疫吸附法检测,敏感性＞99％,急性期D-二聚体大于500 µg/L有重要参考价值。

3.多普勒超声血管检查

是一种无创检查方法,敏感性为93％～97％,特异性达94％～99％,可用于深静脉血栓的筛查和监测。

三、深静脉血栓的预防与护理

（一）健康教育

让患者了解深静脉血栓的病因、危险因素和常见症状,对高危人群要重点观察及高度警惕,指导患者进行正确的活动。

（二）物理方法预防

包括:①抬高患肢(除筋膜室综合征外),穿弹力袜,避免腘窝部垫枕,加强主动或被动等长、等张功能锻炼,以发挥肌泵作用,促进静脉回流。②使用间歇充气加压治疗(intermittent pneumatic compression,IPC)设备,通过序贯地从踝、小腿至大腿周期性地加压与松弛,加速下肢静脉回流,促进淤血静脉排空,同时可预防凝血因子的聚集及在血管内膜的黏附,增加纤溶系统活性,促进内源性纤维蛋白溶解活性,从而防止血栓形成。对药物预防有可能出血的患者,IPC为首选的预防措施。③持续被动活动,可促进血液回流,增加局部血液循环。

（三）药物预防

1.普通肝素

对于有血栓形成危险的患者可依据医嘱给予皮下注射肝素溶液。尤其是年龄在40岁以上、肥胖、患肿瘤及静脉曲张者,手术前测定部分凝血活酶时间(APTT)及血小板,如果正常,可给予一定量的肝素,以减少深静脉血栓的发生率。

2.低分子肝素

能与AT-Ⅲ结合并增强其阻断凝血因子Ⅱa、Ⅹa、Ⅸa的作用。与普通肝素相比,有比抗凝作用更强的抗血栓形成效应,在同等抗血栓效应下其产生出血的可能性较小,是目前预防深静脉血栓的有效药物。

3.华法林

小剂量华法林对有发生深静脉血栓的高度危险患者可作为预防药物,但华法林有增加出血的危险性,需要严密监护。

4.右旋糖酐

对血栓栓塞性疾病的预防作用同小剂量肝素,可作为华法林的替代药物,且出血倾向相对较低。右旋糖酐可降低血液黏稠度,保护血管内皮,干扰血小板的凝血功能,故可用于深静脉血栓的预防。

第六节 谵妄

危重症患者谵妄的发生率非常高,尤其是机械通气患者,其谵妄的发生率高达 60％～80％。谵妄增加 ICU 成年患者的病死率,延长其 ICU 住院时间和总住院时间,损害患者的认知功能,给危重症患者近期的疾病预后和远期的康复都造成非常大的损害。预防谵妄的发生,及时识别谵妄,并采取有效措施进行干预是危重症患者护理的内容之一。

一、谵妄概述

谵妄(delirium)是一组以急性、广泛性认知障碍,尤以意识障碍为主要特征的综合征。特点是起病急,病情进展迅速,是一种高级神经系统功能的活动失调。

目前关于谵妄的发病机制尚无定论,主要有以下几种学说:①神经递质学说:谵妄由脑内神经递质功能障碍造成,其中以胆碱能系统功能障碍为主,谵妄的不同症状可能是由于胆碱能通道不同部位受损所致。多巴胺系统功能亢进也可能是引发谵妄的机制之一。其他可能与谵妄发生有关的神经递质还包括去甲肾上腺素、5-羟色胺、γ-氨基丁酸、谷氨酸和褪黑素等。②炎症反应学说:创伤、感染等引起的炎症反应可使一些细胞因子(白介素 6、白介素 8、C 反应蛋白、肿瘤坏死因子、干扰素)等释放增加,从而增加下丘脑-垂体-肾上腺皮质轴活动度和促进单胺循环,表现为去甲肾上腺素和 5-羟色胺活化,使多巴胺增加,乙酰胆碱减少。炎性因子干扰神经活动,影响突触的连接功能,并诱发脑内炎性反应或直接损伤神经元。③细胞代谢学说:广泛认知损害与大脑代谢水平普遍降低有关,其中以大脑葡萄糖代谢水平、耗氧水平和血流量方面最为明显。某些毒素,如尿素、乙醇、药物等可损害脑细胞的代谢功能,使细胞相互交换信息的能力下降,或细胞从非皮质结构接受信息的能力受损,因而导致谵妄。④麻醉药物的影响:麻醉过程中镇痛镇静药物,如阿片类、糖皮质激素和苯二氮䓬类药物,可通过作用于神经细胞膜、神经递质、受体、离子通道、脑血流和脑代谢等多个环节,引起神经功能障碍,诱发谵妄。抗胆碱能药物是谵妄发生的独立危险因素,而且可以加重谵妄的严重程度。

二、危重症患者谵妄的评估与判断

对于入住 ICU 的危重症患者,首先评估是否存在谵妄的易患因素和诱发因素,对高危患者应提高警惕,积极采取措施预防谵妄的发生。其次,应通过临床观察与使用评估工具,尽早识别谵妄的发生,并严密监测谵妄的严重程度。

（一）健康史

评估危重症患者是否具有谵妄的易患因素与诱发因素。高龄（尤其是＞70岁）、既往罹患痴呆、高血压和（或）酗酒史及入院时病情严重等是谵妄的易患因素。危重症患者谵妄的诱发因素包括：麻醉、昏迷、代谢异常、缺氧、感染、循环不稳定、电解质紊乱、中枢神经系统病变（脑外伤、脑血管病、颅内感染等）或睡眠障碍等。

（二）临床表现

1.意识紊乱

意识状态下降，对外界的察觉减退，无法集中和维持注意力。

2.认知功能变化

定向障碍，人物、地点、时间及视觉空间认知能力受损，短期记忆力下降，幻觉，妄想，睡眠障碍。

3.其他症状

情绪紊乱，如恐惧、焦虑、愤怒、抑郁、冷漠、兴奋，可伴脉搏快、多汗、瞳孔散大、体温升高等自主神经系统功能障碍的表现。谵妄分为兴奋型、抑郁型和混合型三种类型。兴奋型谵妄表现为躁动不安、易激惹、语言杂乱、幻觉和妄想，过度活动，对刺激敏感；抑郁型谵妄以老年患者多见，表现为情绪低沉、嗜睡、精神运动迟钝等；混合型是危重症患者最常见的谵妄类型，同时具备以上两种类型的表现，或在以上两种状态中波动。

（三）谵妄的判断

分两步进行。首先确定患者的意识水平，通常使用评估量表，包括 Ramsay 镇静评分（RS）、Riker 镇静－躁动评分量表（SAS）和 Richmond 躁动－镇静评分量表（RASS），然后使用谵妄检测工具确定是否存在谵妄。ICU 内检测成年患者谵妄的最有效工具包括：ICU 意识模糊评估法（confusion assessment method for the ICU，CAM-ICU）和重症监护谵妄筛查量表（intensive care delirium screening checklist，ICDSC）。CAM-ICU 是供非精神科医师使用的临床谵妄评估工具。谵妄通过四个临床特征进行界定：当患者特征 1（精神状态突然改变或起伏不定）和特征 2（注意力障碍）同时为阳性，再加上特征 3（思维无序）或特征 4（意识水平改变）之一为阳性，即认为发生了谵妄。ICDSC 包括意识变化水平、注意力不集中、定向力障碍、幻觉－幻想性精神病状态、精神运动型激越或阻滞、不恰当的语言和情绪、睡眠－觉醒周期失调和症状波动等八个方面，得分为 0～8 分，0～3 分为正常，4～8 分为谵妄。

三、危重症患者谵妄的预防与护理

谵妄的预防与治疗、护理应相结合。首先采取措施去除可能的原因，如稳定患者心血管状况，改善缺氧等。其次应帮助患者早期活动、避免约束、增进睡眠等。只有在纠正诱因、治疗谵妄原因无效并采取非药物干预措施无效时，才考虑使用药物控制谵妄。

（一）谵妄的非药物预防与护理

1.加强监测

对有不可更改危险因素的患者，如高龄、酗酒、高血压病史等，应提高警惕，加强监测并纠正各种诱发谵妄的因素。严密观察镇静药物的使用情况及药物不良反应的发生情况。

2.改善认知功能

病房内设置钟表、日历,有条件时可提供收音机或电视机,使患者与外界保持联系。鼓励患者用语言、书写等方式与医护人员及患者家属沟通。

3.早期活动

包括被动翻身、鼓励有活动能力的患者坐起活动、坐到床边或者离开床坐到轮椅上等,降低谵妄的发生率。

4.营造舒适的治疗环境

温度适宜,降低噪音;增加自然日光照射,降低夜间灯光使用;尽量集中执行护理操作,避免剥夺睡眠、建立睡眠周期;条件允许时尽早去除身体约束。

(二)谵妄的药物预防与护理

不适当的镇静可诱发或加重谵妄,护理上应注意:①掌握药物的药理作用,根据医嘱准确用药,严密观察药物不良反应的发生。氟哌啶醇为丁酰苯类抗精神病药物,可用于控制谵妄症状,且抗胆碱减少不良反应,不导致低血压,镇静作用弱。奥氮平是一种非经典抗精神分裂药物,可能会降低成人 ICU 患者谵妄的持续时间。右旋美托咪啶具有镇静、催眠作用;对于并非由酒精和苯二氮䓬类戒断引起谵妄的 ICU 成年患者,持续静脉输注右旋美托咪啶可减少谵妄的持续时间。②监测药物不良反应:氟哌啶醇会导致 QT 间期延长、尖端扭转性室性心动过速等心律失常,大剂量使用时需监测心律及 K^+、Mg^{2+} 等水平,当 QTc>450 ms 或出现锥体外系症状时应及时报告医师停用药物。奥氮平可引起患者嗜睡、一过性转氨酶升高、头晕、便秘及锥体外系反应。右旋美托咪啶可能引起低血压、心搏迟缓和心房颤动,应严密监测患者的生命体征。

第十二章　创伤的急救护理

创伤是外科领域里的突出问题,严重创伤的救治成功与否,时间是关键,特别是伤后最初60 min是决定伤员生死的关键时间。因此,采取客观合理的方法进行全面正确的评估是抢救成功与否的关键。

第一节　创伤严重程度的分类

评估创伤严重程度的方法很多,下面介绍两种方法。

一、创伤指数(TI)

创伤指数是Kirkpatrick等以患者生命体征为基础提出的创伤计分法。它包括创伤部位、损伤类型、循环、呼吸和意识状态五个方面的评定计分。根据每个方面的异常程度分别以1、3、5、6四个数值计分(表12-1),最后五项积分相加。TI总分在2~9分者,患者多只需急诊室处理;10~16分者可能需住院治疗,但大多数为单一系统损伤;17~21分者必须住院治疗,有死亡的可能,但死亡率较低;21分以上者为危重创伤,死亡的可能性甚大。TI应用简便,适宜在事故现场作伤员鉴别分类之用。

表 12-1　创伤指数(TI)

项目	标准	评分
受伤部位	四肢	1
	背	3
	胸	5
	头、颈、腹	6
损伤类型	撕裂伤	1
	挫伤	3
	刀刺伤	5
	钝器或子弹、弹片伤	6
	外出血	1
循环状态	血压 60~100 mmHg,脉搏 100~140 次/分	3
	血压 60 mmHg,脉搏>140 次/分	5
	脉搏<55 次/分	6
	胸痛	1
呼吸状态	呼吸困难	3
	发绀	5
	呼吸停止	6
意识状态	倦睡	1

续表

项目	标准	评分
意识状态	昏睡	3
	浅昏迷	5
	深昏迷	6

二、病、伤严重度指数（IISI）

该指数由脉搏、血压、皮肤色泽、呼吸、意识水平、出血、受伤部位和受伤类型八项数据组成（表 12-2）。急救人员先分别计分，标出总分，如果患者近期有病史，或者年龄小于 2 岁或大于 60 岁，总分另加 1 分。该指数不仅可用于创伤，而且也可用于其他患者的紧急评定。临床一般按以下划分：①创伤：总分 0～6 分为轻伤，7～13 分为重伤，14～24 分为危重，25 分以上者可能死亡。②其他患者：总分 0～3 分可不住院，4～6 分需住院，7～11 分需监护或手术，12 分以上者可能死亡。通过评分把危险的重伤员和一般伤员分开，进行急救，以提高危重伤员的救治率。

表 12-2　病、伤严重度指数（IISI）

项目	0	1	2	3	4
脉搏（次/分）	60～100	100～140 或<60	>140 或不规则	无	
血压（mmHg）	100～150/60～90	80～100/90～120	<80/>120	无	
皮肤色泽	正常	淡红	苍白/潮湿	发绀	
呼吸（次/分）	16～20	≥20	<12；费力胸痛	无自主呼吸	
意识水平	回答切题，能应答	语无伦次，反应迟钝	难叫醒	丧失	
出血	无出血	能止血	止血困难	出血未止	
受伤部位		四肢	背	胸	头、颈、腹
受伤类型		撕裂、挫伤	骨折	刺伤	钝挫伤、投射挫伤

第二节　头部创伤

颅脑损伤可涉及头皮、颅骨和脑，其中心问题是脑损伤。在我国因创伤致命的伤员中，半数以上与颅脑损伤有关。因此必须重视颅脑创伤的救治和预防。

一、病因与发病机制

（一）主要原因

当头部被暴力作用之后造成颅脑致伤的主要原因如下。

（1）颅骨变形冲击下面的脑组织或骨折片陷入，造成脑损伤。

（2）脑加速性运动或减速性运动造成的脑损伤。

（3）脑的旋转运动造成脑表面与内部结构的损伤。

（二）发病机制

1.加速性损伤

加速性损伤（如木棒伤）主要发生在着力点下面的脑组织，故也称冲击伤。而着力点对应部位产生的脑损伤称为对冲伤。

2.减速性损伤

减速性损伤（如坠落伤）损伤着力点下方的脑组织，着力点侧因脑组织向着力点大幅运动，脑表面与颅前窝底或颅中窝底的粗糙凹凸不平骨面相摩擦，而产生对冲性脑损伤。

3.挤压性损伤

挤压性损伤（如头部被车轮碾轧伤）暴力从两个相对方向同时向颅中心部集中，除两个着力点部位的脑损伤外，脑中间结构损伤亦较严重，脑干受两侧来的外力挤压向下移位，中脑嵌于小脑幕裂孔和延髓嵌入枕骨大孔而致伤。

4.挥鞭样损伤

暴力作用于躯体部造成头颈过度伸展，继而又向前过度屈曲造成脑干和颈髓上部损伤，此时颈部还可造成椎骨骨折或脱位，椎间盘脱出及高位颈髓和神经根损伤。

5.综合性损伤

在以上四种因素中，同时三种或三种以上作用下颅脑所受的损伤称综合性损伤，这种损伤极严重，死亡率极高。

二、病情评估

（一）病史

重点了解受伤机制和着力部位。

（二）意识状态

意识状态是反映颅脑伤严重程度的可靠指标，也是反映脑功能恢复的重要指标。采用Glasgow昏迷评分法进行评定，并记录。

格拉斯哥昏迷分级（Glasgow Coma Scale,GCS）计分法于1974年由美国的Teasdale和Jennett提出，系确定脑外伤昏迷程度和创伤程度的标准，已为世界许多国家所采用。我国不少医院也采用GCS计分法。GCS分级以睁眼、言语和运动三种反应的15项检查来判断颅脑伤伤员昏迷和意识障碍的程度，共计15分。总分13～15分为轻型颅脑损伤，9～12分为中型颅脑损伤，3～8分为重型颅脑损伤（表12-3）。GCS计分与预后密切相关，计分越低，预后越差。

表 12-3　GCS 昏迷计分标准

睁眼反应（计分）		言语反应（计分）		运动反应（计分）	
自动睁眼	4	回答正确	5	按吩咐动作	6
呼唤睁眼	3	答非所问	4	刺痛能定位	5
刺激睁眼	2	胡言乱语	3	刺痛能躲避	4
不睁眼	1	只能发音	2	刺痛肢体屈曲反应	3
		不能发音	1	刺痛肢体过伸反应	2
				不能运动	1

（三）生命体征

包括血压、脉搏、呼吸和体温的观察。注意呼吸节律、深浅，有无叹息样呼吸、呼吸困难或呼吸暂停；判断脉搏是洪大有力还是细弱不整，脉压有无波动，单项指标有变化应寻找原因，几项指标同时变化须注意是否为颅内压增高所致的代偿性生命体征改变。若伤后即有高热，多系丘脑下部或脑干损伤，而伤后数日体温增高常提示有感染性合并症。

（四）瞳孔及眼部体征变化

瞳孔变化对颅脑损伤有重要的临床意义，双侧瞳孔散大，光反应消失，眼球固定伴深昏迷或去大脑强直，多为原发性脑干损伤或临终前的表现，伤后就出现一侧瞳孔散大可能是外伤性散瞳，视神经或动眼神经损伤。伤后一段时间才出现的进行性一侧瞳孔散大，伴意识障碍加重、生命体征紊乱和对侧肢体瘫痪，是脑疝的典型改变。同时有异常时需了解是否用过药物如吗啡、氯丙嗪可使瞳孔缩小，阿托品、麻黄素可使瞳孔散大。眼球不能外展，主诉复视者，为外展神经受损；双眼同向凝视，提示额中回后部损伤；眼球震颤可见于小脑或脑干损伤。

（五）头痛、呕吐

剧烈头痛伴频繁呕吐，患者躁动，常为颅内压急剧增高的表现，应警惕颅内血肿和脑疝的可能性。

（六）其他神经体征

包括运动、癫痫、反射和脑膜刺激征，注意有无肢体瘫痪。反射的检查包括角膜反射、腹壁反射和病理反射。病理反射多见于原发性和继发性脑干伤。

暴力直接作用于枕部的伤员，需观察有无颅后窝血肿症状，并注意是否出现额部和颞部的对冲伤。

三、鉴别诊断

（一）头皮血肿的鉴别

1.皮下血肿

位于表皮层与帽状腱膜之间，常局限在头皮着力部位，一般范围较小，质地坚硬。

2.帽状腱膜下血肿

最为多见，位于帽状腱膜与颅骨外膜之间，可以蔓及全头，波动明显。

3.骨膜下血肿

血肿位于颅骨外膜下，局限于骨缝之间，出血量不大，质地较硬。常见于婴幼儿。

（二）颅骨骨折

(1)颅盖骨折：按骨折形态分为线性骨折和凹陷性骨折，X线常可确诊。

(2)颅底骨折。

（三）脑震荡与脑挫伤的鉴别

1.脑震荡的临床表现

(1)短暂意识障碍：一般不超过 30 min。

(2)逆行性遗忘：近事遗忘。

(3)一般脑症状：头痛、头晕、恶心、呕吐。

(4)神经系统检查：无阳性体征，CT 扫描无阳性发现。

2.脑挫伤的临床表现

(1)意识障碍明显,持续时间较长。

(2)有明显的神经损伤后定位体征。

(3)颅内压增高症状。

(4)生命体征变化常较明显。

(5)脑膜刺激症状,CT扫描有阳性发现。

(四)颅内血肿的鉴别

1.硬膜外血肿

典型的意识变化是有中间清醒期,早期伤侧瞳孔缩小,但为时短暂常不易发觉,继之同侧瞳孔散大,对侧肢体偏瘫,如不及时救治,可在数小时内瞳孔由一侧散大至双侧散大,血压递升,脉搏渐慢,呼吸变慢,昏迷加深,甚至呼吸骤停。

2.硬膜下血肿

(1)急性型:大多是重型颅脑损伤,常合并脑挫裂伤,伤后意识障碍严重,颅内压增高症状明显,神经损害体征多见。

(2)亚急性型:临床表现与急性型相似,只是脑挫伤和脑受压较轻。

(3)慢性型:多见于老年人,以颅内压升高症状为主,可出现精神障碍。

3.脑内血肿

伤后意识进行性恶化,无中间清醒期,神经系统损害体征逐渐加重,常伴有定位体征和癫痫。

(五)脑疝的鉴别

1.小脑幕切迹疝

小脑幕切迹疝是因一侧幕上压力增高,使位于该侧小脑幕切迹缘的颞叶海马回及钩回疝入小脑幕裂孔下方,故亦称颞叶钩回疝。临床表现:①进行性意识障碍。②患侧瞳孔先短暂缩小继之进行性散大,光反应迟钝或消失。③病变对侧出现逐渐加重的面、舌及肢体中枢性瘫痪。④颅内压增高症状进行性加重。

2.枕骨大孔疝

枕骨大孔疝是因颅后窝压力增高或全面性颅内压增高,使位于小脑幕下枕骨大孔后缘的小脑扁桃体被推后疝入枕骨大孔,又称小脑扁桃体疝。患者首先出现呼吸缓慢、不规则,呈潮式呼吸,血压升高,头痛,呕吐加剧,无意识障碍,可突然呼吸停止。

(六)警惕外伤性迟发性颅内血肿的发生

头部外伤后首次进行 CT 扫描未发现颅内血肿,经过一段时间后复查时出现的血肿,或清除颅内血肿后,经过一段时间复查时又在颅内其他部位出现血肿,均称为外伤性迟发性颅内血肿。既可在脑实质内,也可在硬脑膜中或脑膜下,可以单发,也可以多发。因此,应密切观察病情的变化。

四、急救措施

(1)按病情轻重,放置于复苏室或抢救室。

(2)保持呼吸道通畅:清除口、鼻、咽、气管内的血液、呕吐物及脑脊液,备好吸痰器及气管插管或气管切开用物。

(3)合理的氧疗。

(4)维持呼吸:呼吸不规则或骤停时,正确开放气道,立即气管插管,使用人工呼吸机辅助呼吸。

(5)迅速评估意识、瞳孔、脉搏及肢体活动,做好各项监测。

(6)止血:头部损伤有严重出血时,可用压迫止血法,盖上消毒纱布后加压包扎;对大出血者积极抗休克处理,迅速进行静脉输液、配血、输血等,脑膨出者用消毒弯盘覆盖包扎。

(7)脱水疗法:常用20%甘露醇、10%甘油果糖、呋塞米、清蛋白等药物。

(8)必要时紧急钻孔减压。

(9)协助做好各项检查(X线、CT等),以明确诊断。

(10)需手术者,做好术前准备。

(11)保守治疗:激素的应用,亚低温治疗,对症支持治疗。

五、护理要点

(一)一般护理

1.体位

不同病情采用不同的体位。颅高压者可采用头高位(15°~30°),有利于静脉血回流和减轻脑水肿。急性期患者意识不清并伴有呕吐或舌后坠者,应采用平卧位,头偏向一侧,或采用侧卧位,以利于呕吐物和口腔分泌物的外引流;休克者宜采用平卧位;有脑脊液耳漏、鼻漏者应避免头低位,采用半卧位常能明显减轻脑脊液漏。

2.营养支持

昏迷2~3 d者,根据生命体征插胃管,鼻饲。若后组脑神经麻痹,舌咽神经麻痹,表现为吞咽障碍,应严格禁食3~5 d。

3.心理护理

神志清醒的患者应做好心理护理,避免情绪激动导致颅内压升高。

(二)临床观察

(1)保持气道通畅:持续或间断给氧,改善脑缺氧,降低脑血流量,预防或减轻脑水肿。

(2)做好血压、心电监护和血氧饱和度监测,有条件者行颅内压监测,定时测量并记录。

(3)脑脊液漏者应保持局部清洁、通畅,忌用水冲洗或用棉球填塞,以防引起逆行感染而导致颅内感染。

(三)药物观察

(1)应用脱水剂时应注意水电解质、酸碱平衡。20%甘露醇在输注过程中应快速静脉滴注,避免药液外渗造成局部坏死;对年老患者,注意观察尿量的变化,防止肾衰竭的发生。

(2)控制液体的摄入量。对颅脑外伤的患者,短时间内大量饮水及过量过多地输液,会使血流量突然增加,加剧脑水肿,使颅内压增高。

(3)禁用吗啡、哌替啶镇静,因为这些药物有呼吸抑制作用,可诱发呼吸暂停,也影响病情的观察。

(4)如有抽搐情况,可根据医嘱给予安定,每次使用地西泮后应注意观察呼吸变化。

（四）预见性观察

（1）密切观察预兆危象。如头痛剧烈、呕吐频繁、脉搏减慢、呼吸减慢、血压升高,提示颅内压升高,很可能出现脑疝,应立即通知医师,采取脱水措施。

（2）密切观察意识、瞳孔变化,突然意识障碍,昏迷加深,双侧瞳孔不等大或两侧同时散大,提示脑疝形成,应立即通知医师,紧急脱水,快速滴入20％甘露醇,以降低颅内压。

（3）对烦躁不安的患者应做好安全护理,适当约束,床栏保护。

（4）保持大便通畅,防止颅内压增高。便秘者可给予缓泻剂,嘱患者大便时不要过度用力,禁用高位灌肠。如小便困难或尿潴留,应予以导尿,忌用腹部加压帮助排尿,以免诱发脑疝。

第三节　颈部创伤

颈部损伤不像其他部位的损伤那么常见,占全部创伤的5％～10％。但此部分多为重要结构,一旦损伤,常累及颜面、颅内和口腔的重要器官,可导致危及生命的大血管损伤、颈部神经损伤、颈段脊髓神经损伤等,死亡率高。

一、病因与发病机制

（一）闭合性颈部损伤

闭合性颈部损伤常见于打斗、勒缢、拳击或其他钝性伤。

（二）开放性颈部损伤

开放性颈部损伤常见于投射物（如枪弹、弹片、铁片等）损伤、工业意外、车祸、颈自杀与凶杀等。

颈部范围虽小,但密集许多重要器官和组织,如气管、喉、食管、咽、颈部血管、神经、颈椎、颈脊髓,又有肺尖伸出和胸导管以及甲状腺等。此外,颈部深筋膜又分为浅、中、深三层,较致密,并与纵隔相通。颈部的这些解剖学特点,使其在损伤尤其是穿通性损伤时对生命有潜在的危险性,可发生窒息、大出血、失血性休克、空气栓塞等,可立即致死,尤其是伴颈脊髓损伤、发生高位截瘫者,预后多不良。

二、病情评估

（一）病史

了解受伤机制。

（二）呼吸道梗阻的判断

1.呼吸道受压

颈部血管损伤形成大的血肿,严重的纵隔气肿或颈部组织的炎性水肿,均可造成气管受压致呼吸困难。

2.误吸

颈部气管或喉部破裂,血液、口腔分泌物、食物等误吸入呼吸道,而引起下呼吸道梗阻或窒息。

（三）血管损伤的判断

（1）伤口大量出血,可迅速发生失血性休克。

（2）受伤部位有进行性扩张性血肿或搏动性血肿。

（3）受伤部位听诊有血管杂音。

（4）伤侧颈动脉、眼动脉搏动消失。

（5）偏瘫、不全麻痹、失语、单侧眼失明等。

（四）颈脊髓损伤的判断

出现颈背部痛、压痛或颈项强直或伴肢体活动障碍,应考虑有颈脊髓损伤。

（五）气管损伤的判断

出现呼吸困难、皮下或纵隔气肿、哮喘或窒息,或从伤口有气泡逸出等,可能为气管损伤。

（六）食管损伤的判断

从伤口流出吞服的液体或唾液或食物残渣等,提示食管损伤。

（七）胸导管破裂伤的判断

发音困难、声嘶等可能为迷走神经或喉返神经损伤,伤口流出乳白色液体提示胸导管破裂伤。

（八）辅助检查

颈部 X 线检查、B 超、颈部血管造影等可明确诊断。

三、急救措施

（1）颈部制动。

（2）根据病情的轻重,放置于复苏室或抢救室。

（3）保持呼吸道通畅,预防窒息。

（4）合理氧疗。

（5）控制大血管出血,防止休克的发生。根据出血部位、出血性质（渗血、动脉、静脉出血）采取相应的措施。通过包扎、填塞、指压、压迫动脉止血等方法,迅速控制出血。对于颈部开放性伤口,用无菌纱布填塞,注意行单侧加压包扎,切忌环形包扎。另外,也可在支气管外侧和胸锁乳突肌前缘交界处摸到颈总动脉,将其向后方压至颈椎,注意不能同时压迫两侧颈总动脉,以免脑部缺血缺氧而昏迷。

（6）对于喉和气管损伤呼吸困难者,先做低位气管切开,吸出积聚在气管内的血液和分泌物,然后修复喉或气管的伤口。

（7）若伤道弯曲,自喉和气管伤口呼出的空气不能溢出而进入皮下组织,可引起皮下气肿,严重者可发生纵隔气肿,需迅速闭合喉或气管伤口,必要时行气管切开术。

（8）按病情需要予手术治疗。

四、护理要点

（一）一般护理

1.保持呼吸道通畅

平卧,头偏向一侧,及时清除口腔内异物,必要时行紧急气管插管或切开。

2.合理饮食

按病情需要给予合适的饮食,必要时予鼻饲。

(二)临床观察

(1)酌情给氧。

(2)定时观察生命体征变化,注意有无进行性呼吸困难、声音嘶哑、咯血、皮下气肿、意识不清、喘鸣等症状。

(3)做好手术前的一切准备。

(三)药物观察

(1)喉部疼痛难忍时,可用1‰地卡因喷雾治疗,注意勿过量。

(2)颈部损伤患者观察期间不得使用吗啡止痛,以免抑制呼吸。

(3)建立静脉通道,给予补液扩容,及时正确使用抗生素和止血药,大出血者做好输血准备。

(四)预见性观察

1.防止休克的发生

颈部有多条大血管,易损伤发生大出血,以颈总动脉损伤最为常见,出血非常迅速,患者可在短时间内死亡。因此对血管损伤者应:①开放静脉通路,做好配血、输血工作。②合理应用升压药物,如间羟胺、多巴胺等。③严密观察生命体征,监测尿量、中心静脉压,必要时进行血气分析、Swan-Ganz导管监测。

2.防止空气栓塞

血管损伤尤其是大的颈静脉出血时,应注意观察患者是否出现恐惧、胸痛等空气栓塞症状。

3.防止二次损伤

疑有颈脊髓损伤者予平卧位,妥善制动,安全搬运。

4.预防感染

对开放性损伤应严格执行无菌操作,合理使用抗生素。

第四节 胸部创伤

胸部创伤无论战时或平时均常见,是创伤死亡的主要原因之一。具有危重症多、多发性损伤多、死亡率高的特点。主要威胁青壮年人群。据国外统计,约1/4的创伤患者直接死于胸部创伤,另外1/4的死亡与胸部创伤有关。

一、病因与发病机制

目前,胸部创伤的主要原因是交通事故、高处坠落伤和挤压伤。一般根据是否穿破壁层胸膜、造成胸膜腔与外界沟通,分为闭合性和开放性两大类。

(一)闭合性损伤

多由于暴力挤压、冲撞或钝器打击胸部所引起。轻者只有胸壁软组织挫伤或(和)单纯肋骨骨折,重者多伴有胸腔内器官或血管损伤,导致气胸、血胸。有时还可造成心脏挫伤、裂伤,产生心包腔内出血。十分强烈的暴力挤压胸部,可引起创伤性窒息。此外,高压气浪、水浪冲击胸部可引起肺爆震伤。

(二)开放性损伤

平时多因利器所致,战时则由火器弹片等贯穿胸壁所造成,可导致开放性气胸或血胸,影响呼吸和循环功能,伤情多较严重。

二、病情评估

(一)详细了解胸部外伤史

详细询问患者是否有胸部外伤史。

(二)肋骨骨折的判断

常发生在第4至第7肋骨间。当第1、第2肋骨骨折合并锁骨骨折时,应密切注意有无胸腔内脏器及大血管损伤、气管及支气管破裂、心脏挫伤等严重伤。对有第11、第12肋骨骨折的伤员,要注意腹腔内脏器损伤。

(三)连枷胸的判断

三根或多根肋骨的双处骨折,或多发性肋骨骨折合并胸骨骨折或肋软骨脱位时,造成胸壁软化,形成浮动胸壁(连枷胸),出现反常呼吸,易导致严重的低氧血症和循环功能紊乱,如不及时处理可导致呼吸和循环功能衰竭。

(四)创伤性气胸

创伤性气胸分为以下三种类型。

1.闭合性气胸

胸膜腔与外界的通道已闭塞,不再有空气入内。根据胸膜腔的空气量及肺萎陷的程度分三类:①小量气胸,肺萎陷在30%以下。②中量气胸,肺萎陷在30%～50%。③大量气胸,肺萎陷在50%以上。中量或大量闭合性气胸的主要症状是胸痛及呼吸困难,体检时气管微向健侧偏移,伤侧叩诊呈鼓音,呼吸音明显减弱或消失。少数伤员可出现皮下气肿。

2.开放性气胸

胸壁有开放性伤口与胸膜腔相通,呼吸时有空气进出伤口的响声。表现为烦躁不安、严重呼吸困难、脉搏细速、血压下降、伤侧呼吸音减弱或消失,气管明显移向健侧,伤侧叩诊呈鼓音。

3.张力性气胸

因胸壁软组织或肺及支气管裂伤,呈活瓣状伤口,与胸膜腔相通,造成吸气时空气进入胸膜腔,呼气时由于活瓣闭合气体不能排出,致使胸膜腔内气体有增无减,形成张力且不断增高。表现为呼吸极度困难,休克,气管明显向健侧移位,颈静脉怒张,伤侧胸廓饱满,肋间隙增宽,伤侧叩诊呈鼓音,呼吸音降低或消失。气体也可进入胸壁软组织形成皮下气肿。

(五)创伤性血胸的判断

因外伤引起胸膜腔内血液积蓄,其血源可来自肺裂伤、胸壁血管损伤、纵隔大血管或心脏出血。按胸膜腔内积血量的多少分为三种。

1.小量血胸

积血量为500 mL以下,可无明显症状。

2.中量血胸

积血量在 500～1 500 mL,出现失血及胸腔积液征象。

3.大量血胸

积血量超过 1 500 mL,患者有较严重的呼吸和循环紊乱症状。表现为先出现休克(低血容量),继之呼吸困难,颈静脉塌陷,无气管移位,伤侧叩诊呈浊音,呼吸音减弱或消失。

(六)心包填塞的判断

由于积存在心包腔内的血液急性压迫心脏,引起严重的循环障碍,心包腔内急速积聚 200～250 mL液体或血液时,即可引起致命危险。常表现为休克状态,出现呼吸困难、烦躁不安、面色苍白、皮肤湿冷、神志不清或意识丧失等症状。应积极查找"三联征":①低血压,脉压小,奇脉。②心音低而遥远。③颈静脉怒张。

三、急救措施

(一)单纯肋骨骨折的处理

(1)胸带加压包扎。

(2)卧床休息。

(3)止痛。

(4)防感染。

(5)错位明显者行骨折内固定术。

(二)连枷胸的处理

(1)适当止痛。

(2)制止胸壁的反常呼吸。①包扎固定法:适用于范围较小的连枷胸。②胸壁外固定:可采用布巾钳重力牵引。③气道内固定法:气管插管或气管切开术,连接呼吸机行机械通气,使用低水平的 PEEP($4～6$ cmH$_2$O)或 CPAP。④手术内固定法。

(3)给氧。

(4)保持气道通畅,必要时气管切开。

(5)有急性呼吸窘迫综合征倾向者应尽早气管插管,予人工呼吸机支持呼吸。

(6)抗休克。

(7)合并血气胸时,应立即放置胸腔引流管。

(三)张力性气胸的处置

(1)紧急处理时应立即排气减压,在患侧锁骨中线第 2 或第 3 肋间用 16～18 号粗针头刺入排气。

(2)给氧。

(3)胸腔闭式引流。

(4)必要时剖胸探查。

(四)开放性血气胸的处理

(1)立即封闭伤口,使开放性伤口变为闭合性。可用大块无菌凡士林纱布 5～6 层,其大小超过伤口边缘 5 cm 以上,在患者深呼气末时封闭伤口,再用棉垫加压包扎。

(2)抗休克。

(3)吸氧。

(4)清创缝合术,放置胸腔闭式引流管。

(五)血心包及急性心脏压迫的处理

(1)立即心包穿刺:用 18G 或 20G 套管针穿刺后留置,有利于心包腔引流。

(2)床边心脏超声波或 B 超检查,以协助诊断。

(3)持续心电监护,每天十二导联心电图 1 次,严密观察有无心肌挫伤的可能。

(4)合并胸内大血管损伤者,应立即解除心包填塞的症状,积极抗休克并做好紧急开胸准备。

四、护理要点

(一)一般护理

(1)根据病情,放置于复苏室或抢救室。

(2)体位:半卧位,保持呼吸道通畅,及时清除呼吸道分泌物或异物。

(3)做好心理护理,安慰患者,使其消除紧张情绪,配合治疗。

(4)神志清醒者应从流质、半流质过渡到普食,昏迷者尽早鼻饲。

(二)临床观察

(1)给氧:高流量吸氧 4~6 L/min,保证氧浓度在 45% 以上。合并肺水肿时,在吸氧湿化瓶内加 30%~50% 酒精,以去除肺泡泡沫表面张力。

(2)积极抗休克处理。

(3)持续心电监护、血氧饱和度监测、血气监测,密切观察心律、心率、呼吸、血压、中心静脉压的动态变化,根据病情及时准确地给药,合理调整输液、输血速度。

(4)对放置胸腔闭式引流管的患者,做好引流管的护理。

(5)协助做好床边胸片及各项检查。

(6)有张力性气胸或血气胸者必须先做胸腔闭式引流,术后方可使用呼吸机治疗。并根据血气结果正确调节呼吸机的各种参数。

(7)随时观察患者的呼吸情况:注意呼吸类型、幅度、节律、深度、频率的变化,听诊呼吸音两侧是否对称,有无哮鸣音、湿啰音。

(三)药物观察

1.肋骨骨折

疼痛剧烈者可服止痛片或肌内注射镇痛剂,如吗啡 5~10 mg,但对有呼吸困难、低血压者禁用或慎用。气管插管前禁用吗啡,以免抑制呼吸中枢。

2.自主呼吸异常

使用呼吸机的患者,若出现自主呼吸与呼吸机不同步、血氧饱和度仍偏低时,可予肌松剂,常用的药物有琥珀酰胆碱、维库溴铵、氯化筒箭毒碱、吗啡或地西泮,以抑制患者的自主呼吸,改用机控呼吸。

3.休克

有休克征象时应立即开放两路大口径静脉通道,其中一路必须是腔静脉,以便进行中心静脉压监测,有条件者插 Swan-Ganz 导管进行血流动力学监测。但必须注意,若胸外伤合并大量血胸或可疑大血管损伤时,应开放下肢(下腔)静脉通道;对胸腔损伤的患者,血压回升后应适当减慢补液速度,防止创伤性湿肺。

(四)预见性观察

1.防止反常呼吸

多根肋骨骨折的患者应观察呼吸情况,注意是否存在反常呼吸(吸气时胸廓扩展,浮动部内陷;呼气时胸廓恢复原位,浮动部外凸),疑有反常呼吸存在的患者应做好血氧饱和度监测,定期监测血气,及时通知医师。

2.防止进行性血胸

血胸者应判断是否存在进行性血胸:①脉搏逐渐增快,血压持续下降。②经输血补液后,血压不回升或升高后又迅速下降。③红细胞计数、血红蛋白和血细胞比容等重复测定,呈继续下降趋势。④X线检查显示胸膜腔阴影继续增大。⑤胸腔闭式引流后,引流量持续3 h超过200 mL/h,应考虑剖胸探查。

3.防止血压下降

创伤性 ARDS 或连枷胸者在使用 PEEP 或 CPAP 时,应严密观察血压变化,防止因胸内压增高引起回心血量减少,血压下降。

4.预防呼吸道感染

用呼吸机者应做好气道管理(翻身、拍背、保持气道通畅,滴药,雾化),防止呼吸道感染。

5.预防感染

保持呼吸道通畅,勤翻身、拍背,合理选用抗生素,预防感染。

第五节　腹部创伤

腹部包括腹壁和腹内脏器。腹部创伤较为常见,死亡率高。其危险性主要是腹腔实质器官的大出血,以及空腔脏器破损造成的腹腔感染。因此早期诊断和及时处理,是降低腹部创伤死亡率和伤残率的重要因素。

一、病因与发病机制

腹部创伤平时多见于交通事故、工农业外伤、生活意外、殴斗、凶杀、灾难事故等,战时多见于刀刺伤,现代战争中主要为火器伤,致伤物多为弹丸、弹珠、弹片等。通常分为以下两种。

(一)闭合性损伤

系受钝性暴力所致,若损伤仅造成单纯腹壁损伤,一般病情较轻;若合并内脏损伤,大多为严重创伤。腹部空腔脏器的内容物如胃肠液、粪便、胆汁等若溢入腹膜腔内,会引起腹内严重感染,造成弥漫性腹膜炎。腹内实质性脏器如肝、脾、胰等损伤,常造成大量血液进入腹膜腔或腹膜后,引起失血性休克。若不及时诊断和治疗,将会有生命危险。

(二)开放性损伤

分贯穿伤和非贯穿伤,常见为贯穿伤,战时多见。大多伴有腹内脏器损伤。

二、病情评估

(一)评估、了解腹部外伤史

详细询问患者有无腹部外伤史,评估损伤程度。

1.神志

单纯腹部伤者大多神志清楚,能回答提问;车祸或腹内大血管伤伴休克者,有神志淡漠、紧张、惊恐、烦躁不安;合并颅脑伤者,有部分伤员呈昏迷或半昏迷。

2.面色

多有苍白、出冷汗、口渴。

3.呼吸

腹内脏器伤常呈胸式呼吸。

4.脉搏与血压

其变化随腹部有无内脏伤而异,有内出血和腹膜炎时脉搏增快,严重休克者血压低甚至测不出。

5.休克

无论空腔脏器或实质脏器伤,均可能有休克。实质性器官伤出血量>1 500 mL、出血速度快者,伤后早期即有低血容量性休克,空腔脏器损伤如超过 12 h 以上,易并发中毒性休克。

6.腹痛

腹痛是腹部伤的主要症状。最先疼痛的部位常是损伤脏器的所在部位,但随即会因血液、肠液等在腹内播散、扩大而导致腹痛范围扩大,腹痛呈持续性。一般单纯脾破裂或肠系膜血管破裂出血腹痛较轻,常有腹胀。如空腔脏器穿孔致肠液、胆汁和胰液等溢入腹腔,刺激性强,则腹痛重。

7.恶心、呕吐

腹壁伤无此症状,腹内脏器损伤大多伴恶心及呕吐。

(二)体征

1.局部体征

闭合伤胸腹部大多无明显创伤伤痕,少数仅见下胸腹壁淤血。开放伤应检查致伤入口。

2.腹膜刺激征

腹膜刺激征是腹内脏器损伤的重要体征,压痛最明显的部位常是受伤脏器所在。但腹内多器官损伤或受伤较久,全腹积血或弥漫性腹膜炎时,全腹部均有压痛、肌紧张和反跳痛。胃肠道穿孔、肝破裂肠内容物和胆汁的刺激性较强,腹壁常呈板状强直。

3.肠鸣音减弱或消失

消化道外伤性破裂时,内容物流入腹腔,早期肠鸣音减弱,时间较久后肠鸣音完全消失。腹内出血量大时,肠鸣音亦减弱或消失。

4.移动性浊音

胃肠道破裂气体、液体进入腹腔后,叩诊肝浊音界消失。腹内液体多者,腹部有移动性浊音。但休克伤员不宜检查移动性浊音。

（三）实验室检查

检测红细胞计数和血红蛋白,注意有无持续下降,进一步明确有无腹腔内出血的可能。测白细胞计数以了解腹腔感染情况。血尿或尿中有大量红细胞提示泌尿系损伤。胰腺有损伤时,血尿淀粉酶值增高。

（四）X线检查

脾破裂时,左膈升高,脾影增大。肝破裂时,右膈升高。膈下游离气体是肠胃破裂的征象。

（五）腹腔穿刺术

若穿刺吸出不凝固血液,提示腹腔内出血,多系实质性脏器损伤所致;如抽出物为胃内容物或胆汁,提示胃肠损伤、胆囊或肠道损伤。如有尿液抽出,则为膀胱损伤。如无液体抽出,并不能完全排除无内脏损伤的可能,仍应严密观察病情。

（六）确定哪一类脏器损伤

腹部损伤时,有的以出血为主,有的以腹膜炎为主,或两者都有,如果一时难以确定有无内脏损伤,则必须严密观察伤情变化。

（七）腹膜后血肿的判断

外伤性腹膜后血肿常为腹部多发性损伤的一种临床表现。常有明显的失血而易出现低血容量性休克,其诊断较为复杂困难,治疗原则也有争议。因此要提高警惕。

三、急救措施

(1)按病情需要,放置于复苏室或抢救室。

(2)保持呼吸道通畅,防窒息,及时清除呼吸道分泌物,必要时气管插管。

(3)合理氧疗。

(4)开放性伤口的处理。腹部创口立即做无菌包扎,脱出的内脏不要立即回纳入腹腔,可用无菌纱布覆盖,扣上清洁弯盘,待手术室做进一步处理。

(5)抗休克,补充血容量。

(6)对病情不稳定者,不宜搬动。予床边X线、B超检查,以明确诊断。

(7)一经确诊,禁食、禁水,予胃肠减压。

(8)留置导尿,记录尿量。

(9)做好术前准备。

(10)剖腹探查。

四、护理要点

（一）一般护理

1.休息

绝对卧床休息,若血压平稳,应取半坐卧位,避免随便搬动,以免加重病情。

2.心理护理

做好心理护理,消除紧张和恐惧心理。

（二）临床观察

(1)定时监测生命体征变化,一般每15～20 min测量血压、脉搏、呼吸一次,并做前后对比,有无进行性恶化的趋势,及时发现病情变化。

（2）密切观察腹部情况，一般每 30 min 检查一次腹部体征。

（3）腹部损伤后应暂禁食，必要时留置胃肠减压，并注意观察引流管是否通畅及引流液的性质。

（4）一旦决定手术，应尽快做好术前准备。

（三）药物观察

（1）按医嘱予抗生素治疗，预防和治疗腹腔感染。

（2）开放性创伤，应注射破伤风抗毒素 1 500 U。

（3）腹部外伤观察期间不宜用镇痛剂，以免掩盖病情，不利于观察处理。

（4）抗休克。如疑有内脏伤者，应迅速抽血做血型交叉配血试验，并用粗针头在上肢穿刺，维持 2～3 条静脉通道输入平衡盐溶液，并应迅速输入全血。一般腹部创伤的患者，静脉通道不宜建立在下肢。

（四）预见性观察

（1）注意腹膜刺激征的程度和范围有无改变，是否出现肝浊音界缩小或消失，有无移动性浊音等。

（2）疑有腹腔内出血者，应每小时复查红细胞、血红蛋白及血细胞比容，以判断腹腔内是否有继续出血。复查白细胞计数及分类，结合患者体温变化，了解腹腔感染情况。

（3）诊断未明确前禁止灌肠，以免有大肠损伤时加重污染。

（4）出现下列情况应及时进行手术探查：①腹痛不消失，反而逐渐加重或范围扩大。②腹部出现固定性压痛、反跳痛和腹肌紧张。③肠鸣音减弱或消失，出现腹胀。④全身情况有恶化趋势，出现口渴、烦躁，脉率升高，体温上升。⑤逐渐出现贫血，血压有下降趋势。

（5）禁食期间应合理静脉补充液体，保证水电解质、酸碱平衡。

第十三章　常见急危重症的急救护理

第一节　心律失常

一、概述

心律失常是指心跳的速率和节律发生改变。严重心律失常是指由于心律失常而引起的严重血流动力学改变,并威胁患者的生命。常见的严重心律失常包括:快速型心律失常中的阵发性室上性心动过速、阵发性室性心动过速、心室颤动、快速心房颤动、心房扑动等;缓慢型心律失常中的严重窦性心动过缓、高度窦房阻滞、Ⅱ度Ⅱ型房室传导阻滞及完全性房室传导阻滞等。

(一)病因与发病机制

1.病因

心脏的功能、血供、代谢和神经调节异常均可引起心律失常。常见的原因如下。

(1)生理性因素:精神兴奋,情绪激动,过度劳累,过量吸烟及饮酒、饮咖啡,剧烈活动等。

(2)病理性因素:主要为各种器质性心脏病,如冠心病、风湿性心脏病、高血压性心脏病、心肌炎、心肌病、肺心病等。

(3)药物中毒:如洋地黄、奎尼丁、锑剂中毒。

(4)电解质与酸碱紊乱(如低血钾、高血钾、低血钙、酸中毒等),某些心脏的特殊检查如心导管检查、心脏手术。

(5)其他系统疾病(如甲亢、胆囊炎、胆石症、颅内压增高等),多种感染,高热,缺氧,低温。

由于心脏内冲动发生与传导的不正常,而使整个心脏或其一部分的电活动变为过快、过慢或不规则,或者各部分电活动的程序发生紊乱。严重心律失常的危害在于心排血量减少和血压降低,影响脑、心、肺、肾等重要脏器的供血。

2.发病机制

冲动形成异常、冲动传导异常或两者兼而有之。

(1)冲动形成异常:窦房结、结间束、冠状窦附近房室结的远端和希氏束—浦肯野系统等处的心肌细胞均具有正常自律性。自主神经兴奋性改变或其内在病变,均可使自律性受到影响。此外,原来无自律性的心房、心室肌细胞在心肌缺血、药物、电解质紊乱等病理状态下,出现异常自律性的形成。低钾、高钙、儿茶酚胺浓度上升与洋地黄中毒时,也可导致持续性快速性心律失常。

(2)冲动传导异常:折返是所有快速性心律失常中最常见的机制。产生折返的基本条件是:①心脏两个或多个部位的传导性和不应性各不相同,相互连续形成一个闭合环。②其中一条通道发生单向传导阻滞。③另一通道传导缓慢,使原先发生阻滞的通道有足够的时间恢复兴奋性。④原先阻滞的通道再次激动,从而完成一次折返激动。冲动在环内反复循环不已,产生持续性快速性心律失常。程序刺激或快速起搏能诱发或终止折返性心律失常,但不能诱发或终止自律性增高所致的心动过速。触发活动引起的心律失常对超速起搏的反应是使心率加速。冲动传导至某处心肌,如适逢生理性不应期,可形成生理性阻滞或干扰现象。传导障碍并非由于生理性不应期所致者,称为病理性传导阻滞。

(二)病情评估

快速心律失常可使心脏病的患者发生心绞痛、心力衰竭、肺水肿、休克。心率过于缓慢的心律失常可发生阿-斯综合征,引起晕厥或抽搐。严重心律失常时如不及时处理可以加重病情,甚至危及生命。

1.病史及主要症状

(1)了解心律失常发生时的症状与感觉,如有无心悸、晕厥、意识状况、出冷汗、脸色苍白等。

(2)诱发因素,如烟、酒、咖啡、运动与精神刺激。

(3)心律失常的频率与起止方式。

(4)心律失常对患者的影响及后果。

(5)严重心律失常时可出现头昏、乏力、胸闷、晕厥,甚至抽搐、昏迷等。

(6)心功能正常、无活动性病变的心房颤动患者,除心悸外可无其他症状,而有心脏病者的心房颤动可加重或导致心力衰竭。

2.主要体征

(1)听诊:心率、心律、心音。①心率加快或减慢。②心律不齐。③心脏有杂音或奔马律。

(2)血压改变:快速性心律失常会引起血压下降。

(3)心电图改变:因心律失常的类型不同,十二导联心电图检查了解心电图各波的形态、节律、频率与 P-R 间期等,以及 P 波与 QRS 的关系。

(4)有室性期前收缩的 Q-T 间期延长综合征,易演变为室性心动过速或心室颤动,AMI 早期出现严重的室性期前收缩往往是心室颤动的先兆。

3.辅助检查

心律失常间歇发作的患者,有时心电图检查难以发现。

(1)24 h 动态心电图检查或事件记录:以了解心悸与晕厥等症状,其发生是否与心律失常有关,明确心律失常或心肌缺血发作与日常活动的关系,协助评价抗心律失常药物的疗效、起搏器或埋藏式自动心脏复律除颤器的疗效,以及是否出现功能障碍等。

(2)运动试验:运动状态时,患者的心率、心律、血压变化。

(3)经食管心房起搏术:将电极导管放置于食管的心房水平,可做快速起搏或程序电刺激,同时还可以记录食管心电图。食管心电图结合电刺激技术有助于室上性心动过速的诊断,识别心房与心室电活动,确定房室分离,鉴别室上性心动过速伴有室内差异性传导与室性心动过速。房室结折返性心动过速能被心房电刺激诱发和终止。预激综合征患者如无典型心室预激的心电图表现,食管快速心房起搏能使预激图形明显化,有助于诊断。此外,应用快速心房起搏可终止药物治疗无效的某些类型的室上性折返性心动过速。

(4)临床电生理检查。

（三）抢救程序（图 13-1）

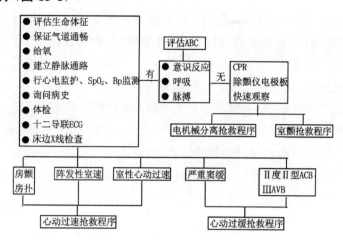

图 13-1　心律失常的抢救程序

（四）急救措施

(1)吸氧。持续鼻导管或面罩吸氧,开始流量为 4～6 L/min,稳定后改 3～4 L/min。

(2)绝对卧床休息,心电监护,严密监测心电图变化。

(3)床边心电图记录。

(4)床边备除颤仪、起搏器、吸引器。

(5)立即开通静脉通道,给予静脉套管针留置。

(6)药物治疗。根据医嘱正确及时地使用不同的抗心律失常药物。

（五）护理要点

1.一般护理

(1)注意卧床休息,室性心动过速者应绝对卧床。

(2)做好心理护理,消除紧张、恐惧心理。

(3)避免情绪激动,保持病室安静。

2.临床观察

(1)严密观察生命体征及意识情况,注意患者的症状有无改善。如有意识丧失、心搏呼吸停止,应立即进行 CPR。

(2)心电监护:严密观察并记录动态心电监测变化,如心率、心律、血压变化及 ST 段改变,T 波有无异常或出现 Q 波,各种逸搏、室性期前收缩、心室颤动、房室传导阻滞等,并做好电复律准备。

(3)根据病情给予鼻塞吸氧,了解氧疗情况。

(4)阵发性室上性心动过速发作时可压迫眼球或颈动脉窦,刺激咽喉诱发呕吐以减慢心率,停止发作(通过兴奋迷走神经)。

3.药物观察

(1)按医嘱给予抗心律失常药物时,应注意剂量准确,并观察药物的不良反应及疗效。

（2）根据心率、心电波形、血压等及时调节抗心律失常药物。

4.预见性观察

及早发现并发症。患者出现夜间阵发性呼吸困难或突发气促、发绀、心尖部奔马律等，常为心力衰竭的早期表现；若患者出现血压下降、脉率增快、面色苍白、尿量减少（<20 mL/h）等，应警惕心源性休克的发生。

二、室性心动过速、心室扑动和心室颤动

室性心动过速、心室扑动、心室颤动是常见的危及生命的心律失常。

（1）室性心动过速，简称室性心动过速，常为阵发性，突然开始，突然结束，是异位起搏点位于心室内的心动过速，是一种严重的心律失常，可以导致心室扑动及心室颤动而死亡。

（2）心室扑动，简称室扑，是心室快速、匀速而无力的收缩。

（3）心室颤动，简称室颤，是心脏完全失去收缩能力而呈蠕动状态，是引起猝死的常见原因。

（一）病因与发病机制

与缺氧、情绪激动、突然用力、疲劳、饱餐有关。常发生于各种器质性心脏病的患者，最常见为冠心病，其次为代谢障碍、药物中毒（洋地黄）、Q-T间期延长综合征等。此外，还有电击、低温麻醉、心脏机械电刺激等。

大多为心室内多个折返中心形成不协调的冲动，经大小、方向不一的传导途径到达心室各部分，形成折返的基础，使心肌细胞的复极速度与不应期的长短不一致性明显增加。

（二）病情评估

1.室性心动过速的评估

（1）心悸、胸闷或呼吸困难、全身乏力、眩晕。

（2）听诊：当心电图有1∶1逆向传导时，听诊颈动脉搏动可有大炮音持续存在。如伴宽QRS波群，常能听到宽分裂的心音，有时可听到奔马律。

（3）室性心动过速的心电图特征：①可见连续而迅速出现的宽大畸形QRS综合波，时间超过0.12秒。②T波的方向与QRS主波的方向往往相反。③P波常埋在QRS波群内，有时也可见频率较慢的窦性P波与QRS波群无固定的显示，形成房室分离。④R-R间期可以绝对规则，也可有轻度不齐。⑤心室率为150～200次/分。⑥室性融合波和心室夺获，表现为P波后提前发生一次正常的QRS波群。室性融合波的QRS波群形态介于窦性与异位心室搏动之间，其意义为部分心室夺获，房室分离、室性融合波和心室夺获是诊断室性心动过速的重要依据（图13-2）。

（4）特殊类型的室性心动过速。①室性自主节律型室性心动过速：心电图特征为发生3个或3个以上起源于心室的QRS波群，心率通常为60～110次/分。心动过速的开始与终止呈渐进性，跟随于一个室性早搏之后，或于心室起搏点加速至超过窦性频率时发生。②尖端扭转型室性心动过速：为极严重的室性心动过速，常是心室颤动的前兆。

心电图特征：①同一导联上室性QRS波的振幅和形态不断改变，呈多形性，每隔3～10个心搏逐渐或突然地改变其主波波峰方向，QRS波尖围绕基线扭转。②常短阵发作，每阵历时数秒至10余秒，伴Q-T间期延长，T波高耸、增宽，U波增大。

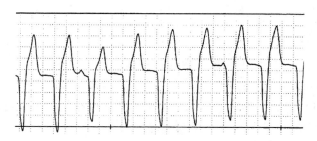

图 13-2 室性心动过速

2.心室扑动和心室颤动的评估

(1)晕厥、抽搐、昏迷,无心音、血压及大动脉搏动。

(2)心电图特征:①正常的 QRS、T 波基本形态消失,无法辨认,代之以基线的连续波动。②心室扑动波形代之于相对较大的正弦波,振幅大而规则,频率为 150～300 次/分。③心室颤动波形,振幅与频率极不规则,频率为 150～200 次/分。

(三)急救措施

1.休息

立即卧床休息,去除诱发因素。

2.CPR

评估 ABCs,施行 CPR,准备除颤仪。

3.吸氧

鼻导管或面罩吸氧,氧流量为 4～6 L/min。

4.建立静脉通道

迅速建立静脉通道,用 18G 或 20G 套管针作静脉留置,滴速<40 滴/分。

5.监护

常规十二导联心电图监测,密切观察心率、心律、呼吸、血压、神志和全身情况。

6.电复律

当心室颤动、心室扑动或室性心动过速伴有低血压、休克、急性心肌梗死、心力衰竭和脑血流灌注不足时,应迅速电复律。非同步电击除颤首选 200 J,若无效,再用 300 J、360 J 重复。

室性心动过速患者药物治疗无效可给予同步直流电击复律,血流动力学稳定,用 50～100 J 复律,若无效,可用 200 J、300 J、360 J 重复。

7.药物治疗

(1)胺碘酮(可达龙):对于顽固性心室颤动、室性心动过速连续三次电击无效可优选胺碘酮。心室颤动时初剂量为 300 mg,室性心动过速时初剂量为 150 mg 静脉推注,然后改为 1 mg/min 静脉维持 6 h,再减为 0.5 mg/min 静脉维持 18 h,最高剂量一般不超过 2 g。

(2)利多卡因:首次 1～1.5 mg/kg 静脉推注,无效可重复给药 50～75 mg,继而 1～3 mg/kg,微泵静脉维持,总极量为 3 mg/kg。

(3)普鲁卡因胺:利多卡因无效可考虑使用,静脉注射 20～30 mg/min,直至转为窦性心律,总极量为 17 mg/kg,或以 1.0 g 溶于 5% 葡萄糖注射液 250 mL 中静脉滴注,2～

4 mL/min,总量不超过1.0 g。心律失常控制后可改为口服,0.5~1.0 g,每6 h一次,或以2~6 mg/min静脉滴注维持。

(4)苯妥英钠:适用于洋地黄中毒引起的室性心动过速,以125~250 mg稀释于20mL生理盐水缓慢静脉注射。

(5)硫酸镁:适用于急性心肌梗死或高血压患者的尖端扭转型室性心动过速。以25%硫酸镁10 mL用生理盐水稀释至40 mL,静脉缓慢注射。

(6)其他抗心律失常药物:慢心律、心律平(普鲁帕酮)、溴苄铵等。

(7)起搏治疗:室性心动过速如发生在心动过缓的基础上,如病窦综合征、完全性房室传导阻滞等,经安装起搏器起搏后可不再发作。

(8)手术治疗:常规药物治疗无效者可考虑手术治疗。①心内膜心室切开术:术后心肌功能严重受损,手术死亡率较高。②心内膜切除术:术前心电标测,然后切除局部瘢痕化心内膜,手术死亡率低,但术后复发率稍高。

(四)护理要点

1.一般护理

(1)注意绝对卧床休息,保持病室安静。

(2)做好心理护理,消除不良刺激。

2.临床观察

(1)监测生命体征及心电图各波的形态变化。

(2)注意病情变化,观察发病时意识、心电图及血流动力学改变,以及发作时的持续时间和频繁程度。

(3)确保静脉通道通畅,以保证用药。

(4)给予合适的氧浓度,观察氧疗情况,根据病情变化进行调节和记录。

(5)保持气道通畅,准备吸引器、抢救药品及抢救物品。随时做好CPR及除颤的准备。

3.药物观察

(1)观察药物的疗效,根据医嘱和病情变化及时调整心律失常药物并及时记录。

(2)熟练掌握常用抗心律失常药的浓度、剂量、用法,及药物的作用和不良反应。①利多卡因过量会出现反应迟钝、烦躁等意识改变、抽搐以及心跳变慢等。②胺碘酮会引起血管扩张、血压下降,应注意血压波动、Q-T间期延长,不能与普鲁卡因胺合用。③使用硫酸镁、苯妥英钠时,应注意监测呼吸、血压、心率的变化。

4.预见性观察

有心搏骤停的可能,即使病情稳定时仍须严密观察。除颤时如出现心搏骤停,应准备氧气、吸引器、急救药品,开放好静脉通路。

三、心动过速

心动过速包括窦性心动过速、房性心动过速、交界性心动过速、阵发性室上性心动过速、心房扑动和心房颤动。本节主要阐述心房扑动、心房颤动和阵发性室上性心动过速。

(1)心房扑动,简称房扑,是指心房内产生300次/分左右的规则冲动,引起快而协调的心房收缩。

(2)心房颤动,简称心房颤动,是指心房内产生 350～600 次/分不规则的冲动,引起不协调的心房颤动。

(3)阵发性室上性心动过速是起源于心房或房室交界区的快速性心律失常。

(一)病因与发病机制

1.心房扑动与心房颤动

常在情绪激动、手术后、运动或急性酒精中毒时发生。以风湿性心脏病二尖瓣狭窄、冠心病、高血压性心脏病、甲状腺功能亢进最多见,其次有心肌炎、心肌病、缩窄性心包炎、先天性心脏病房间隔缺损伴肺动脉高压。此外,多种感染、低温麻醉、心脏手术、脑血管意外等也可引起,也可见于无明显心脏病者。

其发病机制是由于心房内一个或几个异位起搏点的冲动,在心房内传布过程中发生多处微型折返所致。

2.阵发性室上性心动过速

器质性心脏病和全身性心脏病均可引起,如冠心病、风湿性心脏病、高血压性心脏病、心肌炎等。其他如药物中毒(洋地黄中毒、锑剂中毒)、电解质紊乱、缺氧、预激综合征等。可发生于任何年龄,多见于 20～40 岁的青年。多数患者并不存在器质性心脏病。

阵发性室上性心动过速的发病机制是由折返、触发预激和自律性异常等所致。

(二)病情评估

1.病史

询问诱发因素、发作的次数、持续的时间和发作时的感觉。

2.主要症状

(1)突然发作,突然终止。

(2)可有心悸、胸闷、头晕、急性胸痛,伴脸色苍白、乏力。

(3)发作时间长可有血压下降、烦躁不安、大汗淋漓,甚至发生心力衰竭和休克。

(4)症状的轻重与发作时的心室率和持续时间有关。

(5)心房颤动有较高的发生体循环栓塞的危险。

3.主要体征

(1)心房颤动。脉律不齐,听诊心律极不规则。心电图特征:①P 波消失,代之以小而不规则的 F 波,频率为 350～600 次/分。②心室率极不规则,100～160 次/分。③QRS 波群形态正常,当心室率过快时发生室内差异性传导,QRS 波增宽变形(图 13-3)。

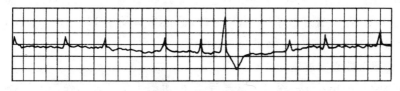

图 13-3　心房颤动

(2)心房扑动。心电图特征:①P 波消失,代之以有规律的锯齿波(F 波),频率为 250～350 次/分。②可形成规则和不规则的房室传导,如 2：1～4：1 或 3：2～4：3 房室传导,故 R-R

间期不等。③QRS波形态正常,当出现室内差异性传导或原先有束支传导阻滞时,QRS 波增宽变形(图 13-4)。

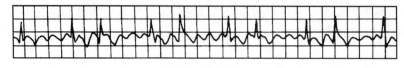

图 13-4 房扑

(3)室上性心动过速。心电图特征:①心率 150～250 次/分,心律绝对规则。②QRS 波群形态与时限均正常,当出现室内差异性传导或原有束支传导阻滞时,QRS 波增宽变形。③逆行 P 波(Ⅱ、Ⅲ、aVF 倒置),常埋藏于 QRS 波群内,或位于其终末部分。P 波与 QRS 波群保持恒定关系(图 13-5)。

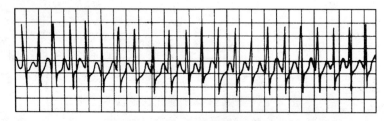

图 13-5 阵发性室上性心动过速

(三)急救措施

1.吸氧

根据病情和医嘱,鼻塞或面罩吸氧,流量为 3～4 L/min,持续 SpO_2 监测。

2.开放静脉通道

及时开放静脉通道,立即做十二导联心电图和床边胸部 X 线摄片。

3.监测心率和血压

心电监护和血压监测,如心室率大于 150 次/分,准备立即电复律,如心室率小于 150 次/分,常不予立即电复律。

4.根据情况给予相应的处理

(1)心房颤动或心房扑动:心室率较快。①可静脉推注西地兰 0.4 mg,必要时 1 h 后可重复推注 0.2～0.4 mg,以减慢心室率。②胺碘酮和奎尼丁口服。③也可给予地尔硫䓬、β 受体阻滞剂如普萘洛尔或维拉帕米 5 mg 静脉推注,或普鲁卡因胺 30 mg/min 静脉推注。④电复律:如心室率极快、药物治疗无效、循环不稳定、血压降低、出现重要器官低灌注状态时,可用胸外同步直流电击复律。一般心房扑动用 80～100 J,心房颤动用 100～150 J,如反复电击 3 次或能量达 300 J 以上仍无转复,应停止电击复律治疗。

(2)阵发性室上性心动过速。

刺激迷走神经。①屏气法:深吸一口气后屏气,再竭力作呼气动作,直至不能坚持屏气为止。②呕吐:用压舌板刺激患者咽喉部诱发呕吐。③压迫颈动脉窦:患者仰卧,头后仰,偏向按压对侧,用手指在颈部于甲状软骨上缘同水平扪得搏动最明显处,以 2、3、4 三个手指向颈椎压迫,不能两侧同时按,每次不超过 5～10 秒,按压同时听心音,待心率显著减慢后停止按压。

④压迫眼球：患者仰卧，以手指压迫一侧或两侧眼球约 10 秒，避免用力过猛，以免引起视网膜剥离，青光眼或高度近视者禁用。

药物治疗。①心律平(普罗帕酮)：适用于预激综合征伴室上性心动过速。成人以 70 mg 加入生理盐水 20 mL 中，缓慢静脉推注。②可达龙(胺碘酮)：以 150 mg 加入生理盐水中缓慢静脉推注。对潜在的病窦综合征患者宜慎用。③异搏定(维拉帕米)：以 5 mg 加入生理盐水 20 mL 中缓慢静脉推注，应注意心率与血压。伴预激综合征者禁用。④西地兰：适用于室上性心动过速伴心力衰竭患者。以 0.4 mg 加入生理盐水 20 mL 中缓慢静脉推注。伴预激综合征者禁用。⑤腺苷：6 mg 快速静脉注射，若无效 1～2 min 后再静脉注射 12 mg，一次注射量不宜超过 20 mg，以免诱发阿—斯综合征。病窦综合征患者禁用，冠心病及老年人慎用。

(四)护理要点

1.一般护理

注意卧床休息，避免不良刺激。

2.临床观察

(1)监测生命体征及病情变化，心电监护。

(2)解除迷走神经张力过高，停用致心动过速的药物，监测电解质情况。

(3)观察和记录发病时的意识、心电图及血流动力学改变，及持续时间和发作的频繁程度。

(4)确保静脉通道通畅，以保证用药。

(5)观察氧的疗效，根据病情和医嘱调节氧浓度。

(6)保持气道通畅，准备吸引器、抢救药品及抢救物品。

3.药物观察

(1)观察药物的疗效，根据医嘱和病情变化及时调整心律失常药物并及时记录。

(2)使用药物转律时必须心电监护，边推注药物边观察，转律成功立即停止推注，以免引起窦性停止或房室传导阻滞；无心电监护条件时，应边听心音边推注药物。

(3)推注药物时，应根据用药特点掌握推注速度。

(4)熟练掌握常用抗心律失常药的浓度、剂量、用法及药物的作用和不良反应。

(5)使用心律平(普鲁帕酮)、异搏定、ATP 及西地兰(去乙酰毛花苷)时，如一次转律不成功须多次用药时，应注意防止过量，对于老年人和长期服用此类药物者，应提醒医师酌情减量，对病态窦房结综合征者禁用，以防引起心搏骤停。

4.预见性观察

(1)有心搏骤停的可能，即使病情稳定时仍须严密观察。

(2)同步电复律时可出现心搏骤停，应备齐氧气、吸引器，开放好静脉通路，备齐急救药品。

(3)对洋地黄中毒的患者不宜采用电复律。

四、心动过缓

心动过缓包括窦性心动过缓、窦房阻滞、病态窦房结综合征和房室传导阻滞等。以下讨论严重窦性心动过缓和Ⅱ度Ⅱ型以及Ⅲ度房室传导阻滞。

严重的窦性心动过缓是指窦房结发出的频率低于 45 次/分，可为生理性或病理性。严重者有反复晕厥发作，应及时处理，否则可危及生命。

房室传导阻滞是指冲动自心房经房室交界区至心室的传导过程中,冲动因房室交界区发生传导延迟或阻断。房室传导阻滞可为一过性、间歇性和持续性。按阻滞程度可分为三大类:Ⅰ度、Ⅱ度和Ⅲ度,同一患者可同时存在不同程度的传导阻滞。

(一)病因与发病机制

1.严重窦性心动过缓

分生理性和病理性:①生理性者见于久经锻炼的人。②病理性者见于冠心病、急性心肌梗死、急性心肌炎、心肌病、甲状腺功能减退、中枢神经系统疾病伴颅内高压者,以及应用药物如β阻滞剂等,是由于窦房结的自律性降低所致。

2.房室传导阻滞

常见有:①冠心病、急性心肌梗死,特别是下壁心肌梗死时。②多种感染所致的心肌炎,以风湿性心肌炎最常见。③药物中毒,以洋地黄中毒多见。④传导系统的退行性变,以及先天性心脏病有房室间隔缺损时。

由于房室交界区的绝对不应期极度延长,占据整个心电周期,以致所有室上性激动均不能下传到心室。心房与心室分别由两个节律点控制,两者互不相干,形成房室脱节。

(二)病情评估

1.严重的窦性心动过缓

一般无明显症状,可有头晕或头昏、眼花,突发时可引起晕厥。体检心率小于45次/分,心律规则。

心电图示有窦性P波呈规律出现,P-P间期延长,大于1.0秒,P-R间期可有轻度延长,常伴有窦性心律不齐(图13-6)。

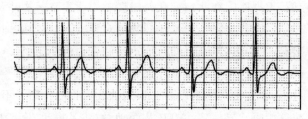

图13-6　窦性心动过缓

2.房室传导阻滞

(1)常有疲劳、乏力、头晕、心悸等症状,心率缓慢而规则时,患者可无症状。心率在40次/分以下者,可有头晕、目眩,甚至晕厥,出现抽搐、口吐白沫、鼾声呼吸、阿—斯综合征发作,甚至心脏停搏。听诊:Ⅱ度Ⅰ型房室传导阻滞第一心音强度逐渐减弱并脱落,Ⅱ度Ⅱ型房室传导阻滞第一心音强度恒定,有间隙性心搏脱落,Ⅲ度房室传导阻滞第一心音强度经常变动,第二心音可正常或反常分裂,间或出现心房音及响亮清晰的大炮音。

(2)心电图特征。①Ⅰ度房室传导阻滞:P-R间期>0.2秒,QRS波,P-R间期正常(图13-7)。②Ⅱ度房室传导阻滞。莫氏Ⅰ型(文氏现象):P-R间期逐渐延长,R-R间期逐渐缩短,直至P波不能下传心室后QRS波脱落,形成3∶2～5∶4房室传导阻滞(图13-8)。莫氏Ⅱ型:P-R间期恒定,每隔2个或数个P波后脱落1个QRS波,形成2∶1、3∶1或4∶1传导阻

第十三章　常见急危重症的急救护理·

滞(图 13-9)。③Ⅲ度房室传导阻滞即完全性房室传导阻滞:P 波与 QRS 波无关,各有其固定的规律,P-P 间期相等,R-R 间期相等,R-R 间期大于 P-P 间期;QRS 波群正常或增宽(图 13-10)。

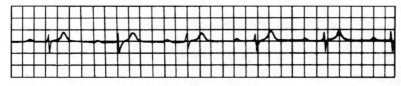

图 13-7　Ⅰ度房室传导阻滞

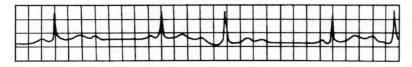

图 13-8　Ⅱ度房室传导阻滞(Ⅰ型)

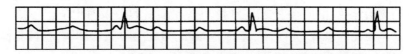

图 13-9　Ⅱ度房室传导阻滞(Ⅱ型)

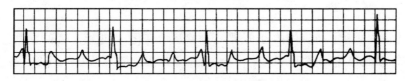

图 13-10　Ⅲ度房室传导阻滞

(三)急救措施

1.吸氧

鼻导管或面罩吸氧,流量 3～4 L/min,持续 SpO_2 监测。

2.开放静脉通道

及时开放静脉通道,立即检查十二导联心电图和床边胸部 X 摄片。

3.监测心电图和血压

持续心电监护和血压监测,注意心电图和血压的变化。

4.药物治疗

严重的窦性心动过缓主要治疗基本病变,如果心室率低于45 次/分并有头晕甚至晕厥时,可酌情给予阿托品 0.3 mg 口服,每日 3 次,或肌内注射阿托品 0.5～1.0 mg,必要时可直接静脉推注。异丙肾上腺素口服 10 mg,每日 3 次,如伴低血压者可口服麻黄素 25 mg,每日 3 次。若药物治疗无效仍有晕厥反复发作,必要时可安置人工心脏起搏器。

5.传导阻滞

Ⅰ度、Ⅱ度Ⅰ型一般不予处理,但应观察。Ⅱ度Ⅱ型房室传导阻滞或Ⅲ度房室传导阻滞,应给予药物治疗。

165

(1)阿托品 0.5～2 mg 静推注射,适用于房室结阻滞的患者。

(2)异丙肾上腺素 1～4 μg/min 静脉注射,用法:1 mg 加入 5%葡萄糖注射液或生理盐水 500 mL 中缓慢静脉滴注,滴速随心率调节;或 1 mg 加 49 mL 生理盐水微泵注射,3 mL/h 开始根据心率调节,控制心率在 60～70 次/分。

(3)对症状明显、心室率减慢者,应及时给予临时性起搏和永久性起搏治疗。

(4)阿一斯综合征时立即 CPR,行紧急导管起搏术。

(四)护理要点

1.临床观察

(1)监测生命体征、心电监护,动态观察心电图变化如心律、P-R 间期等。

(2)监测电解质、血氧饱和度。

(3)确保静脉通道通畅,以保证用药。

(4)保持气道通畅,观察氧的疗效,根据病情和医嘱调节氧浓度。

2.药物观察

(1)观察药物的疗效,根据心率变化及时调整药物的速度并及时记录。

(2)对于心肌梗死的患者,异丙肾上腺素应慎用,可能会导致心律失常;阿托品、异丙肾上腺素使用不宜过久,超过数天往往会发生不良反应。

(3)熟练掌握常用的阿托品、异丙肾上腺素的浓度、剂量、用法及药物的作用和不良反应。

3.预见性观察

有其他心律失常和心搏骤停的可能,严密观察病情变化,如观察患者的意识、有无头晕、目眩、晕厥、抽搐、口吐白沫、鼾声呼吸、阿一斯综合征发作等。随时做好一切抢救准备。

第二节　心搏骤停

心搏骤停是指各种原因引起的心脏突然停止跳动,丧失泵血功能,导致全身各组织严重缺血、缺氧。

心搏骤停是临床上最危急的情况,心肺复苏术(cardio pulmonary resuscitation,CPR)是最初的急救措施,心肺复苏时间与其存活率有密切的关系。一般情况下,心跳停止 10～15 秒意识丧失,30 秒呼吸停止,60 秒瞳孔开始散大固定,4 min 糖无氧代谢停止,5 min 脑内 ATP 枯竭、能量代谢完全停止,故一般认为,完全缺血缺氧4～6 min脑细胞就会发生不可逆的损害。

1956 年 Zol 提出了体外电击除颤法;1958 年美国 Peter Safar 发明了口对口呼吸法,可产生较大的潮气量,被确认为呼吸复苏的首选方法;1960 年 Kouwenhoven 等发表了第一篇有关胸外心脏按压的文章,被称为心肺复苏的里程碑。口对口呼吸法、胸外心脏按压法和体外电击除颤法构成了现代心肺复苏的三大基本要素。

一、病因

(1)冠心病是最常见的原因,其中 70%死于医院外。冠心病猝死 10%死于发病后 15 min 内,30%死于发病后 15 min 至 2 h。

（2）重症心肌炎。

（3）呼吸停止：如气管异物、水肿引起气道阻塞，脑部病变（肿瘤、出血、外伤）导致颅内压增高，可致呼吸停止。

（4）严重的电解质紊乱和酸中毒：严重的低血钾、高血钾、高血镁可引起心脏停搏；酸中毒时细胞内钾外移，血钾增高，同时心肌收缩力减弱。

（5）毒物/药物中毒及药物过敏。

（6）各种原因引起的休克。

（7）溺水和电击伤。

（8）其他中毒：有机磷、鼠药、蛇咬伤等。

（9）麻醉及手术意外：麻醉过深、气管插管及手术牵拉对迷走神经的刺激、心血管检查等，可引起心搏骤停。

二、病情评估

（一）症状与体征评估

（1）意识丧失常伴有抽搐。

（2）心音及大动脉搏动消。

（3）呼吸困难或停止。

（4）瞳孔散大。

（5）发绀。

但判断依据宜简，主要依据是患者突然意识丧失、颈动脉搏动消失。

（二）心电图特征

1.心室颤动（室颤）

心室肌发生极不规则的快速而又不协调的颤动，心电图表现为 QRS 波群消失，代之不规则的、连续的室颤波，频率为 200～400 次/分（图 13-11）。

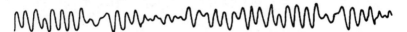

图 13-11 室颤

2.心室自主节律

也称电机械分离，心肌仍有生物电活动，出现缓慢而无效的收缩；心电图表现为宽而畸形、振幅较低的 QRS 波群，频率为 20～30 次/分。此时心脏已丧失排血功能，心音、脉搏消失（图 13-12）。

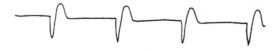

图 13-12 室性自主节律

3.心室静止

心电图呈一直线；心房、心室肌完全失去电活动能力，心电图上房室均无激动波可见，或偶见 P 波(图 13-13)。

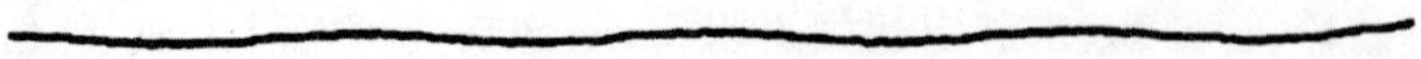

图 13-13　心室静止

三、急救措施

(一)ABCs 评估

确认患者的心搏呼吸停止,立即平卧置复苏体位,呼叫来人,实施 CPR。当现场一个人急救时,对于以下四种情况:溺水、外伤、药物中毒以及 8 岁以下的儿童呼吸停止,先进行 CPR1 分钟,再通知"120"。

(二)辅助呼吸

在医院有条件的情况下,尽早给予有储氧袋的面罩呼吸囊或气管插管人工呼吸机辅助呼吸,早期给纯氧 30 min。

(三)心电监护

发现室颤和无脉搏性室性心动过速立即给予 200 J 电击除颤;若无效,分别给 300 J、360 J 再次除颤;连续三次除颤无效,可考虑给药。模式:除颤——给药,除颤——给药。

(四)建立静脉通道

首选近心端或中心静脉给药,其次行气管内给药,其给药剂量是静脉的 2～2.5 倍。

(五)常用复苏药物

(1)心搏骤停的首选药物为肾上腺素 1 mg,静脉注射,3～5 min 可重复使用,当室颤和无脉搏性室性心动过速引起心搏停止可选用加压素 40U,静脉注射,只用一次量。

(2)对于室性心律失常,首选药物为利多卡因 1.0～1.5 mg/kg,静脉注射,维持量 1～3 mg/min。

(3)顽固性室颤可用可达龙(胺碘酮)300 mg,静脉注射,维持量 1 mg/min,微量注射泵维持 6 h 后再减为 0.5 mg/min,静脉维持 18 h。

(4)对于尖端扭转型室性心动过速或疑有低血镁或难治性室颤,用硫酸镁 1～2 g,静脉注射。

(5)纠正酸中毒和高血钾,用 5%碳酸氢钠 125 mL(成人),根据血气分析调节用量。

(6)调节血压:多巴胺按医嘱使用,不同剂量对血压的调节作用不同。

(7)寻找引起心搏骤停的常见原因并对症处理,如低血容量、低血钾、低体温、中毒、心包填塞、气胸、缺氧、肺动脉栓塞、冠状动脉栓塞等。

四、护理要点

(一)一般护理

(1)置单人抢救室或复苏室,抢救药品、物品应处于应急状态。

(2)抢救场所保持良好的秩序。

(3)抢救过程应及时记录,包括复苏开始时间、用药、抢救措施、病情变化及各种参数。

(二)临床观察

1.评估复苏是否有效

(1)面色、指甲、口唇发绀是否改善或消失。

（2）观察瞳孔有无缩小及对光反应。

（3）有无反射（睫毛、吞咽反射）。

（4）有无自主呼吸。

（5）心电图波形。

2.监测生命体征

重点观察心律失常情况,持续体温、脉搏、呼吸、血压、心率和血氧饱和度监测。

（1）体温过高者及时降温,过低会引起室颤。

（2）注意心率的变化,因此时患者的心脏极不稳定,随时可出现再次停搏,过快、过慢均须及时提醒医师予以处理。

（3）监测血压的动态变化,观察末梢血循环,根据血压与医嘱使用和调节升压药,维持血压在 90～105/60～75 mmHg,达到保证组织灌注和防止血压过高的目的。

（4）观察呼吸,监测血氧饱和度和血气分析;SpO_2 维持在 95% 以上,每 30 min 至 2 h 监测血气一次。保持气道通畅,观察气管导管的位置、两肺呼吸音、呼吸机的参数和运转情况。

（5）监测中心静脉压（CVP）、尿量,留置导尿,观察和记录每小时尿量,严密记录 24 h 出入量,根据 Bp、HR、CVP 及尿量调整输液速度和量。

（三）药物观察

（1）利多卡因过量会出现反应迟钝、烦躁、抽搐以及心率变慢等。

（2）使用升压药时注意局部渗出和管道通畅情况,有否红、肿、热、痛和皮肤苍白。

（3）多种药物静脉维持时注意配伍禁忌,碳酸氢钠和肾上腺素不能同时在同一条静脉上使用。

（4）老年人应慎用甘露醇脱水,因可引起不可逆的肾功能损害,故使用过程中应严密观察肾功能。

（四）预见性观察

1.心律失常

严密监测心率、心律的变化,有无多源性室性期前收缩、RonT、室性期前收缩二联律、三联律、室性心动过速等现象,一旦发现及时处理。

2.弥散性血管内凝血（DIC）

严密观察口腔黏膜、皮肤的出血点,注意监测实验室结果,如凝血酶原时间、凝血谱等项目。

3.多器官功能障碍（MODS）

严密观察呕吐物、大便的次数及性状,注意应激性溃疡的发生,一般因缺氧引起的消化道出血在多器官功能障碍中最早出现。注意球结膜水肿的情况,同时严密观察心、肺、肾等功能。

4.预防感染

加强皮肤、呼吸道、泌尿道的护理,预防感染等并发症。

五、心肺脑复苏

心肺复苏（cardiopulmonary resuscitation,CPR）术是针对呼吸、心搏停止所采取的抢救措施,包括基本生命支持(basic life support,BLS)、进一步生命支持(advanced life support,ALS)和持续生命支持(prolong life support,PLS)三部分。而复苏的最终目的是脑功能的恢复,故心肺复苏(CPR)又发展成心肺脑复苏(cardiopulmonary cerebral resuscitation,CPCR)。

2000年国际心肺复苏新准则有了较大的变革,同时根据临床实证医学的研究和积累,近年来对CPR有了新的认识和进展。

(一)基础生命支持

基础生命支持又称初级复苏或现场急救,即CPR中的A-B-C-D步骤。

1.判断和畅通呼吸道(A)

(1)方法:轻拍或轻摇患者的肩部,呼吸患者的姓名或"喂!你怎么啦?",如无意识则呼叫"来人啦!救命啊!"。

(2)患者体位:仰卧位。注意摇动肩部时不可用力过重,以防颈椎骨折使患者损伤加重;呼叫来人时让周围的人协助拨打"120"。如患者摔倒时面部向下,应小心转动,保护颈椎,将患者双手上举,救护者一手托住患者颈部,另一手扶住肩部转动至仰卧位。

(3)畅通呼吸道:去除口腔和气道的异物和分泌物。

1)开放气道。①压额抬颌(仰卧举颌法):松开患者的衣领、裤带,一手掌的小鱼际肌置于患者前额使头部后仰,另一手的示指与中指置于下颌或下颏,抬起下颌或下颏,使下颌垂直于水平线。但越小儿童抬起下颌的幅度应越小。②下颌突出法:将双手分别置于患者的两侧下颌,抓紧下颌关节,使下颌往上往前;而另一方面手心用力,使额头往后倾。怀疑有颈椎骨折者应使用该法。

2)判断呼吸。在畅通呼吸道后,用看、听、感觉同时判断呼吸。①方法。看:眼睛看胸廓有无起伏。听:耳听患者呼吸的声音。感觉:面部感觉患者有无呼吸气流。②注意点。畅通气道后方可判断呼吸;观察呼吸5秒左右;有呼吸者维持气道通畅的位置;无呼吸者立即做人工呼吸;部分因气道不畅而发生窒息者,在畅通气道后可恢复自主呼吸。

2.人工呼吸(B)

口对口、口对鼻人工呼吸法是现场急救时快速有效的方法。借助术者用力吹气将气体吹入患者气道,以维持肺泡通气和氧合作用,减轻机体缺氧和二氧化碳潴留。

(1)方法:在保持气道通畅的前提下,急救者一手掌的小鱼际肌按住患者前额,其拇指、示指捏紧鼻翼防止吹气时气体从鼻孔逸出。术者张嘴深吸气,双唇包住患者的口部,形成一个密闭腔,然后用力吹气使胸部上抬。吹气完毕术者抬头换气,并松开拇、示指。让患者的胸廓及肺依靠其弹性自动回缩,排出肺内的二氧化碳(图13-14)。连续吹气两次,每次吹气2秒,潮气量为700~1 000 mL(成人),2000年国际新标准认为应给予较少的潮气量,以防胃扩展。

(2)注意点:①口对口呼吸时应注意自我保护,可先垫上一层薄纱布,有条件者用口对面罩或口对口咽通气管吹气,或使用单向活瓣吹气。②吹气频率为成人10~12次/分,儿童(1~8岁)20次/分,婴儿(小于1岁)20次/分。③儿童吹气量视年龄不同而异,以胸廓上抬为准。

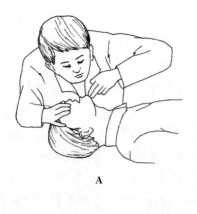
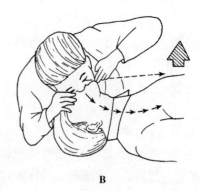

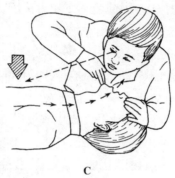

图 13-14　口对口人工呼吸

3.人工循环(C)

建立人工循环是指用人工的方法促使血液在血管内流动,并使人工呼吸后带有新鲜空气的血液从肺部血管流向心脏,再流经动脉,供给全身主要脏器,以维持重要脏器的功能。

(1)判断大动脉搏动。

1)方法:左手仍置于患者的前额,使头部保持后仰,右手触摸患者近侧颈动脉。可用示指及中指指尖先触及气管正中部位,男性可先触及喉结,然后向旁滑移 2～3 cm,在气管软组织深处轻轻触摸颈动脉搏动(图 13-15)。

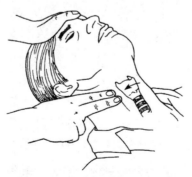

图 13-15　判断颈动脉搏动

2)注意点:①触摸颈动脉时不能用力过大,以免颈动脉受压,妨碍头部血供,检查时间不要超过 10 秒。建立人工循环的方法有两种,即胸外心脏按压和开胸心脏按压。在现场急救中主要应用前一种方法。②未触及搏动表明心搏已停止,注意避免触摸感觉错误(可能将自己手指的搏动感觉误认为患者脉搏)。③判断依据宜简:以意识丧失、大动脉搏动消失为准。

(2)胸外按压术。

1)方法:患者应仰卧于硬板床或地上。如为弹簧床,则应垫一硬板。硬板宽度应超过床的宽度。

2)定位:①胸骨中、下 1/3 交界处。②剑突切迹上二横指:即以右手无名指沿患者肋弓处向上滑移至剑突的切迹,以切迹作为定位标志,将右手示指、中指两指横放在胸骨下部切迹上方,示指上方的胸骨正中部即为按压区,以左手的掌根部紧贴示指上方,放在按压区,将右手掌根重叠放于左手的掌根上,右手的手指插入左手手指间,使两手手指交叉抬起脱离胸壁。抢救者双臂应绷直,双肩在患者胸骨上方正中,垂直向下用力按压,按压利用髋关节为支点。

3)按压频率:成人 100 次/分。

4)按压深度:成年人 4～5 cm。

5)按压与呼吸的比:对于成人,不管单人还是双人均为 30∶2。

6)按压常见的错误:①按压定位不准确,手指压在胸壁上,造成肋骨或肋软骨骨折、肝破裂、肺损伤、气胸、血胸及心包填塞等。②冲击式按压或按压节律不匀,按压时肘部弯曲,放松时手离开胸壁。③两手指没有重叠而是交叉放置。

7)注意事项:①按压部位要准确;按压力度要适宜;姿势要正确:肘关节伸直,放松时掌根不离开胸壁。②按压平稳,节律均匀,不能冲击式按压;用力垂直,不能左右摆动。③当有效按压时,能触及患者颈动脉或股动脉搏动,肱动脉收缩压≥60 mmHg。

(3)婴儿和儿童的心肺复苏要点(<1 岁为婴儿,1～8 岁为儿童)。

1)判断婴儿意识:拍足跟部,如能哭泣则为有意识。

2)人工呼吸:抢救者可用口贴紧婴儿的口与鼻,施行口对口鼻人工呼吸,婴儿头不可过度后仰,以免气管受压,影响气道通畅,可用一手托颈,以保持气道平直。

3)检查肱动脉:婴儿因颈部肥胖,颈动脉不易触及,可检查肱动脉(图 13-16)。

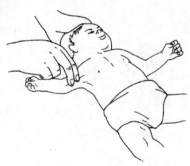

图 13-16　检查肱动脉搏动

4)胸外按压部位及方法。部位:两乳头连线与胸骨正中线交界点下一横指处(图 13-17)。方法:①婴儿仰卧在坚硬的平板上,根据抢救者的手和患儿胸廓大小的不同,用 2～3 个手指轻轻下压 2 cm 左右。注意,应避免按压胸骨最下部的剑突。②用抢救者的一只手及前臂托住婴儿的背部,有效抬起婴儿的两肩,使头部后仰,保持气道通畅的位置,另一只手作胸外按压。

③儿童仰卧在坚硬的平板上,用一只手掌根按压,频率为 100 次/分,婴儿频率大于 100 次/分,新生儿频率为 120 次/分。④胸外按压频率与人工呼吸的比:儿童和婴儿均为 5:1,新生儿为 3:1(表 13-1)。

4.电击除颤(D)

心肺复苏的黄金程序为 A—B—C—D,但对于目击倒下或心电示波为室颤时,应将 D 放在首位。立即行非同步电击除颤。

(1)部位:除颤仪的两个电极板,一个放置在右锁骨中线第 2 肋间,另一个心尖部的电极板放置在左侧腋前或腋中线第 5 肋间。

(2)电极板的大小:成人使用电极板约 10 cm 左右,儿童 8 cm,婴儿 4.5 cm。

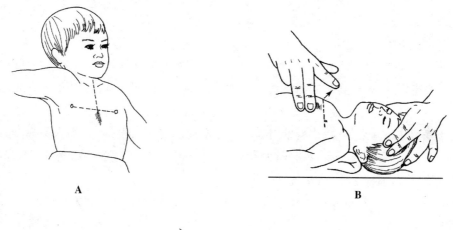

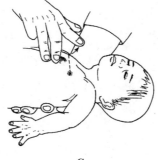

图 13-17 胸外按压部位

表 13-1 基本生命支持(BLS)摘要

项目	成人	儿童(1~8 岁)	婴儿(<1 岁)
打开呼吸道	头倾颌仰法	头倾颌仰法	头倾颌仰法
	下颌突出法(颈受伤)	下颌突出法(颈受伤)	下颌突出法(颈受伤)
检查呼吸方法	看、听、感觉	看、听、感觉	看、听、感觉
人工呼吸	吹气两口,每次 2 秒	吹气两口,每次 1~1.5 秒	吹气两口,每次 1~1.5 秒
吹气次数	10~12 次/分	20 次/分	20 次/分
气道阻塞	Heimlich	Heimlich	Heimlich

项目	成人	儿童(1～8 岁)	婴儿(<1 岁)
检查循环	颈动脉	颈动脉	股动脉或肱动脉
按压手法	双手重叠	单手	2～3 指
位置	胸骨中下 1/3 交界处	胸骨中下 1/3 交界处	乳头连线下一横指
深度	4～5 cm	2.5～4 cm	1.2～2.5 cm
频率	100 次	100 次	>100 次(新生儿为 120 次)
按压/吹气比	30∶2(单人 CPR)	5∶1	5∶1
	30∶2(双人 CPR)		3∶1(已插管时)
	5∶1(已插管时)		

(3)方法(步骤):①选择能量:成人首次 200 J(W/S)电功率,如无效第二次 200～300 J(W/S),第三次 360 J(W/S)。儿童首次2J/kg,不成功则 4J/kg。②充电:按除颤仪或电极板上的充电按钮,立即充电到所需的能量。③放电:同时按两个电极板的按钮,给予电击除颤。

(4)注意事项:①电极板上涂导电糊,以增加电流的穿透能力,防止皮肤烧伤。②牢固按压电极板,约用 25 磅的力,以减少胸壁阻力。③电击前观看左右前后,在场人员离开,不要触及患者的身体,喊口令"你让开,我让开,大家都让开,电击"。④反复多次除颤可引起局部皮肤灼伤,可局部涂用蓝油精。⑤连续三次除颤,如不成功则进行药物除颤。⑥快速电极板观察心律。使用时机是没有脉搏或没有循环现象的患者,并且无心电监护仪,紧急情况下可用除颤仪电极板快速观察心律;使用方法是首先直接将电极板放在患者胸部右侧及心尖部位,然后打开示波屏观看心电图波形。

(二)进一步生命支持

进一步生命支持(ALS)是在 BLS 基础上应用辅助设备及特殊技术,建立和维持有效的通气和血液循环,建立有效的静脉通路,识别及治疗心律失常,改善并保持心肺功能及治疗原发病。其中主要包括氧疗与建立人工气道、循环支持和药物治疗。

1.氧疗(A)

尽快给予呼吸道的器材,呼吸道的器材有面罩呼吸囊、袋－活瓣－面罩呼吸囊、气管插管及人工呼吸机等。

2.建立人工气道(B)

呼吸道的器材适宜且固定妥善,并保证足够的有效通气及给氧量。

(1)袋－活瓣－面罩呼吸囊(bag-valve-mask,BVM):①只使用呼吸囊而无氧连接时,$FiO_2＝21\%$。②使用呼吸囊,氧流量 12～15 L/min,$FiO_2＝40\%～60\%$。③使用 BVM(有储氧袋和活瓣),氧流量 12～15 L/min,$FiO_2＝90\%～100\%$,因此使用袋－活瓣－面罩呼吸囊以保证供氧安全。

(2)袋－面罩呼吸囊(bag-mask)的通气量改变:CPR 时使用口对面罩或有储氧袋面罩呼吸囊给予呼吸时,其潮气量与吸气时间改变如下:①没有辅助给氧时,潮气量应为 10mL/kg(700～1 000 mL),每次送气时间至少为 2 秒。②辅助给氧时($FiO_2≥40\%$),潮气量应为 6～7 mL/kg

（400～600 mL），每次送气时间至少为 1～2 秒。

（3）食管封闭气管导管（EOA）：适用于无自主呼吸的昏迷患者，用一个带有套囊的管子穿插在面罩上，远端开口被软塞塞住，将导管盲端插入食管，面罩盖在口鼻处，给套囊充气以封闭食管，可以防止通气时的胃膨胀和胃液反流。

（4）气管插管：尽早尽快的气管插管可确保氧疗，且有助于防止误吸，利于气道吸引和使用多种通气方式及气管内给药。气管插管最好在 30 秒内完成，同时应注意监测血气和 SpO_2。

（5）环甲膜穿刺：当用各种方法都不能缓解气道阻塞且又情况紧急时，可用粗针头经环甲膜穿刺后维持通气。

（6）人工机械呼吸：人工机械辅助通气是一种理想有效的通气方法，可应用定压/定容型呼吸机，常采用间歇正压呼吸（IPPV）或持续气道内正压呼吸（CPAP），当自主呼吸较强时，行同步间歇指令呼吸（SIMV）或同步压力支持呼吸，且不可轻易停用呼吸机支持。如果出现急性呼吸窘迫综合征（ARDS），应改用呼气终末正压呼吸（PEEP）。人工通气的理想指标是：二氧化碳分压（$PaCO_2$）降至 35～45 mmHg，氧分压（PaO_2）上升超过 80 mmHg。

3.心脏循环支持（C）

除继续人工胸外心脏按压或使用机械胸外心脏按压器以外，应尽快建立静脉通道，心电监护以确认心律失常的种类，给予心律异常的合适治疗方式。

（1）主动脉内球囊反搏：在胸主动脉内安置一气囊导管，借助气囊的收缩和舒张来辅助心脏工作，减轻心脏负担，最适合急性心肌梗死患者出现的低心排血量综合征、左心功能衰竭，但其操作与监测过程复杂，且目前尚无资料证明对改善心脏停搏患者的生存有益。

（2）心脏复律。

1）心前区叩击：心搏骤停中室颤占 90%，发病不超过 1 min 时心肌尚无明显缺氧，此时给予心前区叩击能产生 5 J 电能，可使部分室颤患者复律。方法：护理人员左手掌放在胸外心脏按压部位，右手握拳上举 25 cm 向下叩击自己的左手背，叩击一次。

2）心电监护：应用除颤心电监护仪做持续心电监护，以帮助尽早发现心律失常，医护人员必须能识别常见的心律失常并掌握处理方法，以使患者获得最大的安全。

3）电击除颤：电击除颤是室颤最有效的治疗方法，应越早越好，一旦明确为室颤，应尽快使用除颤器。室颤发生早期一般为粗颤，此时除颤易成功，故应争取在 1 min 内进行，如室颤波细小，可注射肾上腺素，变为粗颤波后再行电除颤。

4）建立静脉通道：心脏停搏时，应开通近心端静脉通路，前臂远端静脉和大隐静脉是最不理想的通路。

5）给予合适的药物：即心搏骤停时使用的药物和抗心律失常药物。①当心搏停止或无脉搏心电活动（PEA）时，首选药物为肾上腺素。其经典用法为：肾上腺素 1 mg，静脉注射，每 3～5 min 一次，气管内给药 2～2.5 mg/次。若不成功可考虑以下方案。中剂量：肾上腺素 2～5 mg，静脉注射，每 3～5 min 一次；递增量：肾上腺素 1 mg－3 mg－5 mg，静脉注射，每 3～5 min 一次；高剂量：肾上腺素 0.1 mg/kg，静脉注射，每 3～5 min 一次。注意：高剂量并不增加 CPR 存活率，反而造成急救后心肌功能异常。肾上腺素的作用机制是通过兴奋 α 受体、β 受体来提高冠状动脉的灌注压；其主要作用是增加心肌和外周血管张力，兴奋心室高低起搏点，使心率增快、心排血量增加、冠状动脉血流增加,从而改善心肌缺血缺氧,有利于心脏复跳。②在心室颤动(VF)及无脉搏室性心动过速(VT)连续三次电击后,首选药物是加压素,用法为40 U静脉注射,只给一次剂量。加压素是一种抗利尿激素,高剂量时使周围血管收缩,半衰期为10~20 min,因作用时间较长,因此作用优于肾上腺素。加压素经CPR被证实:增加冠状动脉灌注量(20 mmHg);增加主要器官的血流量;增加心室颤动的平均频率和脑部氧供给。到目前为止,加压素是VF急救中可用来代替肾上腺素的急救药物,但对于心跳停止或无脉搏心电活动(PEA),加压素的治疗效果未定。③抗心律失常药物。利多卡因:为室性心律失常的首选药物,用于室颤时剂量为1.0~1.5 mg/kg,静脉推注,1~4 mg/min微量注射泵静脉维持,气管内给药2~4 mg/kg。胺碘酮:在VF及无脉搏VT的治疗中,连续三次电击无效的药物治疗胺碘酮优于利多卡因。用法:VF时胺碘酮初始剂量为300 mg,静脉推注,无脉搏性VT时初始剂量为150 mg,静脉推注,然后1 mg/min静脉维持6 h,再减为0.5 mg/min静脉维持18 h,最高剂量一般不超过2 g。不良反应为可引起动脉血压下降(约16%的患者)和成人呼吸窘迫综合征,故对于呼吸道疾病患者避免使用。普鲁卡因胺:适用于利多卡因禁忌或无效时,剂量为20 mg/min,最大剂量为17 mg/kg,直到心律失常被抑制。阿托品:用于治疗心动过缓、房室传导阻滞和心电静止的患者,剂量为0.5~1 mg,静脉注射。异丙肾上腺素:适用于脉搏缓慢且阿托品应用无效时,用法为1 mg加入500mL液体中,静脉滴注。维拉帕米:用于阵发性室上性心动过速,用法为5~10 mg,静脉注射。

4.查找病因(D)

寻找原因,明确诊断并立即处理。引起心搏骤停且逆转的常见原因概括为5-H和5-T,5-H为低血容量、缺氧、酸中毒、低/高血钾、低体温;5-T为毒物/药物中毒、心包填塞、张力性气胸、血栓—冠状动脉、血栓—肺。

5.纠正酸中毒和电解质紊乱

心搏骤停早期大多因通气障碍而引起呼吸性酸中毒,因此须加强通气。当有高血钾、血气分析为代谢性酸中毒时,或心搏骤停心肺脑复苏超过10 min以上者,则考虑使用碳酸氢钠。碳酸氢钠的剂量宜小,可反复使用,按血气分析结果加以调节,其使用原则为延时、间歇、慎用。电解质中主要是钾、钠、镁和氯的调节,高钾经利尿和补钠、钙调整,低钠一般不需处理,低钙要纠正,但量要适中。要注意水在组织的滞留,以避免加重脑水肿。

6.脑缺氧的防治

一般采用低温疗法,尽早头部降温,配合体表降温,必要时采用冬眠合剂,使体温降至32~34℃,以降低脑细胞代谢,保护脑细胞。还可以用20%甘露醇125~250 mL和地塞米松10~20 mg(每6 h一次)及清蛋白等。

7.纠正低血压和改善微循环

当自主循环恢复后,既要用升压药提高脏器灌注,也需要用扩血管药加大脉压,降低体循环血管阻力,减轻心脏负荷,改善微循环。休克时应选用正性肌力药物如多巴胺、多巴酚丁胺、间羟胺等;根据不同的血流动力学状态,选用扩动脉或扩静脉药物如硝酸甘油。

8.注意监测和防治多脏器功能衰竭

加强心律、心率、血流动力学、血气、体温、肝肾功能、血凝系统等的监测,尽早采取措施,及时处理,以防治 MOF 的发生。

(三)持续生命支持(PLS)

持续生命支持的重点是脑保护、脑复苏及复苏后疾病的防治,除此之外还应严密监测心、肺、肝、肾、凝血及消化器官的功能。

1.完全性缺血、缺氧的病理生理

脑组织在人体器官中最容易受缺血的伤害,这是由于脑组织的高代谢率、高耗氧和对高血流量的需求。静息时氧供为人体总摄取量的 20%,血流量占心排血量的 15%。脑血流低于 20 mL/min 即有脑功能损害,低于 8 mL/min 时可导致不可逆性损害。脑内的能量储备很少,所储备的 ATP 和糖原在心搏停止后 5~10 min 完全耗竭,脑血流中断 5~10 秒就发生晕厥,超过 4~6 min 脑细胞就会发生不可逆的损害,心肺复苏重建循环后发生或发展的病理生理变化即上述所谓的"无血流"现象,可能是脑细胞死亡的主要原因。另外,缺氧后细胞内钙离子浓度增加也是引起缺血、缺氧后脑细胞死亡的因素之一。因缺血缺氧,脑组织内的毛细血管通透性增加,静水压增高,血管内液体与蛋白质进入细胞外间隙,可形成脑水肿。

2.脑复苏

根据脑缺氧损害发生与发展的规律,脑复苏疗法主要针对四个方面,即降低脑细胞代谢率,加强氧和能量供给,促进脑循环,以及纠正可能引起继发性脑损害的全身和颅内的病理因素。

(1)维持血压:将血压维持在正常或稍高于正常水平,以恢复脑循环和改善周身组织灌注,同时应防止血压过高而加重脑水肿,防止血压过低而加重脑及其他脏器组织缺血缺氧。

(2)呼吸管理:脑复苏患者一般采用气管插管人工呼吸机机械辅助呼吸,目前研究表明不再主张过度通气,维持 pH 和 $PaCO_2$ 正常即可。因为 CO_2 排出过多会使脑血管收缩,血流减少。

(3)亚低温:对防止脑水肿、降低颅内压非常重要,是脑复苏的重要措施之一。降温时间越早越好,1 h 内降温效果最好,最好在复苏的 5~30 min 进行,在心脏按压的同时头部冰帽或冰枕降温,体表大血管处冰敷配以人工冬眠等,一般降至 33~34℃(亚低温)。研究表明,亚低温时脑组织病理损害积分(HDS)和神经缺失积分(NDS)均明显降低。降至 28℃ 时脑电活动明显呈保护性抑制状态,若降至 28℃ 以下则易诱发室颤等严重心律失常,故宜采用头部降温法。降温一般需 2~3 d,严重者需 1 周以上。

(4)脑复苏药物的应用。

1)冬眠药物:可消除低温引起的寒颤,解除血管痉挛,改善血流灌注和辅助物理降温。可选用冬眠 1 号(盐酸哌替啶 100 mg、异丙嗪 50 mg 和氯丙嗪 50 mg)肌内注射。

2)脱水药物:在血压平稳的基础上及早使用脱水剂。常选用:①高渗性脱水剂:有甘露醇、甘油果糖、高渗性葡萄糖、血清清蛋白、血浆等;其作用机制为提高血浆渗透压,水分子逆渗透梯度从脑组织到血浆,使脑组织脱水,脑体积缩小,颅内压下降。须注意甘露醇有可能引起不可逆的肾功能损害,故老年人使用时应慎用。②利尿剂:呋塞米,其特点是作用快、强、短;静脉滴注后 2~5 min 利尿,剂量为 20~40 mg/次;作用机制为通过利尿剂使机体脱水,大量水分子排出使脑组织脱水,从而使颅内压下降。

3)激素:首选地塞米松,能保持毛细血管和血脑屏障的完整性,减轻脑水肿降低颅内压,改善微循环。常用 10~20 mg,静脉推注。

4)促进脑细胞代谢的药物:可使用 ATP 以供应脑细胞能量,恢复钠泵功能,有利于减轻脑水肿;此外,还可应用辅酶 A、细胞色素 C 等与脑代谢有关的药物。

5)高压氧治疗:可增加脑水肿时脑组织的氧供,降低颅内压,改善脑循环,增加局部血供。

6)巴比妥类药物:可用镇静、安眠等止惊药物,对不全性缺血、缺氧的脑组织有良好的保护作用。

(5)转归:不同程度的脑缺血、缺氧经过处理后可能有四种转归,即:①完全恢复。②恢复意识,但可能有智力减退、精神异常、肢体功能障碍等。③去大脑皮质综合征,即患者的无意识活动,但有呼吸及脑干功能。④脑死亡,包括脑干在内的脑组织不可逆性损害。

3.维持循环功能

进行心电、血压监护,密切观察心电图变化,发现心律失常及时处理;观察末梢循环,心搏恢复后常有血压不稳定或低血压状态,为判定有无低血容量及掌握好输液量和速度,宜作中心静脉压(CVP)监测。可将 CVP、动脉压和尿量三者结合起来分析,以指导输液治疗。动脉压低、CVP 高、尿少示心肌收缩无力,以增加心肌收缩力为主,如心率慢于 60 次/分,可使用异丙肾上腺素;如心率快于120 次/分,可使用去乙酰毛花苷,通常以多巴胺最为常用。如果体内液体相对过多,可适当给予呋塞米静脉注射。

4.维持呼吸功能

加强气道管理,保持呼吸道通畅,持续进行有效的人工通气,注意气道湿化和清除呼吸道分泌物,选择适合的通气模式与通气参数,进行血气监测,防治肺部感染,加强抗炎对症治疗,促进自主呼吸尽快恢复正常。

5.纠正酸中毒和电解质紊乱

根据动脉血气、酸碱分析决定碳酸氢钠的用量,监测电解质,及时处理低钾和高钾,纠正低钙。

6.防治肾衰竭

应留置导尿管,观察尿液的颜色,监测每小时尿量,记录 24 h 进出量,定时检查血、尿、尿素氮和血肌酐浓度、血电解质浓度,分析尿少的原因,予以相应的治疗。重要的是心跳恢复后必须及时稳定循环、呼吸功能,纠正缺氧和酸中毒,从而预防肾衰竭的发生。

7.观察患者的症状和体征

观察意识、瞳孔、自主呼吸的恢复情况。如果患者瞳孔对光反射恢复,角膜、吞咽、咳嗽等反射逐渐恢复,说明病情好转。

防止继发感染:保持室内空气新鲜,病情许可时勤翻身、叩背,防止压疮的发生;注意口腔及眼部护理;吸痰时严格无菌操作,以防继发肺部感染。

第三节　急性冠状动脉综合征

急性冠状动脉综合征(acute coronary syndrome,ACS)是冠状动脉在原有病变的基础上,由于血栓形成或痉挛而极度狭窄甚至完全闭塞,冠脉血流急剧减少,心肌严重缺血,而导致的一组症候群。在临床上主要包括不稳定心绞痛(unstable angina pectoris，UAP)、急性 ST 段升高性心肌梗死、急性非 ST 段升高性心肌梗死(non-ST elevation myocardial infarction，NSTEMI)这三类疾病。由于急性 ST 段升高性心肌梗死已在相关章节进行了阐述，本节将侧重于另外两组疾病。急性冠脉综合征具有发病急、病情变化快、病死率高的特点，所以患者来诊后均需进行监护，以达到最大限度降低患者住院病死率，这对急诊护理抢救工作提出了新的挑战。

一、概述

(一)概念

急性冠状动脉综合征是指急性心肌缺血引起的一组临床症状。ACS 根据心电图表现可以分为无 ST 段抬高和 ST 段抬高型两类。无 ST 段抬高的 ACS 包括不稳定性心绞痛(UA)和无 ST 段抬高的心肌梗死(NSTEMI)。冠状动脉造影和血管镜研究的结果揭示，UA/NSTEMI 常常是由于粥样硬化块破裂，进而引发一系列导致冠状动脉血流减少的病理过程所致。许多试验表明溶栓治疗有益于 ST 段抬高型 ACS，而无 ST 段抬高者溶栓治疗则未见益处。因此区别两者并不像以前那样重要了，而将两者一并讨论。

UA 主要由三种表现形式，即静息时发生的心绞痛、新发生的心绞痛和近期加重的心绞痛。新发生的心绞痛疼痛程度必须达加拿大心脏学会(CCS)心绞痛分级至少Ⅲ级方能定义为 UA，新发生的慢性心绞痛疼痛程度仅达 CCS 心绞痛分级Ⅰ~Ⅱ者并不属于 UA 的范畴。在临床上经常使用 Braunwald 对 UA 的分类，它有助于进行危险度分层和指导临床治疗。另外变异性心绞痛是由冠状动脉痉挛所致，是 UA 的一种特殊表现形式。

(二)病理生理

ACS 的病理生理基础是由于心肌需氧和供氧的失衡而导致的心肌相对供血不足，主要由以下 5 个方面的原因所导致。

(1)不稳定粥样硬化斑块破溃后继发的血栓形成造成相应冠脉的不完全性阻塞，是 ACS 最常见的原因，由血小板聚集和斑块破裂碎片产生的微栓塞是导致 ACS 中心肌标志物释放的主要原因。

(2)冠脉存在动力性的梗阻，如变异性心绞痛，这种冠脉局部的痉挛是由于血管平滑肌和(或)内皮细胞的功能障碍引起，动力性的血管梗阻还可以由室壁内的阻力小血管收缩导致；另外一种少见的情况是心肌桥的存在，即冠脉有一段走行于心肌内，当心肌收缩时，会产生"挤奶效应"导致心脏收缩期冠脉受挤压而产生管腔狭窄。

(3)由内膜增生而非冠脉痉挛或血栓形成而导致的严重冠脉狭窄，这种情况多见于进展期的动脉粥样硬化或经皮穿刺冠脉介入治疗(PCI)后的再狭窄。

(4)冠脉的炎症反应(某些可能与感染有关，如肺炎衣原体和幽门螺旋杆菌)，与冠脉的狭窄、斑块的不稳定以及血栓形成密切相关，特别是位于粥样硬化斑块肩部被激活的巨噬细胞和T-淋巴细胞可分泌基质金属蛋白酶(MMP)，可导致斑块变薄和易于破裂。

(5)继发性 UAP，这类患者有着冠脉粥样硬化导致的潜在狭窄，日常多表现为慢性稳定型心绞痛，但一些外来的因素可导致心肌耗氧量的增加而发生 UAP，如发热、心动过速、甲亢、低血压、贫血等情况。

冠状动脉粥样斑块破裂、崩溃是 ACS 的主要原因。斑块破裂后,血管内皮下基质暴露,血小板聚集、激活,继而激活凝血系统形成血栓,阻塞冠状动脉;此外,粥样斑块在致炎因子作用下,可发生炎细胞的聚集和激活,被激活的炎细胞释放细胞因子,激活凝血系统,并刺激血管痉挛,其结果是使冠状血流减少,心肌因缺血、缺氧而损伤,甚至坏死。心肌损伤坏死后,一方面心脏的收缩、舒张功能受损,心脏的射血能力降低,易发生心力衰竭;另一方面,缺血部位心肌细胞静息电位和动作电位均发生改变,与正常心肌细胞之间出现电位差,同时因心肌梗死时患者交感神经兴奋性增高,心肌组织应激性增强,极易出现各种期前收缩、传导阻滞,甚至室颤等心律失常。

二、临床表现

(一)症状

UAP 引起的胸痛的性质与典型的稳定型心绞痛相似,但程度更为剧烈,持续时间长达 20 min 以上,严重者可伴有血流动力学障碍,出现晕厥或晕厥前状态。原有稳定型心绞痛出现疼痛诱发阈值的突然降低;心绞痛发作频率的增加;疼痛放射部位的改变;出现静息痛或夜间痛;疼痛发作时出现新的伴随症状如恶心、呕吐、呼吸困难等;原来可以使疼痛缓解的方法(如舌下含化硝酸甘油)失效,以上皆提示不稳定心绞痛的发生。

老年患者以及伴有糖尿病的患者可不表现为典型的心绞痛症状而表现为恶心、出汗和呼吸困难,还有一部分患者无胸部的不适而仅表现为下颌、耳部、颈部、上臂或上腹部的不适,孤立新出现的或恶化的呼吸困难是 UAP 中心绞痛等同发作最常见的症状,特别是在老年患者。

(二)体征

UAP 发作或发作后片刻,可以发现一过性的第三心音或第四心音以及乳头肌功能不全所导致的收缩期杂音,还可能出现左室功能异常的体征,如双侧肺底的湿啰音、室性奔马律,严重左室功能异常的患者可以出现低血压和外周低灌注的表现,此外,体格检查还有助于发现一些导致继发性心绞痛的因素,如肺炎、甲亢等。

(三)心电图

在怀疑 UA 发作的患者,ECG 是首先要做的检查,ECG 正常并不排除 UA 的可能,但 UA 发作时 ECG 无异常改变的患者预后相对较好。如果胸痛伴有两个以上的相邻导联出现 ST 的抬高≥1 mm,则为 STEMI,宜尽早行心肌再灌注治疗。胸痛时 ECG 出现 ST 段压低≥1 mm、症状消失时 ST 的改变恢复是一过性心肌缺血的客观表现,持续性的 ST 段压低伴或不伴胸痛相对特异性差。

相应导联上的 T 波持续倒置是 UA 的一种常见 ECG 表现,这多反映受累的冠脉病变严重,胸前导联上广泛的 T 波深倒(≥2 mm)多提示 LAD 的近端严重病变。因陈旧性心肌梗死 ECG 上遗有 Q 波的患者,Q 波面向区域的心肌缺血较少引起 ST 的变化,如果有变化常表现为 ST 段的升高。

胸痛发作时 ECG 上 ST 的偏移(抬高或压低)和(或)T 波倒置通常随着症状的缓解而消失,如果以上 ECG 变化持续 12 h 以上,常提示发生非 Q 波心梗。心绞痛发作时非特异性的 ECG 表现有 ST 段的偏移≤0.5 mm 或 T 波倒置≤2 mm。孤立的 Ⅲ 导联 Q 波可能是一正常发现,特别是在下壁导联复极正常的情况下。

在怀疑缺血性胸痛的患者,要特别注意排除其他一些引起 ST 段和 T 波变化的情况,在 ST 段抬高的患者,应注意是否存在左室室壁瘤、心包炎、变异性心绞痛、早期复极、预激综合征等情况。中枢神经系统事件以及三环类抗抑郁药或吩噻嗪可引起 T 波的深倒。

在怀疑心肌缺血的患者,动态的心电图检查或连续的心电监护至为重要,因为 Holter 显示 85%～90% 的心肌缺血不伴有心绞痛症状,此外,还有助于检出 AMI,特别是在联合连续测定血液中的心脏标志物的情况下。

(四)生化标志物

既往心脏酶学检查特别是 CK 和 CK-MB 是区分 UA 和 AMI 的手段,对于 CK 和 CK-MB 轻度升高不够 AMI 诊断标准的仍属于 UA 的范畴。新的心脏标志物 TnI 和 TnT 对于判断心肌的损伤,较 CK 和 CK-MB 更为敏感和特异,时间窗口更长,既往诊断为 UA 的患者,有 1/5～1/4 TnI 或 TnT 的升高,这部分患者目前属于 NSTEMI 的范畴,预后较真正的 UA 患者(TnI/TnT 不升高者)要差。肌红蛋白检查也有助于发现早期的心肌梗死,敏感性高而特异性低,阴性结果有助于排除 AMI 的诊断。

(五)核素心肌灌注显像

在怀疑 UA 的患者,在症状持续期 MIBI 注射行心肌核素静息显像发现心肌缺血的敏感性及特异性均高,表现为受累心肌区域的核素充盈缺损,发作期过后核素检查发现心肌缺血的敏感性降低。症状发作期间行核素心肌显像的阴性预测值很高,但是急性静息显像容易遗漏一部分 ACS 患者(大约占 5%),因此不能仅凭一次核素检查即做出处理决定。

三、诊断

(一)危险分层

1.高危患者

包括以下几种。①心绞痛的类型和发作方式:静息性胸痛,尤其既往 48 h 内有发作者。②胸痛持续时间:持续胸痛 20 min 以上。③发作时硝酸甘油缓解情况:含硝酸甘油后胸痛不缓解。④发作时的心电图:发作时动态性的 ST 段压低≥1 mm。⑤心脏功能:心脏射血分数<40%。⑥既往患心肌梗死,但心绞痛是由非梗死相关血管所致。⑦心绞痛发作时并发心功能不全(新出现的 S_3 音、肺底啰音)、二尖瓣反流(新出现的收缩期杂音)或血压下降。⑧心脏 TnT(TnI)升高。⑨其他影响危险因素分层的因素还有:高龄(>75 岁)、糖尿病、CRP 等炎性标志物或冠状动脉造影发现是三支病变或者左主干病变。

2.低危患者

特征有:①没有静息性胸痛或夜间胸痛。②症状发作时心电图正常或者没有变化。③肌钙蛋白不增高。

(二)UAP 诊断

UAP 诊断依据:①有不稳定性缺血性胸痛,程度在 CCS Ⅲ级或以上。②明确的冠心病证据:心肌梗死、PTCA、冠脉搭桥、运动试验或冠脉造影阳性的病史;陈旧性心肌梗死心电图表现;与胸痛相关的 ST-T 改变。③除外急性心肌梗死。

四、治疗

（一）基本原则

首先对 UAP/NSTEMI 患者进行危险度分层。低危患者通常不需要做冠状动脉造影,合适的药物治疗以及危险因素的控制效果良好。治疗药物主要包括:阿司匹林、肝素(或低分子肝素)、硝酸甘油和 β 受体阻滞剂,所有的患者都应使用阿司匹林。血小板糖蛋白Ⅱb/Ⅲa 受体拮抗剂(GBⅡb/Ⅲa 受体拮抗剂)不适用于低危患者。低危患者的预后一般良好,出院后继续服用阿司匹林和抗心绞痛药物。

高危患者通常最终都要进入导管室,虽然冠脉造影的最佳时机还未统一。目前针对 UAP/NSTEMI,存在两种不同的治疗策略,一种为早期侵入策略,即对冠脉血管重建术无禁忌证的患者在可能的情况下尽早行冠脉造影和据此指导的冠脉血管重建治疗;另一种为早期保守治疗策略,在充分的药物治疗的基础上,仅对有再发心肌缺血者或心脏负荷试验显示为高危的患者(不管其对药物治疗的反应如何)进行冠脉造影和相应的冠脉血管重建治疗。

近来多数学者倾向于早期侵入策略,其理由是该策略可以迅速确立诊断,低危者可以早期出院,高危则可以得到有效的冠脉血管重建治疗。没有条件进行介入治疗的社区医院,早期临床症状稳定的患者保守治疗可以作为 UAP/NSTEMI 的首选治疗,但对于最初保守治疗效果不佳的患者应该考虑适时地进行急诊冠状动脉造影,必要时需介入治疗。在有条件的医院,高危 UAP/NSTEMI 患者可早期进行冠状动脉造影,必要时行 PCI/CABG。在早期冠状动脉造影和 PCI/CABG 之后,静脉应用血小板 GPⅡb/Ⅲa 受体拮抗剂可能会使患者进一步获益,并且不增加颅内出血的并发症。

（二）一般处理

所有患者都应卧床休息开放静脉通道并进行心电、血压、呼吸的连续监测,床旁应配备除颤器。对于有发绀、呼吸困难或其他高危表现的患者应该给予吸氧。并通过直接或间接监测血氧水平确保有足够的血氧饱和度。若动脉血氧饱和度降低至<90％时,应予间歇高流量吸氧。手指脉搏血氧测定是持续监测血氧饱和度的有效手段,但对于无低氧危险的患者可不进行监测。应定期记录十八导联心电图以判断心肌缺血程度、范围的动态变化。酌情使用镇静剂。

（三）抗血栓治疗

抗血小板和抗凝治疗是 UAP/NSTEMI 治疗中的重要一环,它有助于改变病情的进展和减少心肌梗死、心肌梗死复发和死亡。联合应用阿司匹林、肝素和一种血小板Ⅱb/Ⅲa 受体拮抗剂代表着最高强度的治疗,适用于有持续性心肌缺血表现和其他一些具有高危特征的患者以及采用早期侵入措施治疗的患者。

抗血小板治疗应尽早,目前首选药物仍为阿司匹林。在不稳定性心绞痛患者症状出现后尽快给予服用,并且应长期坚持。对因过敏或严重的胃肠反应而不能使用阿司匹林的患者,可以使用噻吩吡啶类药物(氯比格雷或噻氯吡啶)作为替代。在阿司匹林或噻吩吡啶药物抗血小板治疗的基础上应该加用普通肝素或皮下注射低分子肝素。有持续性缺血或其他高危的患者,以及计划行经皮冠状动脉介入(PCI)的患者,除阿司匹林和普通肝素外还应加用一种血小板 GP Ⅱ b/Ⅲ a 受体拮抗剂。对于在其后 24 h 内计划做 PCI 的不稳定心绞痛患者,也可使用阿昔单抗治疗 12～24 h。

(四)抗缺血治疗

1.硝酸酯类药物

本类药物可扩张静脉血管、降低心脏前负荷和减少左心室舒张末容积,从而降低心肌氧耗。另外,硝酸酯类扩张正常的和硬化的冠状动脉血管,且抑制血小板的聚集。对于 UAP 患者,在无禁忌证的情况下均应给予静脉途径的硝酸酯类药物。根据反应逐步调整剂量。应使用避光的装置以 10 μg/min 的速率开始持续静脉点滴,每 3～5 min 递增 10 μg/min,出现头痛症状或低血压反应时应减量或停药。

硝酸酯类血流动力学效应的耐受性呈剂量和时间依赖性,无论何种制剂在持续 24 h 治疗后都会出现耐药性。对于需要持续使用静脉硝酸甘油 24 h 以上者,可能需要定期增加滴注速率以维持疗效。或使用不产生耐受的硝酸酯类给药方法(较小剂量和间歇给药)。当症状已经控制后,可改用口服剂型治疗。静滴硝酸甘油的耐药问题与使用剂量和时间有关,使用小剂量间歇给药的方案可最大程度地减少耐药的发生。对需要 24 h 静脉滴注硝酸甘油的患者应周期性的增加滴速维持最大的疗效。一旦患者症状缓解且在 12～24 h 内无胸痛以及其他缺血的表现,应减少静脉滴注的速度而转向口服硝酸酯类药物或使用皮肤贴剂。在症状完全控制达数小时的患者,应试图给予患者一个无硝酸甘油期以避免耐药的产生,对于症状稳定的患者,不宜持续 24 h 静脉滴注硝酸甘油,可换用口服或经皮吸收型硝酸酯类制剂。另一种减少耐药发生的方法是联用一种巯基提供剂如卡托普利或 N-乙酰半胱氨酸。

2.β 受体阻滞剂

β 受体阻滞剂的作用可因交感神经张力、左室壁应力、心脏的变力性和变时性的不同而不同。β 受体阻滞剂通过抑制交感神经张力、减少斑块张力达到减少斑块破裂的目的。因此 β 受体阻滞剂不仅可在 AMI 后减少梗死范围,而且可有效地降低 UAP 演变成为 AMI 的危险性。

3.钙通道阻断剂

钙通道阻断剂并不是 UAP 治疗中的一线药物,随机临床试验显示,钙通道阻断剂在 UAP 治疗中的主要作用是控制症状,钙通道阻断剂对复发的心肌缺血和远期死亡率的影响,目前认为短效的二氢吡啶类药物如硝苯地平单独用于急性心肌缺血反而会增加死亡率。

4.血管紧张素转换酶抑制剂(ACEI)

ACEI 可以减少急性冠状动脉综合征患者、近期心肌梗死或左心室收缩功能失调患者、有左心室功能障碍的糖尿病患者,以及高危慢性冠心病患者的死亡率。因此 ACS 患者以及用 β 受体阻滞剂与硝酸酯类不能控制的高血压患者如无低血压均应联合使用 ACEI。

(五)介入性治疗

UAP/NSTEMI 中的高危患者早期(24 h 以内)干预与保守治疗基础上加必要时紧急干预比较,前者明显减少心肌梗死和死亡的发生,但早期干预一般应该建立在使用血小板糖蛋白 Ⅱ b/Ⅲ a 受体拮抗剂和(或)口服氯吡格雷的基础之上。

冠状动脉造影和介入治疗(PCI)的适应证:①顽固性心绞痛,尽管充分的药物治疗,仍反复发作胸痛。②尽管充分的药物治疗,心电图仍有反复的缺血发作。③休息时心电图 ST 段压低,心脏标志物(肌钙蛋白)升高。④临床已趋稳定的患者出院前负荷试验有严重缺血征象:如最大运动耐量降低,不能以其他原因解释者;低做功负荷下几个导联出现较大幅度的 ST 段压低;运动中血压下降;运动中出现严重心律失常或运动负荷同位素心肌显像示广泛或者多个可逆的灌注缺损。⑤超声心动图示左心室功能低下。⑥既往患过心肌梗死,现有较长时间的心绞痛发作者。

五、护理措施

患者到达急诊科,护士是第一个接待者,护士必须在获得检查数据和医师做出诊断之前,选择必要的紧急处置措施。急诊护士尤其应在 ACS 综合征患者给予适时、有效的治疗方面发挥作用。护士需要在医疗资源有限的环境下,在患者床边判定紧急情况,减少延误。作为急诊护士还要具备心脏病护理技术,能处置 AMI,用电子微量注射泵进行输液,识别心律失常和准确处理严重心脏危象。

(一)病情观察

(1)ACS 患者病情危重、变化迅速、随时都可能出现严重的并发症。

(2)要认真细致地观察患者的精神状况、面色、意识、呼吸,注意有无出冷汗、四肢末梢发凉等。

(3)经常询问患者有无胸痛、胸闷,并注意伴随的症状和程度,尤其是夜间。

(4)常规持续心电、血压监护严密观察心率(律)、心电图示波形态变化,对各种心律失常及时识别,并报告医师及时处理。

(5)有低血压者给予血压监护直到血压波动在正常范围。

(6)有心力衰竭者给血氧饱和度监测,以保证血氧饱和度在 95%～99%。

(7)急性心肌梗死患者还要定时进行心电图检查和心肌酶的检测,了解急性心肌梗死的演变情况。

(8)在监护期间,应注意患者有无出血倾向。观察患者的皮肤、黏膜、牙龈有无出血。观察尿的颜色。询问有无腹痛、腰痛、头痛现象。对行尿激酶溶栓治疗的急性心肌梗死患者,更应严密观察。

(二)病情评估

ACS 的患者常需急诊入院,将患者送入监护室后,急诊科护士迅速地评估患者是否有高度危险性或低度危险性非常重要。根据评估情况严格按照急诊护理路径,迅速采取相应措施。

1.危险评估

迅速地评估患者是否有高度或低度危险的 ACS,这是当今对护士的最大挑战。①有研究表明约 33% 的 AMI 的患者在发病初期无胸痛的表现,然而这些被延迟送入医院的患者有更高的危险性,因为无典型胸痛的患者很少能及时得到溶栓,血管成形术或阿司匹林、β 受体阻滞剂、肝素等药物治疗。②在美国每年大约 460 万具有急性冠脉局部缺血症状的患者来到急诊科,其中只有大约 25% 的患者确诊后被允许入院。③在急诊科疑为 ACS 的患者中,只有约 1/3 有"真的病变"。

急诊护理决定性的作用在于快速完成对患者的评估,并且在早期对 ACS 高危人群提供及时的紧急看护照顾,使病情缓解。据统计,在美国每年有 100 万人发生 AMI,约 25% 的患者在到达急诊科前死亡。那些到达医院的患者仍有死亡可能。

2.Ant man 危险评分量表

2002 年 Ant man 等建立了早期危险评估的 7 分危险评分量表:①年龄＞65 岁。②存在 3 个以上冠心病危险因素。③既往血管造影证实有冠状动脉阻塞。④胸痛发作时心电图有 ST 段改变。⑤24 h 内有 2 次以上心绞痛发作。⑥7 d 内应用了阿司匹林。⑦心肌坏死标记物升高。

具有上述危险因素的患者出现死亡、心肌梗死或需血管重建的负性心脏事件的可能性增高。评分越高危险性越大,且这些患者从低分子肝素、血小板 GP Ⅱb/Ⅲa 受体拮抗剂和心脏介入等治疗中获益也越大。这一评分系统简单易行,使早期对患者进行客观的危险分层成为可能,有利于指导临床对患者进行及时正确的治疗。

(三)急救护理

1.早期干预原则

在急诊情况下,一旦胸痛患者明确了 ACS 的诊断,快速和有效的干预即迅速开始。1999 年在美国心脏病学会(ACC)和美国心脏联合会(AHA)制定的 ACS 治疗指南中曾推荐:患者应在发病 10 min 内到达急诊科,对所有不稳定心绞痛患者给予吸氧、静脉输液、连续的心电图(ECG)监护。并依据临床表现将患者分为高度危险、中度危险和低度危险。高度危险患者严格管理,低度危险患者必须按监护程序治疗,并定期随访,急诊护士和医师必须精确地估定患者的危险层次。

2.干预时间分期

近来国外有学者将早期干预分为 5 个节段,称为 5Ds。

时间 0(症状,Symptom),症状开始时间点,它代表着冠状动脉闭塞的时间,虽然它是个比较好的指标,但不是完美的时间点。

时间 1(门口,Door):患者入急诊科的时间点。

时间 2(资料,Data):患者进行初步检查及心电图等材料的时间点。

时间 3(决定,Decision):决定是否进行溶栓治疗或进一步检查。

时间 4(药物,Drug):开始用药物或治疗的时间点。

其中时间 1～2:6～11 min;2～3:20～22 min;3～4:20～37 min。

GISSI－2 研究中,不足 30% 的患者在症状发生后 3 h 才得到治疗。平均耽搁时间在 3～5 h,其主要原因如下。

(1)患者本身的耽搁:患者在就医问题上耽搁时间是延误时间的一个主要因素,其原因多在患者发病之初期症状较轻、未意识到病情的严重性或地处偏僻,交通不便。

(2)运送患者的过程:患者发病后运送至医院途中,也要耽搁一些时间,据估计一般约为 30 min 到数小时。

(3)医院内耽搁:患者到达医院以后耽搁时间是相当普遍的。在多数研究中,从患者到达医院至实施溶栓治疗,平均耽搁 45～90 min。

在症状发作不到 1 h 内接受治疗的患者 6 周病死率为 3.2%;在症状发作 4 h 接受治疗的

患者 6 周病死率为 6.2%。事实上非常早期的综合治疗(包括市区及郊区)可减少 50% 心肌梗死的发病率。"5Ds"在减少从发病到处理的时间延误方面发挥了积极作用。

3.急诊过程耽搁

ACS 患者急诊就诊耽搁主要在:①患者到医院接受医师检查时。②对患者胸痛评估时,因为这需要仔细观察。③做 ECG 时。④在当诊断技师不能及时识别 ST 变化,ECG 报告延迟传递到内科医师时。

为避免这些急诊耽搁,有些医院尝试由急诊科护士做 ECG,并直接由医师快速阅读 ECG。还可自行设计护理观察记录文书,既节省了护士书写的时间,又提高了护理质量标准。

4.一般急救措施

(1)立即让患者采取舒适体位,合并心力衰竭者给半卧位。

(2)常规给予吸氧,3~5 L/min。

(3)连接好心电监护电极和测血压的袖带(注意电极位置应避开除颤区域和心电图胸前导联位置)。开启心电监护和无创血压监护。必要时给予血氧饱和度监护。

(4)协助给患者做全导联心电图作为基础心电图,以便对照。

(5)在左上肢和左下肢建立静脉通路,均留置 Y 形静脉套管针(以备抢救和急诊介入手术中方便用药)。

(6)备好急救药品和除颤器。

(7)抗凝疗法:给予嚼服肠溶阿司匹林 100~300 mg 或加用氯吡格雷片 75 mg,1 次/日,皮下注射低分子肝素等。

(8)介入疗法:对于 ACS 患者的治疗尤其是急性心肌梗死,尽快重建血运极为重要,对行急诊 PCI 的患者应迅速做好术前各项准备。

5.急诊冠状动脉介入治疗(PCI)的术前准备

(1)首先向患者及患者家属介绍介入诊断和治疗的目的、方法、优点。

(2)急查血常规,血凝全套,心肌酶谱,甲、乙、丙肝抗体,抗 HIV 等,术区备皮,做碘过敏皮试。

(3)让患者排空膀胱,必要时留置导尿管。

(4)嚼服肠溶阿司匹林 0.3 g,口服氯吡格雷片 300 mg,备好沙袋,氧气袋,全程监护,护送患者到导管室。

6.急诊 PCI 术后监护

(1)患者返回病房后,护士立即进行心电、血压的监护,注意心率(律)变化。

(2)急诊 PCI 患者术后常规留置动脉鞘管 6~12 h。嘱患者术侧肢体伸直制动,防止鞘管脱出、折断和术侧肢体的血栓形成。观察术区有无渗血,触摸双侧足背动脉搏动情况,皮肤颜色和肢体温度的变化。协助按摩术侧肢体。

(3)动脉鞘管拔管前向患者说明拔管的简要过程,消除紧张心理。医师拔管时,护士应准备好急救药品:如阿托品、多巴胺等,观察患者心电监护和血压。拔管后,穿刺部位进行加压包扎,观察有无渗血,保持局部清洁无菌,严格交接班并作好记录。

(四)心肌耗氧量与护理

在 ACS 发病的极早期患者心肌脆弱,电活动极不稳定,心脏供血和耗氧量之间的矛盾非常突出,因此在发病早期,尤其是 24 h 以内,限制患者活动,降低心肌耗氧量,缓解心肌供血和需求之间的矛盾,对保证患者平稳度过危险期,促进心肌恢复,具有非常重要的意义。

1.心肌耗氧量

影响心肌耗氧量的主要因素有心脏收缩功、室壁张力、心肌体积。Katz 提出以二项乘积 (double-product,D-P)作为心肌耗氧量的指标,其公式为最大血压乘以心率。由于该指标计算方法简单,可重复性好,临床研究证实其与心肌耗氧量的真实情况相关性好,已被广泛应用于临床。

2.排便动作

各种干预因素都可以引起 D-P 的增加,排便时患者需要屏住呼吸,使膈肌下沉,收缩腹肌,增加腹压,这一使力的动作,加上卧位排便造成的紧张、不习惯等因素,会导致血压升高和心率加快,从而加重心脏负担,使心脏的氧供和氧耗之间失衡,增加心律失常的发生危险。因此在护理中:①必须确实保证 ACS 患者大便通畅,如给予缓泻剂、开塞露等。②另有研究表明坐位排便的运动强度低于卧位排便,故对无法适应卧位排便的患者在监护的情况下试行坐位排便,以缓解其焦虑情绪。③在患者排便期间还必须加强监护,要有护士在场,以应付可能出现的意外情况。

3.接受探视

患者接受探视时 D-P 增加明显。亲友的来访使患者情绪激动,交感神经兴奋,心脏兴奋性增强,心肌耗氧量增加,尤其是来访者表现的过度紧张和不安时更是如此。因此在护理中:①应尽可能地减少探视的次数。②对来访者应事先进行教育,说明避免患者情绪波动对患者康复的意义。③对经济有困难的患者,应劝其患者家属暂不谈及经费问题。

4.音乐疗法

曾有研究表明对心肌梗死及不稳定心绞痛患者进行音乐疗法,可使其情绪稳定,交感神经活动减少,副交感神经活动增强,从而使心肌耗氧量减少。但有些研究没有得出类似的结果,其原因可能是对象和乐曲的选择有问题,很难想象一个乐盲和一个音乐家对同一首曲子会有同样的反映,也很难想象一个人在听到音乐和听到哀乐时会有一样的心情。因此在进行音乐疗法时应加强针对性。

第四节　癫痫

癫痫是大脑神经元突发性异常放电,导致短暂的大脑功能障碍的一种慢性疾病。具有突然发生、反复发作的特点,大脑皮质过度放电是各种癫痫发作的病理基础。由于异常放电神经元所涉及的部位不同,可表现为发作的运动、感觉、自主神经、意识及精神障碍。癫痫患者若不进行正规治疗和良好护理,可能频繁出现癫痫发作,甚至导致出现癫痫持续状态,危及生命,因此,急诊护士应熟悉癫痫的抢救和护理要点。

一、概述

癫痫是神经系统常见病,男性略高于女性,患病率4%~6%,但癫痫不是一个独立疾病,而是一组疾病或综合征由于异常放电部位及扩散范围不同而有不同的临床表现,最常见类型是抽搐发作。

(一)基本概念

1.痫性发作

痫性发作是指纯感觉性、运动性和精神运动性发作,或者每次发作及每种发作的短暂过程,患者可以同时有一种或几种痫性发作,去除病因后不再发生。正常人由于感冒、发热、电解质紊乱、药物过量、长期饮酒戒断、睡眠不足等也可以有单次发作,但不能诊断为癫痫。

2.癫痫综合征

癫痫综合征是指在特定的年龄、不同病因或促发条件下,某些临床表现和体征通常固定地组合在一起所出现的痫性疾病。

3.发作先兆

发作先兆是指在大发作前数秒内患者出现的幻觉、错觉、自动症或局部肌肉阵挛抽动等症状,而且在大发作后,常能回忆起昏迷前所出现的症状。临床上先兆症状的出现,实质上是发作的首发症状,具有定位意义。另外,当发现有大发作的先兆症状时,即预示着癫痫将很快发作。

4.自动症

自动症是指在癫痫发作的过程中或发作之后,患者的意识尚处于混浊状态时所出现的一些或多或少的不自主、无意义、无目的的刻板样动作,清醒后不能回忆。临床表现形式多样,可能是重复原先正在进行的动作,也可能是新的无意识动作或者是对幻觉、错觉的反应动作。常见的有饮食性自动症、习惯性自动症、姿态性自动症、神游症、梦游症、言语性自动症、朦胧状态。

(二)病因

引起癫痫的原因繁多,分为原发性和继发性两类。

1.原发性癫痫

又称真性或特发性或隐源性癫痫。其真正的原因不明。

2.继发性癫痫

又称症状性癫痫,指能找到病因的癫痫。常见的原因如下。

(1)脑部疾病:先天性疾病、颅脑肿瘤、颅脑外伤、颅内感染、脑血管病。

(2)全身或系统性疾病:缺氧、代谢病、内分泌疾病、心血管疾病、中毒性疾病。

(三)分类

1.部分性发作

由一侧大脑半球某个部分神经元开始痫性活动。

(1)单纯部分性发作:无意识障碍,痫性活动局限在相应皮质区域内。

(2)复杂部分性发作(精神运动性发作):伴有意识障碍,包括有精神症状(感知、情感、记忆、错觉、幻觉等)及自动症。病灶多在颞叶。

(3)部分性发作发展至全身性发作。

2.全身性发作

非局限性开始,两侧半球同时受累,意识障碍可以是最早症状。

(1)全身强直－阵挛发作(大发作)。

(2)失神发作(小发作)。

(3)肌阵挛发作。

(4)阵挛性发作。

(5)强直性发作。

(6)失张力性发作。

3.不能分类

因资料不足或不能归入上述各类型的发作。

二、临床表现

(一)单纯部分性发作

1.运动性发作

(1)局限性运动性发作:局部重复抽搐,多见于一侧口角、眼睑、手指、足趾也可涉及整个半身,可持续数分数小时甚至数天数周,严重长时间发作后可有抽搐部位暂时性麻痹病,称 Todd 麻痹。

(2)Jackson 发作:抽搐发作由某一部位开始可按大脑皮质运动代表区排列而逐渐移动,如口角－手指－腕－肘肩部。

(3)旋转性发作:头眼向病灶对侧转动,也可包括躯干甚至在原地旋转。

2.感觉性发作

(1)体觉性发作:局部麻木、针刺、触电感多见于口角、舌、手指、足趾,可持续数秒、数分钟、数小时,也可类似 Jackson 癫痫按大脑皮质感觉代表区排列移动。

(2)特殊感觉发作:视觉,简单幻视(闪光、亮点、暗点),病灶在枕叶;听觉,简单幻听(噪音),病灶在颞叶外侧;嗅觉,焦臭及难闻气味,病灶在外侧裂钩回附近;味觉,苦、酸等难以形容的怪味,病灶在岛叶附近;眩晕,旋转,晃动下沉感,病灶在第 1 颞回或顶叶。

3.自主神经性发作

胃气上升,恶心、呕吐、苍白、出汗、潮红等,病灶在岛叶、杏仁核。

(二)复杂性部分性发作

1.精神性发作

(1)记忆障碍性发作:发作时对周围环境感到熟悉或陌生,似曾相识感、生疏感。

(2)认识障碍性发作:环境失真、如入梦境。

(3)情感性发作:无名恐惧、愤怒、抑郁或欣快。

(4)错觉发作:视物变大、变小、声音变强、变弱。自觉自己肢体变化。

(5)复杂幻觉发作:幻视人物、虫兽。幻听复杂人语或音乐。

(6)言语障碍发作:重复一字或一句为多见,也有失语。

2.运动性发作

癫痫自动症,患者瞪视不动,有一系列无意识动作,如吸吮、咀嚼、搓手、抚面、解扣、脱衣、摸索动作,甚至有游走、奔跑、乘车动作。也可有自言自语、叫喊、歌唱,发作可持续数分钟、数小时至数天,过后不能回忆起发作时的情况。

3.强直—阵挛发作

强直—阵挛发作(大发作)(general tonic convulsion seizure,GTCS),以意识丧失和全身抽搐为特征,发作可分为以下三期。

(1)强直期:全身肌肉强直性收缩,眼球上窜,发出尖叫,上肢上举后旋,下肢伸直,呼吸暂停,面色青紫,瞳孔扩大,光反射消失,持续 10～20 秒。

(2)阵挛期:肌肉短暂收缩和松弛,由面部或肢端小而快速抽动开始到全身大幅度阵挛性抽动,舌咬碎,口吐白沫或血沫,尿失禁,心率加快,血压升高,抽动频率逐渐减慢而消失,持续不超过 5 min。

(3)发作后期:肌肉松弛,心率、血压、呼吸逐渐平稳,瞳孔恢复正常,对光反射存在,意识逐渐恢复,不少患者又进入昏睡,1～2 h 清醒。个别患者清醒前有精神错乱,狂躁或有自动症,挣扎外出乱跑,清醒后有头痛,全身酸痛,乏力,不能回忆发作过程。

(4)继发性 GTCS 常有先兆,如胃气上升、心悸、头晕等不适。

(5)GTCS 在短期内频繁发生,发作间隙期意识持续昏迷称癫痫持续状态,常可伴发高热、脱水、电解质紊乱、感染。

4.失神发作

以意识障碍为主,通常在儿童期发病,预后较好,多数随年龄增长而停止发作,少数可转为其他类型发作。

(1)典型失神发作(小发作):突然意识丧失,活动中止,两眼凝视,呼之不应持续 5～30 秒,发作后继续发作前活动,不能回忆发作情况,脑电图有 3 周/秒棘慢波组合。也可有不同伴随征象如眼睑、口角、上肢轻微阵挛;无肌张力表现坠头,手中持物跌落,偶有跌倒;肌强直头后仰,背部后弓,局部肌群强直收缩;自主神经症状表现苍白、潮红、流涎;自动症,如吸吮动作等。

(2)不典型失神发作:发作类似典型失神发作但发生和停止均较缓慢,脑电图为较慢而不规则棘慢波或尖慢波。

5.肌阵挛性发作

短暂快速对称性的肌收缩,以颈躯干、上肢为多见也可遍及全身,意识不丧失,持续时间不超过 0.5 秒,脑电图有多棘慢波。

6.阵挛性发作

全身重复阵挛性肌收缩,持续时间短,儿童多见,脑电图见快活动、慢波,偶有棘慢波。

7.强直性发作

全身强直性肌阵挛可有角弓反张,脑电图见低电位 10 周/秒波。

8.失张力发作

部分或全身肌肉突然肌张力降低,可有垂颈、肢体下垂或跌倒,脑电图见多棘慢波或快活动。

(三)特殊类型的癫痫综合征

1.West 综合征(婴儿痉挛)

一岁前发病,围产期异常引起脑损伤或感染,疫苗接种后脑炎等脑部器质性病变所致;发作类似肌阵挛、点头-屈体-举手发作,每次 1~2 秒,可频繁发作。患儿精神发育迟滞,预后差。

2.Lennox-Gastaut 综合征

1~7 岁发病,除同上述病因外还可有原虫、巨细胞病毒感染、颅内血肿、结节硬化等,有各种全身发作混合,常有不同表现,如强直性、失张力性、肌阵挛、失神以及 GTCS,每次 5~6 min,频繁发作。患儿发育迟滞、智力低下,可有其他弥散性脑病体征,发作难以控制,预后差。

3.小儿良性中央回癫痫

5~15 岁发病,男孩多见,主要是单纯部分性发作。一侧口角、面部、舌阵挛性抽动也可累及上肢,一般在睡眠时发作,脑电图见中央区周围高幅棘慢波,患儿智力正常,预后良好,青春期后自行停止。

4.良性少年肌阵挛癫痫

少年期发病,晨醒后发作为多,肢体肌阵挛性抽动,疲劳时增多,脑电图见全脑阵发性、对称性多棘慢波,智力正常,预后良好,但有时不能完全控制,可能有复发。

三、诊断

癫痫的诊断正确与否直接关系治疗及预后,并影响患者的生活和工作。确定是否癫痫主要依靠确切的病史。根据发作时的表现及持续时间长短可以区分发作类型,但有些特殊类型需借助脑电图区分。

鉴别特发性及继发性癫痫,可根据首发年龄、有无家族史、发作类型、发作时表现,如有无先兆、过去有关病史、有无神经系统体征进行鉴别。

确定继发性癫痫原因除依靠病史外,必须做详细体格检查并配合辅助检查如脑电图、CT、MRI、DSA、腰穿,脑脊液检查、B 超等。脑电图是诊断癫痫最常用的一种辅助检查方法。40%~50%患者在发作间歇期首次 EEG 检查可见尖波、棘波、尖-慢波或棘-慢波等痫样放电。癫痫发作患者出现局限性痫样放电提示局限性癫痫;普遍性痫样放电提示全身性癫痫。

四、治疗与预后

(一)病因治疗

对继发性癫痫尽量找出病因,治疗去除致病原因可有效控制发作,对顽固性癫痫,CT 或 MRI 揭示有不明性质独立病灶的应考虑手术探查;可能为生长缓慢的良性胶质瘤、蛛网膜囊肿、血管畸形。对癫痫放电灶也可考虑切除。

(二)癫痫持续状态的急救

癫痫持续状态是一严重的紧急情况,需做出及时正确的处理,以减少其致残率和死亡率。

1.迅速控制抽搐

(1)地西泮:成人首次剂量 10~20 mg,按 1~5 mg/min 缓慢静脉注射,有效而复发者,30 min后可重复应用,或在首次用药后将地西泮 20~40 mg 加入 10%葡萄糖注射液 100~

250mL 中缓慢静脉滴注,10～20 mg/h,视发作情况控制滴注速度和剂量,24 h 总剂量不超过 120 mg。儿童剂量每次 0.25～0.5 mg/kg 静脉推注,速度1 mg/min,婴儿不超过每次 2 mg,幼儿不超过每次 5 mg。5～10 岁1 mg/岁,儿童一次用量不超过 10 mg。新生儿及婴儿也可用地西泮,每次 0.5～1 mg/kg 肛管给药。应同时注意有无抑制呼吸。因其作用时间较短,可同时给鼻饲苯妥英钠或肌内注射苯巴比妥钠。

(2)异戊巴比妥钠:成人用 0.5 g,以注射用水或生理盐水稀释成 10 mL,以 50 mg/min 速度缓慢匀速静注,直到抽搐停止后再追加 50 mg,剩余部分可行肌内注射。注射过程中需密切观察呼吸情况,如有抑制呼吸现象应立即停止注射。

(3)苯妥英钠:按 8～10 mg/kg 或冲击剂量 14～20 mg/kg,成人以 50 mg/min、儿童以 1～3 mg/min速度缓慢静注。有心律失常、呼吸功能障碍及低血压者慎用。

(4)利多卡因:成人用 1% 的利多卡因 10 mL,以 20 mg/min 速度匀速静注。

(5)10% 水合氯醛:成人 20～30 mL、儿童 0.3mL/kg 保留灌肠。

2.减轻脑水肿

可用 20% 甘露醇、呋塞米 20～40 mg 或 10% 葡萄糖甘油利尿脱水,以减轻脑水肿。

3.其他

维持呼吸道通畅,注意循环功能,纠正水电解质及酸碱平衡紊乱,控制高热及感染等。

(三)预后

多数癫痫患者的寿命与常人差别并不大,癫痫患者的死亡多是由于以下原因。

(1)直接与发作有关,如癫痫持续状态或发作造成意外。

(2)与发作无关的其他疾病、药物不良反应、重要脏器疾病等。

五、护理措施

(一)病情观察

(1)充分了解患者发作特征,如发作的诱因、场所、发作时间、发作先兆、持续时间等。

(2)严密观察发作时的特点,主要观察是以抽搐为主,还是以意识丧失为主,抽搐部位、有无大小便失禁、咬破舌头和外伤等。

(3)观察发作后的表现,如有无头痛、乏力、恶心、呕吐等。

(4)持续癫痫发作后常伴发脑水肿和颅内压升高,表现为意识障碍不断加深或抽搐停止后意识无好转、生命体征恶化、抽搐幅度变小、变频。

(二)急救护理

1.发作护理

(1)注意安全,避免外伤,发病时首先迅速使患者躺下,解开领扣,抽搐时不可强行喂水或用强力按压肢体,以免造成窒息或骨折,用牙垫或纱布等塞入患者上下白齿之间,以防咬伤舌。

(2)保持呼吸道通畅,置患者于侧卧位,以防呼吸道分泌物误吸或窒息,注意及时吸除痰液。对深昏迷患者应防止舌后坠引起呼吸道阻塞,可将患者头部放低,下颌托起,将舌拉出或插入口咽通气管以确保呼吸功能。

(3)癫痫发作是由大脑异常放电引起,只有放电结束才能停止发作,应让其自然停止,或使用药物静脉注射,控制发作。对有攻击行为者应给予镇静药物,以保证患者安全。

2.间歇期护理

(1)不论何种病因引起,病因是否能去除均需药物对症治疗,治疗前向患者及患者家属解释清楚以获充分合作,规则服药,不要自行停药、减量、换药。

(2)间歇期可下床活动,出现先兆即刻卧床休息,必要时加床栏,以防坠床。

(3)清淡饮食,少进辛辣食物,禁用烟酒,避免过饱。发作 1 d 以上不能进食者给予鼻饲。

(4)用肛表或在腋下测量体温。

(5)发现癫痫患者烦躁、焦虑、恐惧、头痛、头晕时,要及时给予安慰,使其平静,预防发作。

3.饮食护理

(1)抗癫痫药能引起维生素 K、叶酸、维生素 D 和钙、镁等物质的缺乏,所以要及时补充这些维生素和微量元素:①维生素 K 和血液凝固有关,缺乏时易引起出血。新鲜蔬菜、豆油和蛋黄中含有大量的维生素 K。②维生素 D、钙、镁与骨骼、牙齿的生长有关,钙缺乏易加重发作。所以儿童期应供给充足的维生素 D、钙和镁。鱼类、蛋类、动物肝脏、豆制品、牛奶中含有丰富的钙和维生素 D。③叶酸缺乏也与癫痫发作增加有关,动物肾脏、牛肉、绿色蔬菜中均含有叶酸,但烹饪时间不宜过长,以免破坏过多。④维生素 B_6 和 γ-氨基丁酸的生成有关。米、麦糠、牛肝、鱼类中含有大量的维生素 B_6。

(2)饱餐与饥饿:一次服用大量甜食后,大量的糖分进入血液,会激发胰腺分泌过多的胰岛素,从而使血糖很快下降,血糖过低导致脑的能量供应不足而促发癫痫发作。同样,饥饿时也会使癫痫容易发作。

(3)饮料:大量饮用或饮用太浓的茶、咖啡同样可诱发癫痫。因为这些饮料中或多或少的含有中枢兴奋性物质,使抗发作能力降低、诱发癫痫发作。

第五节　急性脑血管病

脑血管病是由各种血管源性病因引起的脑部疾病的总称,可分为急性和慢性两种类型。急性脑血管病是一组突然起病的脑血液循环障碍性疾病,表现为局灶性神经功能缺失,甚至伴发意识障碍,称为脑血管意外或卒中;主要病理过程为脑缺血和脑出血两类。慢性脑血管病是指脑部因慢性的血供不足,导致脑代谢障碍和功能衰退。其症状隐袭,进展缓慢,如脑动脉粥样硬化、血管性痴呆等。

一、概述

(一)血液供应

脑的血液由颈动脉和椎－基底动脉系统供应。

1.颈动脉系统

通过颈内动脉、大脑前动脉和大脑中动脉供应大脑半球前 3/5 部分的血液。

2.椎－基底动脉系统

通过两侧椎动脉、基底动脉、小脑上动脉、小脑前下动脉及小脑后下动脉和大脑后动脉供应大脑半球后 2/5 部分(枕叶和颞叶底部)以及丘脑后半部、脑干和小脑的血液。

（二）分类

1.缺血性脑血管病

多由于脑动脉硬化等原因，使脑动脉管腔狭窄，血流减少或完全阻塞，脑部血液循环障碍，脑组织受损而发生的一系列症状。这类患者临床较多见，约占全部脑血管患者的70%～80%。

2.出血性脑血管病

多由于长期高血压、先天性脑血管畸形等因素所致。由于血管破裂，血液溢出，压迫脑组织，血液循环受阻，常表现颅内压增高、神志不清等症状。这类患者占脑血管病的20%～30%。

（三）危险因素

1.高血压

（1）高血压是最重要的危险因素。

（2）尤其是脑出血，只有当血压短期内急骤升高，造成血管破裂而导致出血性脑卒中。

（3）正常血压下的脑出血比较少见。

（4）血压长期持续高于正常，发生脑卒中的危险性高；血压越高，脑卒中的危险性越大。

2.吸烟

吸烟者脑卒中的发病率比不吸烟者高2～3倍；停止吸烟，危险随之消失。

3.糖尿病

糖尿患者的脑卒中发生率明显高于正常人群。

4.高脂血症

高脂血患者发生率明显高于正常人群。

5.嗜酒和滥用药物

嗜酒可引起高血压、心肌损害。有些药的滥用也会引起脑卒中，尤其是可卡因和其他毒品。可卡因能引起血压升高诱发脑出血。

6.肥胖

控制体重不仅有利于预防脑卒中，而且对高血压、糖尿病、高血脂都会带来有益的影响。

7.久坐不动的生活习惯

久坐不动，活动量少，容易肥胖，容易患高血压，也容易引起体内动脉血栓形成。

8.血液黏稠

由于血液黏稠容易形成血栓，堵塞脑血管，发生脑卒中。

9.心房颤动

慢性心房颤动容易在心脏内形成血栓，栓子脱落后随血流到达脑血管内导致脑栓塞。

二、临床特征

（一）短暂性脑缺血发作

（1）突然发病，几分钟至几小时的局灶性神经功能缺失，多在24 h以内完全恢复，而且在CT等影像学上无表现，但可有反复的发作。

（2）颈动脉系统的缺血发作以对侧肢体发作性轻度瘫痪最为常见。

（3）椎—基底动脉系统的缺血发作有时仅表现为眩晕、眼球震颤、共济失调。

（4）未经治疗的短暂性脑缺血发作者约1/3以后可发展为脑梗死，1/3继续反复发作，还有 1/3 可自行缓解。

(二)脑血栓形成

(1)脑血栓形成是脑血管疾病中较常见的一种。供应脑部的动脉血管壁发生病理改变,使血管腔变狭窄,最终完全闭塞,导致某一血管供应范围的脑梗死。脑梗死分为白色梗死和红色梗死。

(2)脑血栓形成的发病年龄较高,常有血管壁病变基础,如高脂血症、动脉粥样硬化、糖尿病等,可能有短暂性脑缺血发作史,多在安静、血压下降时发病,起病较缓。

(3)脑血栓形成的临床表现与血液供应障碍的部位有关。①颈内动脉,大脑前、中、后动脉,椎-基底动脉等血栓形成可出现相应动脉支配区的神经功能障碍。②脑动脉深支管腔阻塞,造成大脑深部或脑干的小软化灶,称为腔隙性梗死。

(4)其较常见且有特点的临床表现有:①纯运动性脑卒中、构音障碍、手笨拙综合征、纯感觉性脑卒中、共济失调性轻度偏瘫。②也有一部分患者不出现临床表现,仅在影像学检查时被发现。

(三)脑栓塞

(1)脑栓塞是指来自身体各部位的栓子经颈动脉或椎动脉进入颅内,阻塞脑部血管引起的脑功能障碍。

(2)栓子来源以心源性最常见,栓塞多见于颈内动脉系统,特别是大脑中动脉。

(3)由于栓子突然堵塞动脉,故起病急骤,且可多发。

(4)体检多见肢体偏瘫,常伴有风湿性心脏病和(或)心房颤动等体征。

(5)红色梗死较为常见,诊治时应予警惕。

(四)脑出血

(1)脑出血指的是出血部位原发于脑实质时,以高血压动脉硬化出血最为常见。

(2)80%位于大脑半球,主要在基底节附近;其次为各脑叶的皮质下白质;余者见于脑干、小脑、脑室,多在动态下发病。

(3)根据破裂血管的出血部位不同,临床表现各异。起病时血压明显增高,常见头痛、呕吐,伴脑局部病变的表现。①基底节区出血:常见对侧肢偏瘫、偏身感觉障碍及偏盲的"三偏征"。②脑叶出血:颅内高压和脑膜刺激征,对侧肢体有不同程度的瘫痪和感觉障碍,发病即昏迷。③桥脑中央区出血:深昏迷、针尖样瞳孔、四肢瘫痪、高热。④小脑出血:眩晕明显,频繁呕吐,枕部疼痛,以及共济失调、眼球震颤,严重者可出现脑干症状,颈项强直、昏迷。⑤脑室出血:可有一过性昏迷和脑膜刺激征,出血量多者昏迷、呕吐、去脑强直或四肢松弛性瘫痪。

(五)蛛网膜下隙出血

(1)常指原发性蛛网膜下隙出血,即脑部非外伤性动脉破裂,血液流入蛛网膜下隙。

(2)常见的病因是先天性动脉瘤和脑血管畸形。前者多位于颅底动脉环的分支处,常累及脑神经,以动眼神经功能障碍较多。脑血管畸形常位于大脑前动脉和大脑中动脉供血区脑的表面,部分患者在过去史中可有癫痫发作史。

(3)临床表现以突发剧烈头痛、呕吐、脑膜刺激征为主,少数有抽搐发作、精神症状及脑神经受累,以动眼神经麻痹多见。年迈者的临床表现常不典型,多表现为精神症状或意识障碍。

(4)延迟性血管痉挛影响蛛网膜下隙出血死亡率的因素除再次复发出血外,由于蛛网膜下隙中血细胞,直接刺激血管或血细胞破坏后产生多种血管收缩物质所致的延迟性血管痉挛也是因素之一。其临床表现的特征为:一般在蛛网膜下隙出血后的 2 周内出现渐进性意识障碍和局灶性神经功能障碍,如肢体瘫痪等,而头颅 CT 检查无再出血征象。如早期识别,积极处理,预后可有改善。

三、治疗原则

急性脑血管病处理的基本原则是在抢救患者生命的同时,力求及早明确病变类型和可能的病因。

(一)急救措施

(1)无法区别是出血性或缺血性时,则应该首先做如下处理:①保持安静,患者平卧。②保持呼吸道通畅,给氧。③严密观察意识(意识的变化可提示病情进展)、眼球位置(供病变定位参考)、瞳孔(判断脑神经受累及有否脑疝)、血压、心率、心律、呼吸、体温(可反映颅内压和病情程度)。④调控血压,最好能维持在患者的平时水平或 150/90 mmHg 左右,不宜降得过低。⑤加强护理,定时翻身、吸痰,保持大小便通畅,用脱水剂者应注意膀胱情况。⑥保持营养和水电解质平衡,如有头痛、呕吐等颅内高压症状时,应予降颅内压处理。

(2)一旦缺血性或出血性脑血管病诊断明确后,应分类处理。

(二)短暂性脑缺血发作

(1)其治疗主要是防治高血压和动脉硬化,如有心脏病、糖尿病、高脂血症等应积极治疗,也可采用脑血栓形成的治疗方法,外科手术尚需根据患者的具体情况重新考虑。

(2)短暂性脑缺血发作是一个多病因的疾病,应排除脑血管病以外的病因,如脑肿瘤等。

(3)治疗原则是防止血栓进展及减少脑梗死范围。

(三)脑血栓形成

(1)有高血压者应降压药,降压不宜过速过低,以免影响脑血流量。有意识障碍、颅内压增高脑水肿者用脱水剂。

(2)扩充血容量用于无明显脑水肿及心脏严重功能不全者。

(3)溶栓药物溶栓治疗是脑血栓形成的理想治疗方法,用于起病后极早期及缓慢进展型卒中。溶栓治疗过程中,应注意出血并发症。

(4)抗凝治疗过去主张用于进展性非出血性梗死,但抗凝治疗可能发生出血并发症,要求有较完善的实验室条件,随时监测,不断调节剂量。

(5)可适当应用脑代谢活化剂,促进脑功能恢复。

(6)手术治疗对急性小脑梗死导致脑肿胀及脑内积水者,可做脑室引流术或去除坏死组织,以挽救生命。

(四)脑栓塞

(1)除治疗脑部病变外,要同时治疗脑栓塞的原发疾病。

(2)脑部病变的治疗基本上与脑血栓形成相同。

(3)脑栓塞常为红色梗死,溶栓治疗应予慎重。

(五)脑出血

(1)保持安静,防止继续出血。

（2）积极防治脑水肿，降低颅内压。

（3）调控血压，改善血液循环。

（4）加强护理，防治并发症。

（5）手术治疗：如基底节附近出血，经内科治疗症状继续恶化、小脑出血血肿体积＞15 mL或脑叶血肿＞45 mL，但体质较好者，条件许可时采取手术清除血肿。对通过颅骨钻孔清除血肿，其适应证和禁忌证尚未形成完全一致的认识。

（6）注意事项：①应用高渗性利尿剂等脱水时要注意水、电解质平衡和肾功能。②若无颅内压增高，血压应调控在发病前原有的水平或 150/90 mmHg。③止血剂和凝血剂的应用尚有争议，但如伴有消化道出血或凝血障碍时应予使用。④使用调控胃酸药以避免应激性溃疡。⑤有感染、尿潴留、烦躁或抽搐等应对症处理。

（六）蛛网膜下隙出血

治疗原则是制止出血，防治继发性脑血管痉挛，去除出血的原因和防止复发。

四、脑水肿与甘露醇

（一）脑水肿的发生

急性脑血管疾病时的脑水肿主要与脑能量代谢和微循环障碍有关，近年强调自由基的毒性作用和细胞内钙超载是导致脑水肿的分子生物学机制。这些因素之间有密切的内在联系，它们对脑组织的损害及最终结果产生共同影响。

1.急性脑梗死

（1）脑损害的主要原因是缺血缺氧。在急性脑梗死早期，先出现细胞性脑水肿；若缺血缺氧迅速改善，细胞性脑水肿可减轻或消失；若缺血缺氧时间超过数小时至数日，导致血管内皮细胞和血脑屏障损害，又可发生血管源性脑水肿。

（2）脑水肿进一步妨碍脑血流，使局部脑缺血缺氧进一步恶化。局部脑血流量减少，又促使梗死灶扩大及脑水肿加重，甚至引起颅内压增高。

（3）颅内压增高是使临床症状进一步恶化的主要原因。

2.脑出血

（1）颅内压增高的机制中血肿的占位效应是首要因素。颅腔内组织有一定的调节作用，可使约 50 mL 体积的血肿得到缓冲，使颅内压得到代偿。临床及实验发现，在血肿清除后，颅内压可获一过性降低，之后又有继发性升高。

（2）延迟性血肿清除时可见血肿周围脑组织已有明显水肿。这提示除血肿本身因素外，血肿周围脑水肿对颅内压增高可能起关键作用。实验还证实离血肿越近，脑水肿越重，且远离血肿的对侧半球脑含水量亦增加。

（3）临床及实验研究均发现脑出血后产生广泛性脑血流量降低，故目前认为缺血性因素参与了脑出血后脑水肿的形成。

（4）血管源性脑水肿产生于脑出血后的 12 h 内，而细胞性脑水肿在出血后 24 h 达高峰，并持续 2～3 d。

（5）由于血肿溶解而逸出的大分子物质进入细胞外间隙，引起局部渗透压梯度改变，大量水分进入组织间隙，而产生高渗性水肿。

（二）甘露醇的作用机制

（1）甘露醇是通过渗透性脱水作用减少脑组织含水量。用药后使血浆渗透压升高，能把细胞间隙中的水分迅速移入血管内,使组织脱水。

(2)由于形成了血-脑脊液的渗透压差,水分从脑组织及脑脊液中移向血循环,由肾脏排出,使细胞内外液量减少,从而达到减轻脑水肿、降低颅内压目的。

(3)甘露醇也可能具有减少脑脊液分泌和增加其再吸收,最终使脑脊液容量减少而降低颅内压。

(4)甘露醇还是一种较强的自由基清除剂,能较快清除自由基连锁反应中毒性强、作用广泛的中介基团羟自由基,减轻迟发性脑损伤,故近年已将甘露醇作为神经保护剂用于临床。

(5)甘露醇还具有降低血黏度,改善微循环,提高红细胞变形性,而促进组织水平的氧转运,有益于改善脑梗死和脑出血周围的脑水肿。

(三)甘露醇的临床应用

(1)甘露醇仍为急性脑血管疾病发病早期的主要脱水药物。虽然对急性脑血管疾病是否应用甘露醇仍有不同意见,焦点在于甘露醇是否脱去正常脑组织水分,而对脑损伤部位水肿组织无明显作用。但在临床实践中缺少确切的因用甘露醇引起脑部病情恶化的实例。

(2)急性脑血管疾病发病后不论轻重,都存在不同程度的脑水肿,原则上应使用抗脑水肿药物。

(3)由于甘露醇疗效发生快,作用持续时间长,每8 g甘露醇可带出水分100 mL脱水降颅压作用可靠确实。

(4)对已有颅内压升高,甚至出现脑疝者,甘露醇应列为首选。

(5)脑血管疾病伴心功能不全者用甘露醇应慎重,以免因输入过快或血容量增加而诱发心力衰竭。脑血管疾病伴血容量不足时,宜在补充血容量后酌情使用甘露醇。脑血管疾病伴低蛋白血症时,宜先用25%清蛋白或浓缩血浆调整血浆蛋白浓度后,再酌情使用甘露醇。

(6)甘露醇应用后先发生短暂性高血容量而使血压升高。故对同时伴高血压者,在用甘露醇前,可先用呋塞米(速尿)将血容量调整后,再用甘露醇,以避免不良反应产生。

(7)当患者血浆渗透压>330 mmol/L时,应停止使用。因此时无论给予任何剂量甘露醇,也不可能起到脱水作用。

(四)使用方法

1.使用时间

一般7~10 d为宜。

2.使用剂量

根据病灶体积、脑水肿程度和颅内压情况而定。病灶直径在3 cm以上者,每日应给予一定量甘露醇。病灶大、脑水肿严重或伴颅高压者,予每次1~2 g/kg,每4~6 h可重复使用;对出现脑疝者,剂量可更大些。尤其对于脑出血并发脑疝者,可为后续的手术治疗赢得时间。

3.用药速度

一般主张250 mL液量宜在20 min内滴入。用药后20 min,颅内压开始下降,2~3 h达高峰,其作用持续6 h左右,颅内压可降低46%~55%。有报道快速注入小剂量每次0.25~0.5 g/kg甘露醇,可能获得与采用大剂量类似的效果。

(五)注意事项

1.预防内环境紊乱

甘露醇在降颅内压的同时也带走了水分和电解质,若不注意易导致水、电解质紊乱和酸碱平衡,更加重脑损害。故在用药期间,应定期观察有关项目,及时发现和调整。切勿将由于严重内环境紊乱导致脑功能恶化,误认为脱水不足而继续使用甘露醇,造成严重医源性后果。

2.预防肾功能损害

甘露醇肾病表现为用药期间出现血尿、少尿、无尿、蛋白尿、尿素氮升高等。部分患者发病后不是死于脑血管疾病,而是死于肾衰竭,其中部分与甘露醇有关。故对原有肾功能损害者应慎用。主要非必要时用量切勿过大,使用时间勿过长。用药期间密切监测有关指标。发现问题及时减量或停用。一旦出现急性肾衰竭,应首选血液透析,部分患者经一次透析即可恢复。

3.注意反跳现象

一般认为甘露醇不能或很少进入脑细胞内,因此无反跳现象。但在不同患者,因其血管通透性改变程度不同而有差异。对通透性极度增高者,甘露醇可能会渗入脑组织而发生反跳现象。为防止反跳现象,在2次甘露醇用药期间,静脉注射1次高渗葡萄糖或地塞米松,以维持其降颅压作用。

4.警惕过敏反应

甘露醇过敏反应少见,偶有致哮喘、皮疹甚至致死。

5.其他不良反应

(1)当给药速度过快时,部分患者出现头痛、眩晕、心律失常、畏寒、视物模糊和急性肺水肿等不良反应。剂量过大,偶可发生惊厥。

(2)可影响某些检查结果,可使血胆红素、肌酐增加,尿酸、磷酸盐增加,分析检验结果时需充分认识。

(3)心功能不全及脱水致少尿的患者慎用,有活动性颅内出血者禁用(开颅手术时除外),因能透过胎盘屏障,引起胎儿组织水肿,故孕妇禁用。

(六)护理要点

1.静脉炎

近来静脉留置针和中心静脉穿刺的应用,大大减轻了血管穿刺性损伤,同时所选血管较粗,血流速度较快,降低了静脉炎的发生率。一旦出现注射静脉疼痛、发红等静脉炎症状,及时采取酒精湿敷、50%硫酸镁热敷、甘露醇加温输入等方法,可控制静脉炎症状,必要时更换部位,进行静脉穿刺。

2.渗漏

输注甘露醇时,一旦发生渗漏,需及时处理,可采取50%硫酸镁局部湿敷、0.01%酚妥拉明溶液浸湿纱布湿敷、烫伤膏外敷等措施,可改善微循环,消除水肿,防止组织坏死。如外渗伴有局部瘀血,可局部封闭注射,可降低局部血管的脆性,从而减轻或阻止液体的外渗及疼痛反应,缓解血管痉挛,改善缺血缺氧状态,有利于渗出物的吸收,减轻局部损伤。如处理不及时,超过24 h多不能恢复,对已发生局部缺血,严禁使用热敷,因热敷可使局部组织温度升高,代谢加快,氧耗增加,加重组织坏死。

五、护理措施

(一)体位

1.急救体位

(1)急性期应严格卧床,尽量少搬动患者,特别是出血性脑血管病急性期的重症患者,原则上应就地抢救。

(2)患者头部可放一轻枕,抬高 15°～30°,以促进静脉回流,减轻脑水肿,降低颅内压。

(3)对于缺血性脑血管病,为防止脑血流量减少,患者可取平卧位。

(4)头偏向一侧,可防止误吸,以保持呼吸道通畅。

2.康复体位

脑血管病的治疗实际上是分两个重要阶段进行的,一是急性期的治疗;二是恢复期的治疗与康复锻炼。两个治疗阶段有着密切的因果关系,但是具有同等的重要性。从急性期的治疗开始,不论患者意识清楚与否,护理人员都应注意肢体的正确姿势的摆放。防止出现畸形或肢体挛缩,使脑血管病患者康复后能恢复正常的姿势。

(1)仰卧位:头部枕于枕头上,躯干平展,在患侧臀部至大腿下外侧垫放一个长枕,防止患侧髋关节外旋。患侧肩胛下方放一枕头,使肩上抬,并使肘部伸直、腕关节背伸、手指伸开手中不握东西。患侧下肢伸展,可在膝下放一枕头,形成膝关节屈曲,足底不接触物品,可用床架支撑被褥。

(2)健侧卧位:健侧肢体处于下方的侧卧位。头枕于枕头上,躯干正面与床面保持直角。患侧上肢用枕头垫起,肩关节屈曲约 100°,上肢尽可能伸直,手指伸展开。患侧下肢用枕头垫起,保持屈髋、屈膝位,足部亦垫在枕头上,不能悬于枕头边缘。健侧肢体在床上取舒适的姿势,可轻度伸髋屈膝。健侧卧位有利于患侧的血液循环,可减轻患侧肢体的痉挛,预防患肢水肿。

(3)患侧卧位:患侧肢体处于下方,这样有助于刺激、牵拉患侧,减轻痉挛。患侧头稍前屈,躯干后倾,用枕头稳固支持后背,患侧肩前伸、肘伸直、前臂旋后、手腕背伸、手心向上、手指伸展开。患侧下肢髋关节伸展、微屈膝。注意一定要保持患侧肩处于前伸位。

(4)上述三种卧床姿势,可经常交替变换。还可采取以下措施,保持正确体位:①腋下放置一枕头,防止上肢内收挛缩。②患侧下肢足部放一稍软物体,以防足下垂。③大腿外侧置沙袋,以防外旋。④进行关节被动运动,每天至少 2 次。

(二)急救护理

1.镇静

(1)许多患者有情绪激动的表现,这会对患者、看护者和家庭带来痛苦,并可能导致自伤。躁动的常见原因为发热、容量不足,去除病因后再考虑使用镇静剂及抗精神病药。

(2)推荐小心使用弱到强的地西泮药,迅速起效的苯二氮䓬类最好,但剂量不宜过大,以免影响意识程度的观察。必要时加用其他药如止痛药和神经地西泮药对症处理严重的头痛。剂量和服药时间应根据临床需要。

(3)慎用鸦片类药物及其他呼吸抑制剂。尤其是当伴有颅内压增高时,更应注意,以免导致呼吸骤停。

(4)卒中后癫痫的治疗,首选抗惊厥药为苯二氮䓬类,静脉给予地西泮(5 mg,>2 min,最大量 10 mg),可反复应用,随后应改用长效抗惊厥药。

2.血压

(1)缺血或出血性卒中发生后血压升高,一般不需要紧急治疗。在发病 3 d 内一般不用抗高血压药,除非有其他疾患:①心肌梗死。②出现梗死后出血。③合并高血压脑病。④合并主动脉夹层。⑤合并肾衰竭。⑥合并心脏衰竭。

(2)缺血性卒中需立即降压治疗的适应证是收缩压>220 mmHg、舒张压>120 mmHg 或平均动脉压(MAP)>130 mmHg。需溶栓治疗者,应将血压严格控制在收缩压<185 mmHg,或舒张压<110 mmHg。

(3)对出血性卒中,一般建议比脑梗死患者更积极控制血压。有高血压病史的患者,血压水平应控制平均动脉压在 130 mmHg 以下。刚进行手术后的患者应避免平均动脉压大于110 mmHg。如果收缩压 180 mmHg,舒张压 105 mmHg,暂不降压。如果收缩压低于90 mmHg,应给予升压药。

(4)平均动脉压=舒张压+1/3 收缩压与舒张压之差,或平均动脉压=(收缩压+2 倍舒张压)/3。

3.高颅压

(1)头部抬高 20°～30°。

(2)保持患者良好体位,以避免颈静脉压迫。

(3)对于大多数患者,给予生理盐水或乳酸 Ringer's 溶液静脉注射维持正常的容量,速度50 mL/h。除非患者有低血压,否则避免快速点滴,因为有增加脑水肿的危险。避免给予含糖溶液(怀疑低血糖者除外),此类溶液低渗,有增加脑水肿的危险。

(4)维持正常体温。

(5)渗透压治疗,如果有指征,用甘油果糖、甘露醇或地西泮。

(6)保持正常通气(PCO$_2$ 35～40 mmHg 或略低水平)。

(7)对于轻－中度脑血管病者,如无缺氧情况,不常规给氧;如 SO$_2$<90%,给氧 2～4 L/min,禁忌高浓度吸氧。

(8)如果无病理性呼吸,血气分析提示中度缺氧,则给予氧吸入即可。如果有病理性呼吸、严重低氧血症或高碳酸血症、有较高误吸危险的昏迷患者,建议早期气管插管。

(三)心理护理

卒中患者因病程长,发病迅速,致残率高以至于引起患者忧郁、紧张、焦虑、烦躁甚至轻生,这些不良的情绪刺激不但使患者在思想上产生消极对抗,使卒中患者失去锻炼的信心,而且对人体各系统产生影响,如使呼吸频率加快,神经功能失调,内分泌功能紊乱等。

护士应积极主动的给予患者心理疏导,安慰患者,消除不良情绪刺激。实践证明,不良的情绪可引起大脑皮质兴奋,促使去甲肾上腺、肾上腺素及儿茶酚胺分泌增加,以至于全身小动脉出现收缩,心跳加快,血压升高,易导致再卒中。而处于兴奋状态和良好情绪时,神经抑制解除,这时神经肌肉调节达到最佳状态,有利于肢体功能恢复。

(四)健康教育

1.脑血管病后肢体运动恢复

脑血管病的运动恢复,Brunnstrom 将它分为以下六个过程。

(1)第一期:松弛性瘫痪,无活动。

(2)第二期:在共同形式下的活动,出现痉挛。

（3）第三期：主动运动的出现仅见于肢体共同运动形式时，痉挛增强。

（4）第四期：在共同形式活动外，出现随意运动，痉挛减轻。

（5）第五期：能出现对个别或单独活动的控制。

（6）第六期：恢复至接近正常活动控制。

大多数患者可按以上分期恢复，但部分患者可因不同原因，使康复在某一时期不再延续好转。一般说第一期持续时间 7～10 d，不超过二周；第二期、第三期时间从二周到一个月。

2.卒中的危险和饮酒

近来关于饮酒和卒中危险的临床观察性试验显示，两者之间是一种 J 形曲线关系，适当程度的饮酒引起缺血性卒中降低 30％，而大量饮酒至少增加了 60％的危险性。

结果显示每天饮用少于 2 个酒精饮料或者 24 g 以下酒精，能降低缺血性卒中的危险，而饮用 5 个酒精饮料或 60 g 以上的酒精，将显著增加任何类型卒中的危险包括出血性和缺血性卒中。

还发现饮酒和缺血性卒中危险性之间存在 J 形曲线关系，而和出血性卒中之间存在线性关系。和不饮酒者相比，每天饮酒超过 60 g 者出血性卒中危险性增加超过 2 倍，而且较低量饮酒者也没有发现保护作用。

因此，由于大多数卒中类型是缺血性卒中，适当饮酒导致的卒中总数的减少很大程度上是由于降低缺血性卒中引起的。

第六节　急性呼吸窘迫综合征

急性呼吸窘迫综合征（ARDS）是指严重感染、创伤、休克等肺内外疾病后出现的以肺泡－毛细血管损伤为主要表现的临床综合征，是急性肺损伤（ALI）的严重阶段或类型。其临床特征为呼吸频速和窘迫，难以纠正的进行性低氧血症。

一、发病机制

ARDS 发病的共同基础是肺泡－毛细血管的急性损伤。肺损伤可以是直接的，如胃酸或毒气的吸入，胸部创伤等导致内皮或上细胞物理化学性损伤，更多见的则是间接性肺损伤。虽然肺损伤的机制迄今未完全阐明，但已经确认它是全身炎症反应综合征（SIRS）的一部分。

（一）全身炎症反应

临床上严重感染、多发创伤是导致急性肺损伤和 ARDS 最主要的病因，其中主要的病理生理过程是 SIRS。在 ARDS 的复杂的病理生理机制中包含着对损伤的炎性反应和抗炎性反应两者之间微妙的平衡与失衡关系。事实上，机体对损伤产生的炎性反应物质会被内源性抗炎性物质所对抗，这种在 SIRS 和代偿性抗炎症反应综合征（CARS）之间的平衡是机体对损害因素适当反应的关键。如果出现过度 SIRS 反应，则可能发展为多脏器功能障碍综合征（MODS），如果发生过度 CARS，则可能导致免疫抑制或感染并发症，因此，在 ARDS 危重患者中，这两种拮抗的反应综合征可能决定了患者的最终命运。

（二）炎症细胞

几乎所有肺内细胞都不同程度地参与 ARDS 的发病,最重要的效应细胞是多形核白细胞(PMN)、单核巨噬细胞等。ARDS 时,PMN 在肺毛细血管内大量聚集,然后移至肺泡腔。PMN 呼吸暴发和释放其产物是肺损伤的重要环节。近年发现肺毛细血管内皮细胞和肺泡上皮细胞等结构细胞不单是靶细胞,也能参与炎症免疫反应,在 ARDS 次级炎症反应中具有特殊意义。

（三）炎症介质

炎症细胞激活和释放介质是同炎症反应伴随存在的,密不可分。众多介质参与 ARDS 的发病,包括:①脂类介质如花生四烯酸代谢产物、血小板活化因子(PAF)。②活性氧如超氧阴离子(O_2^-)、过氧化氢(H_2O_2)等。③肽类物质如 PMNs/AMs 蛋白酶、补体底物、参与凝血与纤溶过程的各种成分等。近年对肽类介质尤其是前炎症细胞因子(如 TNF 等)和黏附分子(ICAM-1 等)更为关注,它们可能是启动和推动 ARDS“炎症瀑布”、细胞趋化、跨膜迁移和聚集、炎症反应和次级介质释放的重要介导物质。

（四）肺泡表面活性物质(pulmonary surfactant,PS)

研究表明肺泡表面活性物质具有降低肺泡表面张力、防止肺水肿、参与肺的防御机制等功能。ARDS 过程中,PS 的主要改变为功能低下、成分改变和代谢改变等。

另外,细胞凋亡与一些细胞信号转导通路与 ARDS 的发病密切相关,如口膜受体、G 蛋白、肾上腺素能受体、糖皮质激素受体等。同时还发现核转录因子(NF 等)、蛋白激酶(MAPK 等)的活化参与 ARDS 发病机制。

二、临床表现

ARDS 临床表现可以有很大差别,取决于潜在疾病和受累器官的数目与类型,而不取决于正在发生的肺损伤所导致的表现。

(1)ARDS 多发病迅速,通常在受到发病因素攻击(如严重创伤、休克、败血症、误吸有毒气体或胃内容物)后 12~48 h 发病,偶有长达 5 d 者。一旦发病后,很难在短时间内缓解,因为修复肺损伤的病理改变通常需要 1 周以上的时间。

(2)呼吸窘迫是 ARDS 最常见的症状,主要表现为气急和呼吸次数增快。呼吸次数大多在 25~50 次/分,其严重程度与基础呼吸频率和肺损伤的严重程度有关。

(3)难以纠正的低氧血症、严重氧合功能障碍。其变化幅度与肺泡渗出和肺不张形成的低通气或无通气肺区与全部肺区的比值有关,比值越大,低氧血症越明显。

(4)无效腔/潮气比值增加≥0.6 时可能与更严重的肺损伤相关(健康人为 0.33~0.45)。

(5)重力依赖性影像学改变,在 ARDS 早期,由于肺毛细血管膜通透性一致增高,可呈非重力依赖性影像学变化。随着病程进展,当渗出突破肺泡上皮防线进入肺泡内后,肺部斑片状阴影主要位于下垂肺区。

三、诊断标准

我国 1999 年研讨会修订的 ARDS 诊断标准如下。

(1)有原发病的高危因素。

(2)急性起病,呼吸频数和(或)呼吸窘迫。

(3)低氧血症：ALI 时 $PaO_2/FiO_2 \leqslant 300$ mmHg，ARDS 时 $PaO_2/FiO_2 \leqslant 200$ mmHg。

(4)胸部 X 线检查两肺浸润阴影。

(5)肺动脉楔压（PCWP）$\leqslant 18$ mmHg 或临床上能除外心源性肺水肿。

凡符合以上五项可诊断 ALI 或 ARDS。由于 ARDS 病程进展快、一旦发生多数病情已相当严重，故早期诊断十分重要，但迄今尚未发现有助于早期诊断的特异指标。

四、治疗

ARDS 应积极治疗原发病，防止病情继续发展。更紧迫的是要及时纠正患者严重缺氧。在治疗过程中不应把 ARDS 孤立对待，而应将其视为多脏器功能障碍综合征（MODS）的一个组成部分。在呼吸支持治疗中，要防止呼吸机所致肺损伤（VILI）、呼吸道继发感染和氧中毒等并发症的发生。

（一）呼吸支持治疗

1.机械通气

机械通气是 ARDS 治疗的主要方法，是近年发展较为迅速的领域，机械通气以维持生理功能为目标，选用模式应视具体条件及医师经验，参数设置高度个体化。目前多主张 PEEP 水平稍高于压力－容积曲线的下拐点作为最佳 PEEP 选择。近年来基于对 ARDS 的病理生理和机械通气相关性肺损伤（VILI）的新认识，一些新的通气策略开始应用于 ARDS 的临床治疗。主要包括以下内容。

(1)允许性高碳酸血症策略：为避免气压－容积伤，防止肺泡过度充气，而故意限制气道压或潮气量，允许 $PaCO_2$ 逐渐升高达 50 mmHg 以上。

(2)肺开放策略：肺开放策略指的是 ARDS 患者机械通气时需要"打开肺，并让肺保持开放"，实施方法有多种，包括应用压力控制通气（PCV）、反比通气（IRV）及加用高的 PEEP 等，近年来也有学者主张用高频振荡法来实施肺开放策略。

(3)体位：若一侧肺浸润较明显，则取另一侧卧位，俯卧位更加有效，有效率达 64%～78%，其主要作用是改善通气血流比值和减少动－静脉分流和改善膈肌运动。

其他新的通气方式包括：部分液体通气、气管内吹气和比例辅助通气等也在 ARDS 的治疗中得到应用。

2.膜式氧合器

ARDS 经人工气道机械通气、氧疗效果差，呼吸功能在短期内又无法纠正的场合下，有人应用体外膜肺模式，经双侧大隐静脉用扩张管扩张，分别插入导管深达下腔静脉。配合机械通气可以降低机械通气治疗的一些参数，减少机械通气并发症。

（二）改善肺微循环、维持适宜的血容量

(1)最近研究表明，短期大剂量皮质激素治疗对早期 ARDS 或严重脓毒症并没有取得明确的疗效。目前认为对刺激性气体吸入、外伤骨折所致的脂肪栓塞等非感染性引起的 ARDS，以及 ARDS 后期，可以适当应用激素，尤其当 ARDS 由肺外炎症所致时，可尝试早期大剂量应用皮质激素冲击治疗。ARDS 伴有脓毒症或严重呼吸道感染早期不主张应用。

(2)抗凝治疗如肝素的应用，可改善肺微循环，其他如组织因子（因子 VIIai）、可溶性血栓调节素等正在进行临床试验。

在保证血容量、稳定血压前提下,要求出入液量轻度负平衡($-1000\sim-500\ \mathrm{mL/d}$)。在内皮细胞通透性增加时,胶体可渗至间质内,加重肺水肿,故在 ARDS 的早期不宜给胶体液。若有血清蛋白浓度低则当别论。

(三)营养支持

ARDS 患者处于高代谢状态,应及时补充热量和高蛋白、高脂肪营养物质。应尽早给予强有力的营养支持,鼻饲或静脉补给。

(四)其他治疗探索

1.肺表面活性物质替代疗法

目前国内外有自然提取和人工制剂的表面活性物质,治疗婴儿呼吸窘迫综合征有较好效果,但在成人的四个随机对照研究结果表明,对严重 ARDS 并未取得理想效果。这可能与 PS 的制备、给药途径和剂量以及时机有关。由于近年来的研究表明 PS 在肺部防御机制中起重要作用,将来 PS 的临床应用可能会出现令人兴奋的前景。

2.吸入一氧化氮(NO)

NO 在 ARDS 中的生理学作用和可能的临床应用前景已有广泛研究。近来有报道将吸入 NO 与静脉应用阿米脱林甲酰酸联合应用,对改善气体交换和降低平均肺动脉压升高有协同作用。NO 应用于临床尚待深入研究,并有许多具体操作问题需要解决。

3.氧自由基清除剂、抗氧化剂

过氧化物歧化酶(SOD)、过氧化氢酶(CAT),可防止 O_2 和 H_2O_2 氧化作用所引起的急性肺损伤;维生素 E 具有一定抗氧化剂效能。脂氧化酶和环氧化酶途径抑制剂,如布洛芬等可使血栓素 A_2 和前列腺素减少,抑制补体与 PMN 结合,防止 PMN 在肺内聚集。

4.免疫治疗

免疫治疗是通过中和致病因子,对抗炎性介质和抑制效应细胞来治疗 ARDS。目前研究较多的有抗内毒素抗体,抗 TNF、IL-1、IL-6、IL-8,以及抗细胞黏附分子的抗体或药物。由于参与 ALI 的介质十分众多,互相之间的关系和影响因素十分复杂,所以仅针对其中某一介质和因素进行干预,其效应十分有限。

五、护理措施

ARDS 是急性呼吸衰竭的一种类型。患者原来心肺功能正常,但由于肺外或肺内的原因引起急性渗透性肺水肿和进行性缺氧性呼吸衰竭。临床表现为突发性、进行性呼吸窘迫,气促、发绀,常伴有烦躁、焦虑表情、出汗等。ARDS 的治疗包括改善换气功能及氧疗、纠正缺氧、及时去除病因、控制原发病等。

(一)常见护理问题

(1)低效型呼吸形态。

(2)气体交换受损。

(3)心输血量减少。

(4)潜在并发症:气压伤。

(5)有皮肤完整性受损的危险。

(6)有口腔黏膜改变的危险。

(7)潜在并发症:水、电解质平衡紊乱。

(8)焦虑。

(二)ARDS 的护理要点

(1)加强监护。

(2)强化呼吸道护理,保持呼吸道通畅和洁净、防止呼吸道感染等并发症。

(3)对应用呼吸机的患者,做好气管插管、气管切开的护理。

(4)监测血气分析和肺功能,准确计算和记录出入液量,肺水肿期应严格限制入水量。

(5)心理护理,采用多种方式加强与患者的交流和沟通,解除患者的焦虑和恐惧感。

(三)基础护理

1.口腔护理

每日进行两次口腔护理,减少细菌繁殖。

2.皮肤护理

定时翻身,每日温水擦浴一次,预防发生压疮。

3.排泄护理

留置尿管者,保持引流通畅,防受压、逆流,每日更换引流袋;便秘者必要时可给予缓泻剂或灌肠。

(四)呼吸道的护理

保持气道通畅和预防感染。应用呼吸机时,注意湿化气道、定时吸痰,防止呼吸管道脱落、扭曲,保持有效通气。吸痰并非遵循每间隔 2 h 抽吸 1 次的原则,还应根据患者的症状和体征而定,如患者有缺氧症状,肺部听诊有痰鸣音或水泡音,应随时吸痰。对于气管切开术后患者,除按常规护理外,注意加强呼吸道湿化和吸痰时无菌操作的护理。

(五)预防和控制呼吸机相关感染

(1)严格执行洗手制度,减少探视。

(2)严格执行无菌操作,如吸痰及各种侵入性检查、治疗时,均应遵守无菌技术原则。

(3)注意呼吸机管道的更换或使用一次性呼吸机管道。

(4)定时翻身、拍背、转换体位,及时吸痰,减少肺内痰液的潴留。

(5)气管插管者,气囊充气合适,以免胃内容物误吸。

(6)注意观察患者临床表现,监测体温、心率、白细胞计数等。

(六)特殊治疗措施的护理

1.控制性肺膨胀的护理

可由医师或护士根据医嘱实施肺膨胀。实施肺膨胀过程中严密监测循环功能及 SpO_2 变化。吸痰后须重新选择最佳参数,施行肺膨胀。

2.俯卧位通气的护理

定时根据医嘱要求进行翻身,固定体位,如使用翻身床时,则根据要求调整翻身床角度。注意严防气管导管牵拉、脱落、扭曲,导致严重气道阻塞。严密监测俯卧位时生命体征的变化及呼吸参数,尤其是气道峰压、潮气量及呼气末正压的变化。

(七)心理护理

在接受机械通气治疗期间,由于病房内环境氛围紧张,机器噪声及自身病情的危重,常产生强烈的紧张恐惧心理,此时应对患者进行安慰、鼓励,解释应用呼吸机治疗的重要性,强调预后良好,树立战胜疾病的信心,同时通过控制环境的温度、光线、噪声,创造一个舒适的环境,保证患者得到充分的休息。

由于人工气道的建立,导致患者语言交流障碍,引起焦虑不安。护士可与患者家属联系,了解患者日常生活习惯,通过观察其表情、手势、眼神,了解其需要,或者通过提供纸笔、日常生活图片、实物,让其写出或指出他们的需要,增加沟通方式。当其心情烦躁时,可与患者谈心,播放他喜爱的广播、音乐,消除其不良情绪,配合治疗;对极度烦躁不配合者,可使用镇静药静脉推注或持续静脉泵入,使患者处于安静状态。

六、机械通气的护理

在呼吸机应用过程中,报警系统保持开启,定时检查并准确记录呼吸机应用模式及参数,使用参数通常包括潮气量、呼吸频率、氧浓度、呼气末正压、吸呼时间比值、压力支持水平等,同时,应密切观察患者的病情变化,如意识状态、生命体征、皮肤和黏膜色泽等,并协助医师做好血气分析,加强各项呼吸功能的监测,做好认真、准确的记录,为医师及时调整呼吸机应用模式及各项参数,提供客观有效的依据。

(一)妥善固定气管插管

适当约束患者双手,防止意外拔管。因患者自主呼吸频率过快,气管插管后联合使用镇静剂与肌松剂,阻断患者自主呼吸,以保证机械通气效果。因此,气管插管一旦脱出或与呼吸机断开后果严重。密切观察患者的人工呼吸情况,每班交接气管导管插入的深度,严防导管移位或脱出。

(二)严密观察病情

根据病情设置合理的报警范围,准确记录呼吸机参数,如出现报警要及时查找原因并处理。因患者严重低氧血症,呼吸机使用过程中逐步提高呼气末正压(PEEP)。严密监测患者气道压力水平,听诊双肺呼吸音,注意有无压伤的发生。

(三)密闭式气管内吸痰

采取密闭式气管内吸痰,提高吸痰操作的安全性,气管内吸痰在 ARDS 机械通气患者的护理中非常重要,其目的在于清理呼吸道分泌物,保持呼吸道通畅,改善肺泡的通气和换气功能。密闭式气管内吸痰能较好地维护机械通气状态,保证吸痰前后肺内压力相对稳定,同时还能防止带有细菌、病毒的飞沫向空气中播散。因此,根据患者的一般情况、双肺呼吸音、气道压力、氧饱和度、咳嗽等进行观察与判断,采取密闭式气管内吸痰法适时吸痰。吸痰时严格遵守无菌操作,密切观察患者 SpO_2 的降低幅度,避免高负压(>20 kPa)、长时间(>12 秒)吸痰所致的急性肺不张的发生。另外,需注意选择小于人工气道管径的密闭吸痰管,在每次吸痰后以无菌生理盐水冲净吸痰管内的分泌物,更换密闭吸痰装置 1 次/24 h。

(四)观察镇静药物的效果

镇静剂有利于减轻患者焦虑及插管不适,促进人机协调,保证机械通气效果。每 15~30 min 评估 1 次镇静程度并进行药物剂量的调整,避免镇静不足或过度。在镇静剂使用过程中,加强患者的病情观察,根据对患者意识、瞳孔、肢体活动及肌张力等方面的评估,区分镇静过度与意识障碍。

(五)通气模式与潮气量

ARDS 时肺顺应性降低,生理死腔增大,增加了通气量的需要。增大潮气量以增加肺气体容量和功能残气量,促进氧合;但增加潮气量时注意控制气道峰压在 4.0 kPa($40\ cmH_2O$)以下,以预防气压伤并发症及减少对血液循环系统的负面影响。在增加潮气量而低氧血症无明显改善情况下,可采用反比呼吸(IRV)。

(六)呼气末正压呼吸

PEEP 是 ARDS 施行呼吸治疗的首选方法。适当的 PEEP 可增加肺泡及间质压力,减少肺毛细血管内渗出,促使血管外液吸收,减轻肺泡及间质水肿;可使萎陷的肺泡重新膨胀、肺功能残气量(FRC)增加,肺顺应性增加,通气/血流(V/Q)比值改善,从而改善肺换气功能,提高 PaO_2。一般设置 PEEP 在 $5\sim10\ cmH_2O$。反比呼吸时,吸气时间的延长可使平均气道压力和肺充气膨胀时间延长,有利于防止和治疗肺泡萎缩,并使得 PEEP 用量减少,从而减轻由于 PEEP 过高对静脉回心血量和心排血量的不利影响。

(七)氧浓度(FiO_2)的调节

早期应尽快纠正缺氧,以保证重要器官(如脑组织)的氧供。早期可用 100% 吸氧浓度,$1\sim2\ h$ 后将 FiO_2 降至 $40\%\sim70\%$,以减少高浓度氧对肺泡的损伤。随后根据 PaO_2 或 SpO_2 调节 FiO_2。必要时间段、短时间应用 100% 吸氧浓度。

(八)防治呼吸性碱中毒

机械通气治疗中常并发酸碱失衡。由于过度通气往往导致呼吸性碱中毒,及时调节吸氧浓度并适当加长呼吸机与患者气管套管之间的管道长度,增加生理死腔量,以增加吸入气体中的 CO_2 浓度,从而有效地纠正呼吸性碱中毒。另外,注意定时复查动脉血气分析,根据血气结果调整通气参数,以保证患者充分的氧气供给及二氧化碳的排出。

第七节　消化道出血

消化道出血是急诊经常遇到的诊治问题。消化道是指从食管到肛门的管道,包括食管、胃、十二指肠、空肠、回肠、盲肠、结肠及直肠。消化道出血可因消化道本身的炎症、机械性损伤、血管病变、肿瘤等因素引起,也可因邻近器官的病变和全身性疾病累及消化道所致。

一、概述

上、下消化道的区分是根据其在 Treitz 韧带的位置不同而分的。位于此韧带以上的消化管道称为上消化道,Treitz 韧带以下的消化管道称为下消化道。Treitz 韧带,又称十二指肠悬韧带,是从膈肌右角有一束肌纤维索带向下与十二指肠空肠曲相连,将十二指肠空肠固定在腹后壁。Treitz 韧带为确认空肠起点的重要标志。

上消化道出血部位指 Treitz 韧带以上的食管、胃、十二指肠、上段空肠以及胰管和胆管的出血。Treitz 韧带以下的肠道出血称为下消化道出血。

（一）上消化道出血的病因

1.食管疾病

食管炎（反流性食管炎、食管憩室炎）、食管癌、食管溃疡、食管贲门黏膜撕裂症、器械检查或异物引起损伤、放射性损伤、强酸和强碱引起的化学性损伤等。

2.胃、十二指肠疾病

消化性溃疡、急慢性胃炎（包括药物性胃炎）、胃黏膜脱垂、胃癌、急性胃扩张、十二指肠炎、残胃炎、残胃溃疡或癌、淋巴瘤、平滑肌瘤、息肉、肉瘤、血管瘤、神经纤维瘤、膈疝、胃扭转、憩室炎、钩虫病等。

3.胃肠吻合术后溃疡

胃肠吻合术后的空肠溃疡和吻合口溃疡。

4.门静脉疾病

门静脉高压伴食管胃底静脉曲线破裂出血、门脉高压性胃病、肝硬化门静脉炎或血栓形成的门静脉阻塞、肝静脉阻塞（Budd-Chiari 综合征）。

5.上消化道邻近器官或组织的疾病

（1）胆道出血：胆管或胆囊结石、胆道蛔虫病、胆囊或胆管病、肝癌、肝脓肿或肝血管病变破裂。

（2）胰腺疾病累及十二指肠：胰腺脓肿、胰腺炎、胰腺癌等。

（3）胸或腹主动脉瘤破入消化道。

（4）纵隔肿瘤或脓肿破入食管。

6.全身性疾病在胃肠道表现出血

（1）血液病：白血病、再生障碍性贫血、血友病等。

（2）尿毒症。

（3）结缔组织病：血管炎。

（4）应激性溃疡：严重感染、手术、创伤、休克、肾上腺糖皮质激素治疗，以及某些疾病引起的应激状态，如脑血管意外、肺源性心脏病、重症心力衰竭等。

（5）急性感染性疾病：流行性出血热、钩端螺旋体病。

（二）下消化道出血病因

1.肛管疾病

痔、肛裂、肛瘘。

2.直肠疾病

直肠的损伤、非特异性直肠炎、结核性直肠炎、直肠肿瘤、直肠类癌，邻近恶性肿瘤或脓肿侵入直肠。

3.结肠疾病

细菌性痢疾、阿米巴痢疾、慢性非特异性溃疡性结肠炎、憩室、息肉、癌肿和血管畸形。

4.小肠疾病

急性出血性坏死性肠炎、肠结核、克隆病、空肠憩室炎或溃疡、肠套叠、小肠肿瘤、胃肠息肉病、小肠血管瘤及血管畸形。

二、诊断

(一)出血量的诊断

1.分类

许多国家的教科书里把出血量超过 1 000~1 500 mL/d 时称为大出血。在我国多数学者主张把出血量在 5 00 mL/d 称为少量出血,把 500~1 000 mL/d 称为中等量出血,超过 1 000~1 500 mL/d时则称为大出血。

2.出血量

实际上在临床工作中并不能精确地测定出血量。因为所谓呕血量,其中也会包含一部分胃液,而"黑便"仅能估计排出体外的血量,留滞肠道的积血还是个未知数。所以,一般估计失血量是用间接方法估算。即恢复血红蛋白至正常所需要的输血量就是出血量。

3.部位

一般急速的出血且部位较高时,可引起呕血。少量出血或部位较低时,多发生黑便。如食管静脉曲张、胃溃疡等出血时常有呕血,而十二指肠胃溃疡出血多表现为黑便。

4.速度

黑便不总是柏油样的,大便颜色与出血的程度和在胃肠道滞留的时间有关。非常急速的出血时大便可呈黯红色。缓慢出血即使部位较低也可以呈黑便。

5.血尿素氮

判定出血是在十二指肠还是在结肠有困难时,检查血尿素氮有鉴别意义。如果血尿素氮正常,出血部位在结肠。而如果血尿素氮升高,为十二指肠出血。因为大量血液经过整段小肠时,会引起蛋白质大量吸收,从而导致血尿素氮升高。

(二)病史

1.危重患者

倘若出血病情危重或者发生休克,甚至意识障碍时,要全面详细地采取病史是有困难的。但是应当力求多了解到一些有用的线索,如慢性有规律的腹痛史、反酸嗳气史、慢性肝病史、饮酒或服用某种药物史等。

2.溃疡出血

绝大多数都会有长期腹痛或反酸,甚至典型的有规律性的空腹或者进食后腹痛的病史。以往反复发作的梗阻或者出血也常提示有溃疡病存在。如果过去由内镜或者 X 线钡餐检查证实有溃疡存在,对诊断更有帮助。

3.肝硬化

肝病历史,并有慢性消化道症状如厌油、腹胀、食欲不振等要怀疑有肝硬化的可能。以往的肝功能化验异常,腹胀,水肿或黄疸病史,也要警惕有食管静脉曲张出血的危险。

4.Malory-Weiss 症

明确的呕吐史,特别是剧烈的反复的恶心呕吐发作,常提示有 Malory-Weiss 症存在。

5.出血性胃炎

对于那些以往从无胃痛或者消化道症状的出血患者,如果没有肝病的证据,也没有凝血功能障碍的线索,应当多考虑为出血性胃炎或者良性肿瘤。

6.腹痛

急性出血后一般腹痛能够缓解。如果平时有慢性典型的溃疡型腹痛,在近期内突然加重,那么应当警惕有出血的可能性。一旦溃疡侵蚀了较大的血管,像胃左动脉、脾动脉或者胃十二指肠动脉时,则表现为大出血,常需采取手术方法止血。

7.药物

饮酒或者服用阿司匹林、保太松、吲哚美辛、索米痛片或者激素等药物都会造成出血性胃炎,这种因素不仅是引起出血的直接原因,也可以是慢性溃疡病出血的诱发因素。

(三)体格检查

(1)急性消化道出血查体的重点,首先是仔细观察皮肤颜色、脉搏、血压和周围循环状况,目的是判断血液循环的变化情况。

(2)发现有肝掌和蜘蛛痣等体征,说明有肝硬化的可能。

(3)黄疸、腹壁静脉曲张、腹水、脾功能亢进等提示有肝功能失代偿及门脉高压症存在。

(4)胃癌进展期常能在上腹部触及包块,但不是大出血的常见原因。

(5)皮下瘀血或出血点等则是罕见的遗传性毛细血管扩张症的表现。

(四)实验室检查

1.主要项目

包括血常规、血小板、凝血功能、胆红素、肝脏酶学、血浆清蛋白等,这是为了初步鉴别溃疡出血、肝硬化出血和血液系统疾病出血。同时对肝硬化食管静脉曲张破裂出血的预后有参考意义。

2.上消化道钡餐检查

虽然不伴有休克时,于出血 24 h 之内作上消化道钡餐检查并没有严重的危险性,但是由于阳性率低,所以在临床实际工作中已经很少做这种检查。

3.急诊胃镜

紧急内镜检查的阳性率较高,大多报道在 90％ 以上。它不仅能找到出血的原因和部位,而且同时可以作止血治疗,但是在操作上具有一定的危险性。

4.其他

有时十二指肠溃疡以及由于变形而狭窄时,还有术后胃的复发溃疡,上消化道钡餐较急诊胃镜更准确和容易。

三、急性上消化道出血

急性上消化道出血最常见的三大病因依次是消化性溃疡、急性胃黏膜病变和食管胃底静脉曲张破裂,以呕血和(或)黑便为主要症状,常伴有血容量减少引起的急性周围循环衰竭。

(一)临床表现

1.病史

胃病病史、慢性肝病史、服用非甾体抗炎药、大量酗酒、应激状态(大面积烧伤、严重创伤、脑血管意外、休克、脓毒血症、心肺功能不全)。

2.症状

(1)呕血与黑便:上消化道出血后均有黑便,如出血量很大,血液在肠内推进快,粪便也可呈暗红色或鲜红色。如伴呕血常提示幽门以上的病变出血,但幽门以下的病变出血量大、速度快、血液也可反流入胃,引起恶心、呕吐而发生呕血。呕血多呈棕褐色、咖啡渣样。但如出血量大,未经胃酸充分混合即呕出,则为鲜红或兼有血块。应注意有少数患者在出现呕血与黑便之前即发生严重周围循环衰竭,此时进行直肠指检如发现黑便或血便则对诊断有帮助。

(2)失血性周围循环衰竭:是急性失血的后果,其程度的轻重与出血量及速度有关。少量出血可因机体的自我代偿而不出现临床症状。中等量以上的出血常表现为头昏、心悸、冷汗、恶心、口渴;体检可发现面色苍白、皮肤湿冷、心率加快、血压下降。大量出血可出现黑蒙、晕厥,甚至休克。应注意在出血性休克的早期血压可因代偿而基本正常,甚至一时偏高,但此时脉搏细速,皮肤苍白、湿冷。老年人大量出血可引起心、脑、肾的并发症。

(3)发热:多数患者在出血后 24 h 内出现低热,常低于38.5℃,持续 3～5 d 降至正常。少数大量出血的患者可出现难以控制的高热,提示病情严重,原因不明,可能与失血后导致体温调节中枢的功能障碍有关。

(4)氮质血症:上消化道出血后因血红蛋白在肠道被分解、吸收和肾血流量减少而导致血中尿素氮升高,24～48 h 达高峰,一般不超过 14.3 mmol/L,3～4 d 降至正常。若同时检测血肌酐水平正常,出血后血尿素氮浓度持续升高或一度下降后又升高,常提示活动性出血或止血后再出血。

(二)辅助检查

1.实验室检查

(1)血常规:在出血早期,可因血管和脾脏代偿性收缩和血液浓缩,而使红细胞和血红蛋白基本正常甚至升高,一般在急性出血后3～4 h后开始下降,此时也应注意治疗过程中,快速大量输液造成的血液稀释对血常规结果的影响,以正确评估出血程度。血小板、白细胞可因出血后的应激反应而在短期内迅速增加。

(2)呕吐物隐血试验和粪便隐血反应强阳性。

(3)血尿素氮:出血后数小时内开始升高,24～48 h 达高峰,3～4 d 降至正常。应同时测定血肌酐浓度,以排除原有肾脏疾病。

2.特殊检查

(1)胃镜检查:是诊断上消化道出血最常用的准确方法,尤其是出血后 48 h 内的紧急胃镜检查更具有价值,可发现近 90% 的出血病因。除出现活动性呕血、昏迷或垂死者外,宜在积极纠正休克的同时进行紧急胃镜诊治。单纯保守的等待血压回升可能导致失去治疗的有限机会,尤其是对于活动性大出血者。对活动性出血者,胃镜检查前宜插胃管抽吸胃内积血,并以生理盐水灌洗干净以免积血影响观察。

(2)X 线钡餐检查:此法在急性上消化道大出血时对出血病因的诊断价值有限。早期X 线钡餐检查还可能引起再出血。一般主张在出血停止和病情稳定数日后行 X 线钡餐检查。

(3)选择性腹腔动脉造影:对于出血速度>0.5 mL/min 的活动性出血,此法可能发现一些经胃镜或 X 线钡餐检查未能发现的出血病灶,并可在该动脉插管内滴入垂体加压素而达到止血目的。

(4)放射性核素:^{99m}Tc 标记红细胞扫描,注射^{99m}Tc 标记红细胞后,连续扫描腹部 10～

60 min,如发现腹腔内异常放射性浓聚区,则提示该处可能为出血部位。

(5)剖腹探查术:少数患者经上述内科检查仍不能找到出血病灶,而又在活动性大出血者,可在积极输血和其他抗休克处理的同时行剖腹探察术,必要时还可行术中内镜检查,常可获明确诊断。

(三)治疗

以经内镜治疗活动性出血,以药物提高胃内 pH、促进止血反应防止再出血是上消化道出血基本治疗原则,因此所有上消化道出血的处理均应遵循三个原则:正确的内镜诊断,内镜下及时止血治疗和静脉内使用质子泵抑制剂奥美拉唑等使胃内 pH 升到 6.0 以上。

1.病情观察

严密监测病情变化,患者应卧位休息,保持安静,保持呼吸道通畅,避免呕血时血液阻塞呼吸道而引起窒息。

2.抗休克

积极抗休克,尽快补充血容量是最主要的措施。应立即配血,有输血指征时:即脉搏＞110 次/分,红细胞＜3×10^{12}/L,血红蛋白＜70 g/L,收缩压＜90 mmHg(12 kPa)可以输血。在输血之前可先输入生理盐水、林格液、右旋糖酐或其他血浆代用品。

3.胃内降温

通过胃管吸净胃内容物后,注入 4℃的冰生理盐水灌洗而使胃降温。从而可使其血管收缩、血流减少,并可使胃分泌和消化受到抑制,出血部位纤维蛋白溶解酶活力减弱,从而达到止血目的。

4.口服止血剂

消化性溃疡的出血是黏膜病变出血,采用血管收缩剂如去甲肾上腺素 8 mg 加于冰盐水150 mL 分次口服,可使出血的小动脉强烈收缩而止血。此法不主张在老年人使用。

5.抑制胃酸分泌和保护胃黏膜

(1)常用的药物:组胺 H_2 受体拮抗剂:雷尼替丁、法莫替丁、西咪替丁;作用更强的 H^+-K^+-ATP 酶抑制剂:奥美拉唑、潘妥洛克。

(2)pH 与止血:止血过程为高度 pH 敏感的生理反应,近中性的环境最有利于止血,而胃内酸性环境则阻碍止血发生,还能使已经形成的血栓溶解,导致再出血。血小板凝聚在 pH 为7 时最为理想,低 pH 会使血凝块溶解。当 pH 为 5.8 时血小板无法凝集。血液凝集过程的最适 pH 为 7.0,低 pH 易使整个凝血过程受破坏。但从消化过程来讲,低 pH 是非常有利的。

(3)质子泵抑制剂:抗酸药、抗胆碱药、H_2 受体阻断剂等药物制酸环节单一,不能充分有效地阻止胃酸分泌,或者迅速产生耐受性,可造成胃内酸度反跳增高,难以形成理想的胃内 pH环境。目前能使人体胃内 pH 达到 6.0 以上的静脉内使用药物是奥美拉唑,其最佳剂量为80 mg 首剂静脉推注后,以 8 mg/h 的速度连续静脉滴注,这个剂量可使胃内 pH 迅速达到 6.0以上。静脉推注负荷量再继以静脉输注维持,可在 20 min 内达到治疗所要求的胃内 pH 保持平稳。

6.内镜直视下止血

局部喷洒 5% Monsel 液(碱式硫酸铁溶液),其止血机制在于可使局部胃壁痉挛,出血周围血管发生收缩,并有促使血液凝固的作用,从而达到止血目的。内镜直视下高频电灼血管止血适用于持续性出血者。由于电凝止血不易精确凝固出血点,对出血面直接接触可引起暂时性出血。内镜下激光治疗,可使组织蛋白凝固,小血管收缩闭合,起到机械性血管闭塞或血管内血栓形成的作用。

7.食管静脉曲张出血的非外科手术治疗

(1)三腔二囊管压迫止血:是一种有效的,但仅是暂时控制出血的,非手术治疗食管静脉曲张大出血的方法,近期止血率90%。三腔管压迫止血的并发症有:①呼吸道阻塞和窒息。②食管壁缺血、坏死、破裂。③吸入性肺炎。最近对气囊进行了改良,在管腔中央的孔道内,可以通过一根细径的纤维内镜,这样就可以直接观察静脉曲张出血及压迫止血的情况。

(2)降低门脉压力的药物治疗:使出血部位血流量减少,为凝血过程提供了条件,从而达到止血。不仅对静脉曲张破裂出血有效,而且对溃疡、糜烂、黏膜撕裂也同样有效。可选用的药物有血管收缩剂和血管扩张剂两种:①血管加压素及其衍生物:以垂体后叶素应用最普遍,剂量为 0.4 U/min 连续静脉滴注,止血后每 12 h 减 0.1 U/min。可降低门脉压力 8.5%,止血成功率 50%～70%,但复发出血率高,药物本身可致严重并发症,如门静脉系统血管内血栓形成,冠状动脉血管收缩等,常与硝酸甘油联合使用。②生长抑素及其衍生物:能减少门脉主干血流量 25%～35%,降低门脉压力达 12.5%～16.7%,又可同时使内脏血管收缩及抑制胃泌素及胃酸的分泌,适用于肝硬化食管静脉曲张的出血,其止血成功率 70%～87%。对消化性溃疡出血的止血效率 87%～100%。静脉缓慢推注 100 μg,继而每小时静脉滴注量为 25 μg。③血管扩张剂:不主张在大量出血时用,而认为与血管收缩剂合用或止血后预防再出时用较好。常用药物如硝酸甘油等,有降低门脉压力的作用。

(3)食管静脉曲张套扎术:是内镜介入下将橡皮圈直接结扎食管曲张静脉,使其绞窄坏死,静脉闭塞,局部形成纤维瘢痕,从而根除静脉曲张,达到止血和预防食管静脉曲张破裂出血的目的,具有创伤小,对机体干扰少的特点,不减少门脉向肝血流,不加重肝功能损害,几乎所有患者都能接受本法治疗,且术后恢复快。

8.手术治疗

(1)消化性溃疡出血:严重出血经内科积极治疗 24 h 仍不止血,或止血后短期内又再次大出血,血压难以维持正常;年龄 50 岁以上,伴动脉硬化,经治疗 24 h 出血不止;以往有多次大量出血,短期内又再出血;合并幽门梗阻、穿孔,或怀疑有恶变。

(2)胃底食管静脉曲张破裂出血:应尽量避免手术,仅在各种非手术疗法不能止血时,才考虑行简单的止血手术。

四、三腔二囊管压迫止血的护理

(一)操作方法

1.使用方法

(1)三腔二囊管使用前行做好充气试验,证明无漏气后,即抽空气囊,涂上液状石蜡,插入胃内 50～60 cm,抽得胃内容物为止。

(2)向胃气囊充气 200～300 mL,再将管向外抽提,感觉管子不能再被抽出并有轻度弹力时将管子拉紧。然后在管端悬 0.5～0.75 kg 的物品作牵引压迫。

（3）观察止血效果,如仍有出血,再向食管囊充气 50～80 mL,然后使用血压计测压,增加或减少食管囊内注气量,需使其压力维持在 30～40 mmHg。

2.固定方法

（1）用一条脱脂棉垫,长 10～15 cm,宽 3.5 cm,靠近鼻翼处绕在三腔二囊管上。

（2）再用一条胶布,长 12～16 cm,宽 3.0 cm,先贴近脱脂棉下缘紧绕三腔二囊管缠 2～3 圈,然后呈螺旋形向上缠绕在脱脂棉上,不得滑动。

（3）贴近鼻翼处要以脱脂棉接触,避免直接接触皮肤。

（4）特点:使用脱脂棉垫借助鼻翼和胃底贲门为固定点,可使气囊始终压迫出血部位。三腔二囊管牵拉固定后,患者翻身大小便等可不受限制。脱脂棉垫是缠在三腔二囊管上,外面缠绕胶布,在一侧鼻孔外贴近鼻翼处,不影响正常呼吸。

（二）护理措施

（1）放置三腔二囊管后,应及时、间断抽吸胃内容物,必要时用生理盐水反复灌洗,观察胃内有无血吸出,判断止血效果。对止血效果不好,连续抽出胃内鲜血者,应及时报告医师。

（2）及时抽吸胃内容物和食管囊上方的分泌物,还可以减少积血在肠道中滞留,后者可被细菌分解,增加血氨浓度,诱发肝性脑病。

（3）三腔二囊管应用时间一般不宜连续压迫 72 h,否则可使食管到胃底受压迫时间长而发生溃烂、坏死,应每 12 h 放气观察 15 min,如有出血即再充气压迫。

（4）对患者咽喉分泌物要及时吸净,防止吸入性肺炎。

（5）严密观察,慎防气囊上滑,堵塞咽喉或引起窒息。

（6）由于管的外端容易压迫贴近鼻翼处,应每日 4～6 次轻轻向外牵拉 2～3 cm,以防止发生局部皮肤溃疡。

（7）三腔二囊管一般放置 24～36 h,如确定出血停止,可先排空食管气囊,再观察 12～16 h。管的外端不固定,如有再出血可随时将管牵出,再次压迫止血;如确已止血,则先给患者口服液状石蜡 15～20 mL,然后慢慢将管拔出。

五、食管静脉曲张破裂出血套扎术护理

食管静脉曲张破裂出血套扎方法操作简单,疗效可靠,经过一次套扎后曲张静脉不会完全消失,一般在 10～14 d 后还须再次套扎,并且在套扎后 7～14 d 时套扎部位可出现出血现象,有时出血量很大,甚至可能引起大出血死亡,所以要求在被套扎的静脉脱落期间,应重点加强患者饮食等方面的护理。

（一）心理护理

如何使患者恢复治疗信心,并解除对食管静脉曲张套扎术的疑虑、恐惧心理,是护理人员首先要为患者解决的问题。主要措施如下。

（1）配合医师给患者反复讲解食管静脉套扎的优点及疗效、介绍治疗医师及操作过程、告知患者术中的注意事项及如何配合手术。

（2）对患者最关心的预后及再出血问题予以详细解释,并介绍过去治疗成功的病例来增强患者的信心。

（3）让患者有充分的心理准备,避免紧张、焦虑等不良因素,术中积极配合医师操作。

(二)饮食护理

1.出血初期

食管静脉曲张破裂出血的患者最初几日禁食,由于禁食时患者难忍饥饿之苦,应向患者说明饮食的重要性,注意适当的饮食是预防复发的关键之一,禁食时做到分散患者的注意力,使患者平心静气,以减少能量消耗。食管静脉曲张套扎术后禁食 24 h,呕血停止 72 h 或套扎术后禁食 24 h 后,饮食给予易消化、高蛋白、低盐、低脂肪的冷流质,给予米汤、鱼汤、米糊等食物。

2.出血停止后 2~3 d

停止出血后 2~3 d,选择营养价值高、易消化的食物。经过加工烹调使其变的细软,对胃肠无刺激,待凉后用餐,保证摄入足够的热能、蛋白质和维生素。少数患者可由于暴食引起胃内压力升高,胃酸反流,致食管黏膜损伤而出血,故应尽量说服患者改变不良饮食习惯,交待患者不要吃生硬、油炸、辛辣刺激性食物,如烧饼、油条、辣椒等,吃生硬食物可引起再次出血。

3.出血停止 4 d 后

出血停止 4 d 后,如不再出血,无肝性脑病时,可给予优质蛋白、高维生素等半流质食物,如面条、蒸鸡蛋等;少吃甜食,以免引起胃酸分泌过多,出现烧心和食欲不振,从而加重病情。

4.戒酒

在肝硬化食管静脉曲张情况下,食管黏膜防御保护修复功能下降,酒精可直接引起食管黏膜损伤;酒精还可降低食管下端括约肌功能,使反流增加,胃酸、胃蛋白酶、胆汁等均可加重食管黏膜的损伤,导致食管静脉再次破裂出血。

(三)其他

(1)让患者平卧,头偏向一侧,避免呕吐物误入气管,引起窒息。

(2)保持环境安静,嘱其卧床休息,避免劳累。因活动能引起心率加快,心排血量增加,静脉回流血量增加,门脉压升高,从而使已曲张变薄的静脉更易破裂;劳累后可消耗体内大量的能量,可使食管黏膜细胞内的 ATP 水平下降,细胞内能量储备不足,而使黏膜易于受损,引起再次出血。故休息对于患者来说非常重要,术后下床活动可引起再次出血。

(3)严密观察病情变化,每 30 min 监测生命体征 1 次,可行心电监护,随时观察呕吐物和粪便的性质、颜色及量,准确记录出入量。

(4)出血时,护士应在旁守护,准许患者家属陪伴,注意患者心理需求的满足。

(四)健康指导

(1)保持良好的心境,应教育患者树立起战胜疾病的信心,培养积极向上、乐观、豁达的生活态度,正确对待疾病。

(2)注意饮食卫生,养成良好的饮食习惯,进食时要细嚼慢咽,餐后半小时到 1 小时要安静休息,勿食过冷过热刺激性食物。

(3)早期及时发现病情变化,若出现黑色大便、黯红色大便、头晕、恶心、疲乏则为食管静脉曲张破裂再出血的可能,必须立即到医院就诊。

(4)指导学习家庭急救方法,当出现呕血时,首先使患者去枕平卧位,保持呼吸道通畅,谨防血液或血块流入呼吸道使患者窒息;患者要保持镇静,避免紧张,后者会使曲张静脉内压力增高,出血速度加快,出血量增加;及时拨打电话与急救中心联系,就近医院抢救。

第八节　休克

休克是临床上常见的危重症之一,多经积极治疗而好转,但如果患者的病情危重或救治不及时,可发展至不可逆损害以至死亡。随着对休克微循环及细胞水平研究的深入和监护技术的进展,在病情观察和治疗等方面的理念不断更新,休克的治疗效果也为之改观。故在休克的治疗中,为取得最佳治疗效果,急诊护理人员除了解基本护理知识外,还应掌握休克的临床监测和分析手段。

一、概述

(一)概念

休克是一种急性循环功能不全综合征。发生的主要原因是有效血循环量不足,引起全身组织和脏器血流灌注不良,导致组织缺血、缺氧、微循环淤滞、代谢紊乱和脏器功能障碍等一系列病理生理改变。

(二)分类

休克不是一种独立的疾病,是由多种原因引起,常见的类型和病因如下。

1.低血容量休克

主要病因为大量出血,如严重外伤、消化道出血、内出血等。急性失血如超过全身血量的20%(成人约800 mL)即发生休克,超过40%(约1 600 mL)则濒于死亡。严重的腹泻、呕吐、烧伤所致休克亦属此类型。

2.心源性休克

由急性心脏射血功能衰竭所引起,最常见于急性心肌梗死,死亡率高达80%;其他原因有重度心力衰竭、主动脉瘤破裂等。

3.感染性休克

主要见于严重的细菌感染和脓毒血症,死亡率为30%～80%。

4.过敏性休克

发生于具有过敏体质的患者。致敏原刺激组织释放血管活性物质,引起血管扩张,有效循环血量减少所致。常见者如药物和某些食物过敏,尤以青霉素过敏最为多见,严重者数分钟内不治而亡。

5.神经源性休克

由于脊髓损伤、麻醉导致神经性反射或血管阻力丧失,造成组织灌流不足;剧烈的疼痛刺激通过神经反射引起周围血管扩张,血压下降,脑供血不足,有效循环血量减少,导致休克。

(三)病理生理

各种休克虽然致休克的动因不同,在各自发生发展过程中各有特点,但微循环障碍致微循环血流灌流不足,重要的生命器官因缺氧而发生功能和代谢障碍,是它们的共同规律。

微循环是指血管口径小于200 μm以内的网络毛细血管。维持微循环正常流通有三个条件,全身血管内有充足血量、心脏每次搏出足够的血量和微小的动脉收缩力正常;不论哪一个环节出现问题都会发生休克。

休克病理生理特点主要有以下几点。

(1)休克时微循环的变化,大致可分为三期,即微循环缺血期、微循环瘀血期和微循环凝血期。

(2)休克时组织器官的功能和代谢障碍是微循环动脉血灌流不足引起的。

(3)休克时微循环障碍往往发生在血压降低之前;休克早期,由于小动脉收缩,外周阻力增加,血压降低往往不明显,但是微循环已发生明显的缺血。

(4)对大多数休克而言,由于循环血量不足,心排血量减少,加上应激反应,已使小动脉收缩和微循环缺血,不适当地应用升压药,可以使血压暂时得以维持在较高水平,但可加重微循环缺血,促使休克进一步发展。

二、临床表现

(一)症状和体征

(1)患者神志可能尚保持清醒,但淡漠、意识模糊、嗜睡常见。

(2)手和足发冷、潮湿,皮肤常发绀和苍白;毛细血管充盈时间延长,严重的病例可出现大面积的网状青斑。

(3)除有心脏阻滞或心动过缓外,脉搏通常细速;有时只有股动脉或颈动脉可扪及搏动。

(4)呼吸增快和换气过度,当大脑灌注不足呼吸中枢衰竭时可出现呼吸暂停,后者可能为终末表现。

(5)休克时用气囊袖带测得的血压常很低(收缩压<90 mmHg)或不能测得,但从动脉插管直接测得的数值常较之明显为高。

(6)感染性休克患者常有发热,发热前伴有寒战;心排血量增高伴以总周围阻力减低;可能还伴以通气过度和呼吸性碱中毒。

(二)临床分期

1.休克早期

患者神志清醒,但烦躁不安,可焦虑或激动;面色及皮肤苍白,口唇和甲床略带青紫;出冷汗,肢体湿冷;可有恶心、呕吐。心跳加快,脉搏尚有力;收缩压可偏低或接近正常,也可因儿茶酚胺分泌增多而偏高,但不稳定;舒张压升高,故脉压减低;尿量亦减少。

2.休克中期

除上述表现外,神志尚清楚,但软弱无力、表情淡漠、反应迟钝、意识模糊;脉搏细速,按压稍重即消失,收缩压降至80 mmHg以下,脉压小于20 mmHg,表浅静脉萎陷,口渴,尿量减少至每小时20 mL以下;重度休克时,呼吸急促,可陷入昏迷状态,收缩压低于60 mmHg以下,甚至测不出,无尿。

3.休克晚期

在此期中发生弥散性血管内凝血和广泛的心脏器质性损害。前者引起出血,可有皮肤、黏膜和内脏出血,消化道出血和血尿较常见;肾上腺出血可导致急性肾上腺皮质功能衰竭;胰腺出血可导致急性胰腺炎。可发生心力衰竭、急性呼吸衰竭、急性肾衰竭、脑功能障碍和急性肝功能衰竭等。

（三）血流动力学改变

1.低排高阻型

亦称低动力型休克,其特点是心脏排血量低,而总外周血管阻力高。由于皮肤血管收缩,血流量减少,使皮肤温度降低,故又称"冷性休克"。本型休克在临床上最为常见。低血容量性、心源性、创伤性和大多数感染性休克均属本类。

2.高排低阻型

亦称高动力型休克,其特点是总外周血管阻力低,心脏排血量高。由于皮肤血管扩张,血流量增多,使皮肤温度升高,故亦称"温性休克"。部分感染性休克属本类。

（四）微循环灌注情况

1.皮肤与肛门温度的测定

休克时皮肤血管收缩,故皮肤温度常较低;由于皮肤血管收缩不能散热,故肛温常增高。如两者温差在 $1\sim3℃$,则表示休克严重(正常在 $0.5℃$ 左右)。

2.血细胞比容

当周围末梢血的血细胞比容高出中心静脉血血细胞比容的 3vol% 时,则表示有显著的周围血管收缩。这种差别变化的幅度常表示微循环灌注恶化或好转的程度。

3.眼底和甲床检查

眼底检查可见小动脉痉挛与小静脉扩张,严重时可有视网膜水肿。在指甲上加压后放松时可见毛细血管内血液充盈的时间延长。

三、诊断

休克的诊断常以低血压、微循环灌注不良、交感神经代偿性亢进等方面的临床表现为依据。

（一）诊断标准

(1)有发生休克的病因。

(2)意识异常。

(3)脉搏快超过 100 次/分,细或不能触及。

(4)四肢湿冷,胸骨部位皮肤指压阳性(压后再充盈时间大于2秒),皮肤花纹,黏膜苍白或发绀,尿量小于 30 mL/h 或无尿。

(5)收缩压小于 80 mmHg。

(6)脉压小于 20 mmHg。

(7)原有高血压者收缩压较原有水平下降30%以上。

凡符合(1)、(2)、(3)、(4)中的两项和(5)、(6)、(7)中的一项者,即可成立诊断。

（二）诊断注意事项

(1)任何具有一定的易患因素的患者,发生血压明显降低,尿量<30 mL/h,以及动脉乳酸浓度或阴离子隙进行性增加,伴以 HCO_3^- 浓度减少时,大多可考虑为休克。

(2)特异脏器的低灌注迹象(迟钝,少尿,周围发绀),或相关的代偿机制征象(心动过速,呼吸急速,出冷汗)均支持休克诊断。

(3)在休克的最早期,上述休克征象中多数可能不存在或未能监测到;且休克表现单独一项对诊断休克无特异性;必须结合临床情况给予评价。

(4)任何类型的休克,所属疾患的临床表现可提供重要的诊断线索。

四、治疗

(一)基本原则

1.早期治疗

治疗开始愈早愈好,最好在休克症状尚未充分发展前就给予治疗,力求避免休克发展到晚期难以逆转的地步。

2.针对性治疗措施

对不同类型的休克,在不同阶段要针对当时的病理生理变化给予适当的处理,如补充血容量,增强心肌收缩力,解除或增加周围血管阻力,消除微循环淤滞及纠正酸中毒等措施。

3.密切观察

特别注意中枢神经系统、心、肺和肾功能情况。必要时做中心静脉压、肺动脉楔压测定和放置保留导尿管,对病情进行反复的分析,抓住各个阶段的主要矛盾,按病情的变化随时调整用药以及其他治疗措施。

4.根治病因

在紧急处理休克的同时,积极治疗原发病,应迅速通过病史、体征和实验室检查全力找出引起休克的原因,针对病因进行治疗。

5.改善全身状况

治疗目的在于改善全身组织的血流灌注,恢复及维护患者的正常代谢和脏器功能,而不是单纯提高血压。

(二)治疗措施

1.一般措施

(1)休克患者体位一般采取卧位,抬高下肢 20°~30°或头和胸部抬高 20°~30°,下肢抬高 15°~20°的体位,以增加回心血量和减轻呼吸的负担。

(2)应及时清除呼吸道分泌物,保持呼吸道通畅。必要时可做气管插管或气管切开。给予间断吸氧,增加动脉血氧含量,减轻组织缺氧。

(3)立即控制活动性大出血。

2.补充血容量

(1)及时补充血容量,必须迅速建立 1~2 条大口径的静脉输液通道,快速输入平衡盐溶液,并同时采血配血。

(2)根据受伤情况和休克程度初步估计血容量丢失多少。

(3)输入平衡盐溶液所带来的血压回升和脉率减慢仅是暂时的,应输入全血,以改善贫血和组织缺氧,加速组织细胞的灌注。

3.病因治疗

(1)外科患者休克常常需要手术处理原发病变。

(2)在紧急止血方面,可先用暂时性止血措施,待休克初步纠正后,再进行根本的止血手术。

(3)若暂时性止血措施难以控制出血,应一面补充血容量,一面进行手术止血。

(4)外科感染性休克中,原发病灶的存在是引起休克的重要原因。应尽量手术处理,才能纠正休克和巩固疗效。

五、护理措施

(一)病情观察

1.一般情况

详细了解病史、原因、一般情况、血压、脉搏、呼吸、尿量及三大常规化验检查,并注意如下体征。

(1)皮肤湿冷、出汗、面色苍白或青紫、表情淡漠是微循环血流不足的表现。

(2)心率加快、脉搏细弱是休克的预兆;烦躁不安、反应迟钝、昏迷是心脑缺血的表现。

(3)血压下降,收缩压降至 80 mmHg 以下。

(4)压迫正常前臂或下垂前臂时,手背的静脉怒张鼓起,休克时则无此现象;压迫正常人的指甲背部,放松后血色即恢复,3 秒后不见血色恢复而呈紫色者是休克的表现。

(5)其他休克征象:严重口渴、尿少、血压测不到等。

2.病情线索

(1)四肢湿冷是周围阻力的线索。

(2)中心静脉压是血容量的线索。

(3)脉压差是心排血量的线索。

(4)尿量是内脏灌注的线索。

3.失血量估计

(1)休克指数(脉搏/收缩压):正常值为 0.45,休克指数为 1,失血约 1 000 mL;指数为 2,失血约 2 000 mL。

(2)收缩压 80 mmHg 以下,失血相当于 1 500 mL 以上。

(3)凡有以下一种情况,失血量约 1 500 mL 以上:①苍白、口渴。②颈外静脉塌陷。③快速输平衡液 1 000 mL,血压不回升。④一侧股骨开放性骨折或骨盆骨折。

(二)急救护理

1.体位

取平卧位不用枕头,腿部抬高 30°,如心源性休克同时有心力衰竭的患者,气急不能平卧时,可采用半卧位。注意保暖和安静。尽量不要搬动,如必须搬动则动作要轻。

2.吸氧和保持呼吸道畅通

鼻导管或面罩给氧。危重患者根据动脉 $PaCO_2$、PaO_2 和血液 pH。给予鼻导管或气管内插管给氧。

3.建立静脉通道

如果周围静脉萎陷而穿刺有困难时,可考虑做锁骨下静脉及其他周围大静脉穿刺插管,也可做周围静脉切开插管。

4.观察尿量

尿量是反映生命器官灌注是否足够的最敏感的指标。休克患者宜置入导尿管以测定每小时尿量,如无肾病史,少尿或无尿可能由于心力衰竭或血容量未补足所致的灌注不足,应积极查出原因加以治疗。

5.观察周围血管灌注

血管收缩首先表现在皮肤和皮下组织。良好的周围灌注表示周围血管阻力正常。皮肤红润且温暖时表示小动脉阻力降低,可见于某些感染性休克的早期和神经源性休克。皮肤湿冷、苍白表示血管收缩,小动脉阻力增高。但皮肤血管收缩状态仅提示周围阻力的改变,并不完全反映肾、脑或胃肠道的血流灌注。

6.血流动力学的监测

如病情严重可根据具体情况,切开或穿刺周围静脉,放入漂浮导管(Swan-Ganz)到腔静脉近右心房测得中心静脉压,进而测肺动脉压及肺楔嵌压、心排血量,根据测值结果进行相应治疗措施的调整。

（三）护理要点

1.休克早期症状的识别

(1)神志与表情:创伤和失血早期,机体代偿功能尚好,患者神志一般清楚,精神紧张或有烦躁、焦虑。随着休克加重,进入失代偿期,患者脑组织供血逐渐减少,缺氧加重,表现为表情淡漠、意识模糊、感觉迟钝,甚至昏迷,表示病情恶化。

(2)脉搏、血压与脉压差的观察:休克初期,脉搏加快,随着病情的进展,脉搏细速出现心律不齐,休克晚期脉搏微细缓慢,甚至摸不到。血压与脉压,初期由于代偿性血管收缩,血压可能保持或接近正常。在抢救过程中,应每隔 15～30 min 测量血压 1 次,并做好记录,直至血压稳定后,可减少测量次数。在休克晚期,应每隔 5～10 min 测血压 1 次,直至稳定。

(3)呼吸及尿量监测:大部分休克患者均伴有呼吸频率及幅度代偿增加,当出现呼吸加深加快或变浅不规则,并出现鼻翼扇动,提示病情恶化,应严密观察及时处理。尿量的监测是护理工作中观察、判断肾脏毛细血管灌流量的重要指标之一。

(4)体温:休克患者体温一般偏低,如患者突然体温升高表示有其他感染,要及时报告医师。

2.容量救治的护理

(1)溶液选择:晶体液主要补充细胞外液,胶体液主要补充血管内容量。不同种类的胶体溶液其扩容效力和持续时间不同。如失血量超过 2 000 mL,需要补充浓缩红细胞。评价治疗效果不仅要观察血流动力学指标的恢复,也要注意组织氧合的改善。

(2)补液的量:常为失血量的 2～4 倍,不能失多少补多少。晶体与胶体比例为 3：1,中度休克宜输全血 600～800 mL。当血球比积低于 0.25 或血红蛋白＜60 g/L 时应补充全血。

(3)补液速度:原则是先快后慢,第一个半小时输入平衡液 1 500 mL,右旋糖酐 500 mL,如休克缓解可减慢输液速度,如血压不回升可再快速输注平衡液 1 000 mL,如仍无反应,可输全血 600～800 mL,其余液体可在 6～8 h 输入。

(4)监测方法:临床判断补液量主要靠监测血压、脉搏、尿量、中心静脉压、血细胞比容等。

有条件插 Swan-Ganz 导管行血流动力学监测。循环恢复灌注良好指标为尿量＞30 mL/h;收缩压＞13.3 kPa(100 mmHg);脉压＞4 kPa(30 mmHg);中心静脉压为 0.5～1 kPa(5.1～10.2 cmH$_2$O)。

(5)疗效判定:如达到循环恢复灌注良好的指标,并肢体渐变温暖,说明补液量已接近丢失液体量。如成人在 5～10 min 输液 200 mL 后血压无改变,可继续补液。血压稳定说明补液已足。如补液量已足且无出血征象而血压仍低,则说明心肌收缩力差,应给正性肌力药如多巴胺,并联合应用血管扩张剂,以减轻心脏前负荷,如血压过高,可减慢补液,并考虑用镇静药,而降压药应慎用。

3.抗休克裤

在出血及创伤性休克时,血容量的急剧丢失是早期最严重的并发症和死亡的主要原因之一。在尚无良好的救治条件及需转运时,应首先考虑何种方法使血管床内血液重新分配,以保证生命器官得到有效的灌注,这就是抗休克裤应用的指征。

(1)结构及使用方法:抗休克裤一般是用两层聚乙烯织物制成,囊内能耐受 100 mmHg 以上的压力,外包护套可供换洗。气囊有两种类型:①腹部及双下肢相通气囊。②腹部、双下肢共有 3 个气囊。可根据需要充放气。将抗休克裤展开,双下肢及腹部包扎固定之后,用脚踏气泵或高压气源充气,一般压力到 20～40 mmHg 即可获良好的效果。囊内压超过 100 mmHg 时则自动减压阀开放。不需要抗休克裤时,应先保障 1 条有效静脉通路,抢救工作就绪后,再打开活塞逐渐放气,并迅速行扩容治疗,保持收缩压在 100 mmHg 以上,继续放气。放气过快可致血压骤降,应注意避免。

(2)作用机制:抗休克裤充气后,腹部及双下肢静脉血池受压,血液移至人体上半部,使保障了心、脑肺等重要脏器的血液灌注。其血液转移量约在 600～1 000 mL,有效指征是患者面色转红,颈静脉充盈,上肢血压迅速上升。其次,对减缓抗休克裤包裹范围内的创伤后活动性出血有一定作用,对其部位的骨折也起了固定作用。

(3)适应证:①收缩压＜100 mmHg。②活动性腹腔出血需加压止血者。③腹部以下软组织血管损伤需直接加压止血者。④骨盆、股骨及下肢骨折需固定者。

(4)禁忌证:①心源性休克。②肺水肿。③横膈以上部位出血未能制止者。

(5)注意事项:抗休克裤可能的并发症主要有通气功能受限,使潮气量增加,呼吸频率加快;可能使肾血管收缩,出现尿少;使横膈以上部位出血增加;因回心血量增加和提高外周阻抗,使心脏负荷加大,故心功能不全者慎用。

抗休克裤属应急措施,应迅速建立静脉通路,保证液体输入通畅。如使用时间超过 4 h,受压部位因低灌注易致代谢性酸中毒,应及时予以碱性液治疗。还需注意皮肤护理。

参考文献

[1]张波,桂莉.急危重症护理学[M].3版.北京:人民卫生出版社,2012.

[2]葛均波,徐永健.内科学[M].8版.北京:人民卫生出版社,2013.

[3]沈洪,刘中民.急诊与灾难医学[M].2版.北京:人民卫生出版社,2015.

[4]贾建平,陈生弟.神经病学[M].7版.北京:人民卫生出版社,2013.

[5]陈灏珠,林果为,王吉耀.实用内科学[M].14版.北京:人民卫生出版社,2013.

[6]马四清,吴天一,张雪峰.急性重症高原病与多器官功能障碍综合征[M].北京:人民卫生出版社,2014.

[7]杨拔贤,李文志.麻醉学[M].3版.北京:人民卫生出版社,2015.

[8]李昭宇.临床实践技能培训教程[M].北京:人民卫生出版社,2012.

[9]黄伟明.ECMO使用手册[M].北京:人民卫生出版社,2014.

[10]郝定均.简明临床骨科学[M].北京:人民卫生出版社,2014.

[11]康焰.临床重症医学教程[M].北京:人民卫生出版社,2015.

[12]付平.连续性肾脏替代治疗[M].北京:人民卫生出版社,2016.

[13]曹相原.重症医学教程[M].北京:人民卫生出版社,2014.

[14]王辰,席修明.危重症医学[M].北京:人民卫生出版社,2012.

[15]施琪嘉.创伤心理学[M].北京:人民卫生出版社,2013.

[16]美国心脏协会.高级心血管生命支持[M].杭州:浙江大学出版社,2013.

[17]邱海波,管向东.重症医学高级教程[M].北京:人民军医出版社,2014.

[18]唐朝霞,管向东.急性呼吸窘迫综合征诊断标准[J].中国实用内科学杂志,2013,33:838-839.

[19]中华心血管病杂志编辑委员会,胸痛规范化评估与诊断共识专家组.胸痛规范化评估与诊断中国专家共识[J].中华心血管病杂志,2014,42:627-632.

[20]中华医学会糖尿病学分会.中国2型糖尿病防治指南(2013版)[J].中华糖尿病杂志,2014,6:447-498.

[21]中华医学会神经病学分会,中华医学会神经病学分会脑血管病学组.中国急性缺血性脑卒中诊治指南2014[J].中华神经科杂志,2015,48:246-257.

[22]全军重症医学专业委员会.热射病规范化诊断与治疗专家共识(草案)[J].解放军医学杂志,2015,40:1-7.

[23]检验危急值在急危重病临床应用的专家共识组.检验危急值在急危重病临床应用的专家共识(成人)[J].中华急诊医学杂志,2013,22:1084-1089.